现代护理管理丛书

护理评估与护理管理工具

主　编　张春梅　陈燕燕　金静芬
副主编　倪乐丹　骆晓琳　周　婧

浙江省医药卫生科技计划项目 2014KYA146
温州医科大学护理学院浙江省一流学科（B 类）
资助

科 学 出 版 社
北　京

内 容 简 介

本书分为三篇九章，内容条理分明、言简意赅、图文并茂、博采众长，具有实用性和可操作性，涵盖了常用护理评估工具、特殊人群评估工具和常用护理质量管理工具。常用护理评估工具和特殊人群评估工具包含临床常用的各项评估，常用护理质量管理工具包含常用护理质量分析工具和常用护理质量改进方法。

本书适合高等学校护理专业学生作为教材使用，也适用于广大护理同仁，尤其是临床护理工作者，同时也适合其他医学相关从业者阅读。

图书在版编目（CIP）数据

护理评估与护理管理工具 / 张春梅，陈燕燕，金静芬主编. —北京：科学出版社，2018.5
（现代护理管理丛书）
ISBN 978-7-03-054688-3
Ⅰ. ①护… Ⅱ. ①张… ②陈… ③金… Ⅲ. ①护理-评估-手册 ②护理学-管理学-手册 Ⅳ. ①R47-62
中国版本图书馆 CIP 数据核字（2017）第 238868 号

责任编辑：王京苏 / 责任校对：彭珍珍
责任印制：张　伟 / 封面设计：蓝正设计

科学出版社出版
北京东黄城根北街 16 号
邮政编码：100717
http://www.sciencep.com
北京九州迅驰传媒文化有限公司 印刷
科学出版社发行　各地新华书店经销
*
2018 年 5 月第　一　版　开本：787×1092　1/16
2023 年 2 月第六次印刷　印张：20
字数：474 000
定价：120.00 元

（如有印装质量问题，我社负责调换）

本书编写委员会

编　委（按姓氏笔画排序）

王　谊（温州医科大学附属第二医院）
王忠云（济宁医学院附属医院）
王爱霞（温州医科大学附属第二医院）
孔德玲（西安交通大学第二附属医院）
叶欢瑶（温州医科大学附属第二医院）
朱　聪（温州医科大学附属第二医院）
全小珍（温州医科大学附属第二医院）
毕东军（浙江省台州医院）
李育梅（温州医科大学附属第二医院）
杨雪梅（兰州大学第二医院）
吴朝晖（温州医科大学附属第二医院）
张春梅（温州医科大学附属第二医院）
陈燕燕（温州医科大学附属眼视光医院）
金静芬（浙江大学附属第二医院）
周　婧（北京卫生人才培训中心）
周红娣（宁波大学医学院附属医院）
胡苗叶（温州医科大学附属第二医院）
骆晓琳（浙江省质量控制与评价办公室）
倪乐丹（温州医科大学附属第二医院）
黄建芬（温州医科大学附属第二医院）
谢鑑辉（湖南省儿童医院）
詹　健（温州医科大学附属第一医院）
蔡月丽（温州医科大学附属第二医院）

前　言

随着社会经济的发展，人们对医疗卫生事业提出了更高的健康需求，推动了现代护理的快速发展。国家卫生和计划生育委员会在实施“优质护理服务示范工程”活动以来，要求坚持以改善护理服务为目标，加强在职护理人员与护理管理者培训，提高护理管理的科学化、专业化和精细化水平，注重安全，提高质量，以满足人们日益增长的健康需求。现代护理管理注重精细化服务与科学管理，需要临床一线骨干护士及护理管理者应用临床护理评估工具与科学管理工具，不断提升护理服务能力和专业水平，推动护理事业全面、协调、可持续发展。

本书立足于当代临床护理与临床护理管理最新理念和视角，较为详细地阐述了最新护理评估与护理管理工具，给临床护理人员提供了一套实用的护理工作指导书，在理论与实践中架设了一座桥梁。

本书共三篇，分别为常用护理评估工具篇、特殊人群评估工具篇及常用护理质量管理工具篇。常用护理评估工具篇分为系统评估与专项评估两章，全面、连续地收集护理对象的健康资料，对护理对象现存或潜在的健康问题进行整理、分析，从而正确做出护理诊断。特殊人群评估工具篇紧贴临床工作需要，针对孕产妇、小儿、眼科患者、骨科患者、急重症患者等特殊人群，从评估方法、评估工具与案例分析三个角度进行重点阐述。常用护理质量管理工具篇包含常用护理质量分析工具与常用护理质量改进方法两章。其中，常用护理质量分析工具包含统计图表法、鱼骨图、甘特图（Gontt chart）、柏拉图、流程图、矩阵图（matrix chart）、控制图（control chart）、核查表、原因树、时间事件序列表法等；常用护理质量改进方法则介绍了头脑风暴法（brain storming，BS）、世界咖啡屋（a world café）、PDCA（plan-do-check-action，即计划—执行—检查—处理）循环、目标管理（management by objectives，MBO）法、关键指标法、平衡计分卡（balanced score card，BSC）、5S［seiri（整理）、seiton（整顿）、seiso（清扫）、seiketsu（清洁）、shitsuke（素养）］管理法、品管圈（quality control circle，QCC）、失效模式与效应分析（failure mode and effect analysis，FMEA）法、根本原因分析（root cause analysis，RCA）法、追踪法、临床护理路径（clinical nursing pathway，CNP）等。这些评估工具与管理工具的编写思路简单清晰，配有大量图表，使各种评估工具与管理工具的使用方法更直观和生动，便于临床护理人员理解与应用。

本书在查阅国内外大量文献基础上，融入编者对临床护理工作及临床护理管理工作的经验，可作为临床护理工作者、护理管理者及医院管理人员的工具参考书。

本书在编写过程中，得到护理界同仁的支持与指导，经过多次审核、反复论证及修改，直至定稿。限于编者的能力和水平，书中若出现疏漏之处，恳请各位读者给予批评指正。

编　者

2018 年 2 月

目　录

第一篇　常用护理评估工具

第二篇 特殊人群评估工具

第三篇 常用护理质量管理工具

第一篇

常用护理评估工具

第一章 系统评估

第一节 概　　述

护理评估是系统、连续地收集护理对象的健康资料，对护理对象现存或潜在的健康问题进行整理、分析，以确定其护理需求，从而做出护理诊断的过程。

护理评估贯穿于护理工作的全过程，其目的是为分析、判断和正确做出护理诊断提供依据，为制订护理计划和评价护理效果提供依据，为护理科研积累资料。

一、评估准备

1. 护士准备

衣帽整洁，仪表端庄，洗手。向患者做好解释工作，说明评估目的、方法及可能造成的不适。

2. 患者准备

患者病情、心理、情绪、时间。协助患者按需要取舒适体位。

3. 物品准备

体温表、血压计、听诊器、手电筒、压舌板、棉签、快速手消毒液、屏风等，根据各系统或专项或特殊人群评估需要准备用物。

4. 环境准备

相对封闭，保持环境安静、舒适安全、温度光线适宜，以自然光线为佳。注意保护患者隐私，避免外界打扰。

二、全面健康史

全面健康史包括一般资料、主诉、现病史、既往史、用药史、生长发育史、家族史、心理与社会等。

1. 一般资料

一般资料内容包括患者姓名、性别、年龄、民族、职业、婚姻、籍贯、学历、工作单位、家庭住址及电话、医疗费支付形式、入院日期、记录日期、入院方式、入院诊断、病史供述人、可靠程度等。

2. 主诉

主诉是患者感受到最痛苦最明显的症状、体征及其持续时间，是本次就诊的最主要原因。例如，“发热1天”，“活动后心慌气短2年，下肢水肿1个月”。

3. 现病史

现病史是病史中的主体部分，是围绕主诉详细描述患者自发病后疾病的发生、发展、演变的全过程。其内容如下。

（1）起病情况，包括起病时间、地点、发生急缓、病因及诱因等。

（2）主要症状特点，包括部位、性质、发作频率和持续时间、程度、加重或缓解因素等。

（3）病情的发展与演变。

（4）伴随症状。

（5）诊疗及护理过程。

（6）患病以来的一般情况，包括精神、饮食、睡眠、大小便、体重。

（7）疾病对被评估者的影响。

4. 既往史

既往史包括患者既往健康状况及患病史，如急性、慢性传染病病史，预防接种史，外伤史，手术史，等等。

5. 用药史

用药史包括患者过去及目前使用药物的名称、剂型、用法、用量、效果及不良反应等，特别要询问患者是否有药物过敏史，对于过敏者，应记录过敏时间、过敏反应情况等。了解用药史有助于正确适时指导用药，避免发生药物过敏反应及因使用不当或过量而致的毒性反应。

6. 生长发育史

生长发育史包括出生及成长情况、日常生活形态、受教育情况、经济和社交状况、职业及工作条件、生活习惯与嗜好、活动与休息情况、月经史、婚姻史、生育史等。

7. 家族史

家族史包括父母、同胞兄弟姐妹及子女的目前身体健康情况及曾所患疾病情况，特别要询问患者是否有与患者类似的疾病及遗传有关的疾病。对于已死亡亲属，还要询问死亡的病因和年龄。

8. 心理与社会

心理与社会包括精神状态、对疾病的认识、心理状态、性格与交往能力、家庭关系、经济状况。

（周红娣）

第二节 头颈部评估

一、头颅

（1）大小、外形、运动有无异常。

（2）头发。注意头发的颜色、质地，脱发的部位、形状及严重程度。

二、眼

（1）眉毛：有无稀疏或脱落情况，尤其应注意外 1/3 的改变。

（2）眼睑：有无下垂、水肿、闭合障碍、睑内翻外翻等情况，有无倒睫。

（3）结膜：检查的手法为以拇指和食指轻捏眼睑中部边缘，轻轻向前方拉，嘱患者向下看，向上捻转，翻转睑缘的动作要熟练、柔和。注意观察结膜有无充血苍白、出血点、颗粒及滤泡等。

（4）眼球：有无外突及运动异常情况。检查时嘱患者向上下左右各方向转动眼球，如可按照左—左上—左下—右—右上—右下的顺序。

（5）巩膜：有无黄染及黄染程度，两眦部有无黄色赘生物。

（6）角膜：检查透明度，有无云翳、白斑、软化、溃疡及新生血管等。

（7）虹膜：注意虹膜的颜色及观察轮辐状纹理的清晰度。

（8）瞳孔：正常人瞳孔直径为 3~4 毫米。检查时注意瞳孔的大小、形状、双侧是否等大等圆，直接对光反射、间接对光反射、调节反射、辐辏反射有无异常等。

直接对光反射：检查时用手电筒直接照射瞳孔，并观察其动态变化。正常人瞳孔受光线刺激后，双侧瞳孔立即缩小，移开光源后又立即复原。

间接对光反射：用手隔开两眼，再用手电筒照射一侧瞳孔，观察对侧瞳孔的情况。正常人当一侧瞳孔受光线刺激后，对侧瞳孔也立即缩小。

调节反射：嘱患者注视 1 米之外的目标（手指），然后将目标迅速移近眼球（距眼球约 10 厘米处）。此时正常人瞳孔迅速缩小。

辐辏反射：嘱患者注视 1 米之外的目标（手指），然后将目标缓慢移近眼球（距眼球约 10 厘米处）。此时正常人双侧眼球向内聚合。

动眼神经受损时会出现调节反射和辐辏反射消失的现象。

三、耳

（1）观察耳郭外形、外耳道分泌物、乳突有无压痛等。

（2）学习用粗测法测听力：检查应在安静的环境下进行，嘱患者闭目，用手指堵塞一侧耳道。检查者持手表或以拇指与中指互相摩擦使其发出微声，自 1 米以外逐渐移近患者耳边，直到患者听到声音为止。听力正常者一般在 1 米的距离处即可听到机械表运转声或捻指声，两侧听力大体相同。

（3）精测法检测听力：使用一定频率的音叉或电测听器等手段进行。

四、鼻

（1）检查鼻外形有无改变。

（2）鼻中隔检查：检查者将拇指置于患者的鼻尖，其他手指置于额骨，然后以拇指上推鼻尖，即可看到鼻中隔。观察其是否居中、有无穿孔，鼻黏膜有无充血、流涕、鼻塞及分泌物等。

（3）鼻旁窦检查如下。

上颌窦：检查者双手固定于患者的两侧耳后，两拇指分别置于左或右颧部向后按压，或一手扶患者枕部，示指和中指分别置于左右颧骨处向后压。

额窦：一手扶持患者枕部，另一手拇指或示指在眼眶上缘向内侧用力向后上按压。

筛窦：一手扶持患者枕部，另一手拇指置患者的鼻根部眼角之间，向筛窦方向按压，或用示指及中指同时向左、右筛窦方向加压。

蝶窦：位置较深，不能进行体表检查。

五、口咽

（1）口唇：观察色泽及有无其他异常，口唇变红见于发热；口唇发绀见于缺氧、亚砷酸盐中毒、先心病；口唇脱水见于干裂；口唇疱疹见于呼吸到感染；口角糜烂见于核黄素缺乏；口唇肥厚见于克汀病、肢端肥大症等。

（2）口腔黏膜：嘱患者张开口腔，最好在自然光线下进行观察，暗环境下也可用手电筒。正常口腔黏膜光洁，呈粉红色。观察其有无出血点、淤斑、血泡、麻疹黏膜斑等。

（3）牙齿与牙龈：观察有无龋齿、残根、缺牙、义齿，牙面有无异常色素沉着；观察牙龈有无肿胀、血迹、溢脓等。

（4）舌：嘱患者将舌展平伸出。观察舌的形态变化与运动异常情况，以及舌体大小，舌苔有无异常。正常舌体表面淡红色，舌面覆有淡白色薄苔。

（5）咽部及扁桃体：头略后仰，发“啊”音，压舌板置于舌体前 2/3 与 1/3 处下压。在手电筒照明的配合下，观察咽部有无充血、红肿、分泌物，扁桃体是否肿大等。若扁桃体有肿大，应进行分度。

六、腮腺

嘱患者取坐位，面向检查者，先观察两侧下颌部与峡部后方是否对称。如果两侧外观不对称，或单侧隆起，检查者以一手扶持患者头部，一手在耳屏、下颌角、颧弓所构成的三角区内进行触摸。正常人腮腺柔软，触不出腺体轮廓，腮腺肿大时外观隆起，且有不同弹性，应详加描述。腮腺导管的开口位于上颌第二大磨牙对面的颊黏膜处，观察是否有炎性红肿及分泌物。

七、颈部

做颈部检查时嘱患者取舒适坐位，解开内衣暴露颈部至肩部，分别检查以下项目。

1. 颈部解剖分区

（1）颈前三角：胸锁乳突肌内缘、下颌骨下缘与前正中线之间的区域（图 1-1）。

（2）颈后三角：胸锁乳突肌后缘、锁骨上缘与斜方肌前缘之间的区域。

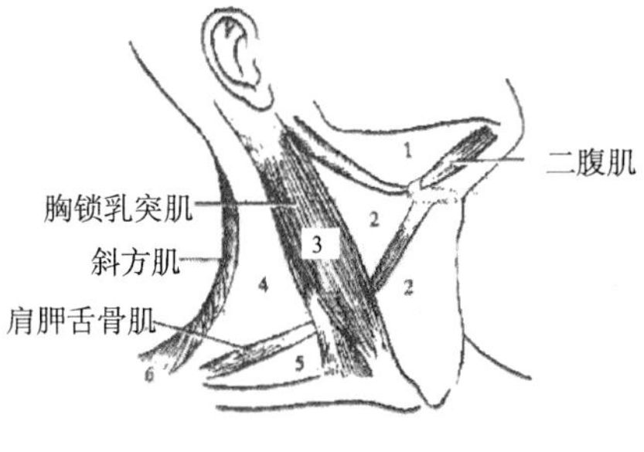

图 1-1 颈部解剖分区

颈前区：1.颌下颏下区；2.颈前正中区

颈侧区：3.胸锁乳突肌区；4.肩胛舌骨肌斜方肌区；5.锁骨上窝；6.颈后区

2. 姿势与运动

观察坐位时正面和侧面颈部所处的位置，嘱患者做伸屈、侧屈及转动动作，检查时注意有无斜颈和活动受限。

3. 有无包块

通常用视诊（inspection）与触诊（palpation）结合进行有无包块检查。注意颈部外形是否双侧对称，有无肿物隆起以及肿块部位、形状、大小、表面皮肤颜色、周围血管充盈情况，活动颈部、吞咽及伸舌时对肿块的影响。注意描述肿块轮廓（大小）、弹性

（软硬）、有无压痛、表面状态（光滑或不平）、孤立或融合等。颈部各区常见肿块疾病见表 1-1。

表 1-1 颈部各区常见肿块疾病

部位	单发性肿块	多发性肿块
颌下颏下区	颌下腺炎、颏下皮样囊肿	急、慢性淋巴结炎
颈前正中区	甲状腺舌管囊肿、各种甲状腺疾病	
颈侧区	胸腺咽管囊肿、囊状淋巴管瘤、颈动脉体瘤、血管瘤	急性淋巴结炎、慢性淋巴结炎、淋巴结结核、转移性肿瘤、恶性淋巴瘤
锁骨上窝		转移性肿瘤、淋巴结结核
颈后区	纤维瘤、脂肪瘤	急、慢性淋巴结炎
腮腺区	腮腺炎、腮腺混合瘤或癌	

4. 颈部血管

（1）颈静脉充盈：检查时应取立位或坐位。正常时颈外静脉不显露，平卧时稍见充盈，充盈水平仅限于锁骨上缘中点与下颌角连线的下 2/3 处。当取 30°~45°的半坐卧位，或立位、坐位时静脉充盈超过正常水平，均见静脉充盈饱满，则为颈静脉怒张，见于右心衰竭、缩窄性心包炎、心包积液或上腔静脉阻塞综合征。

（2）颈静脉搏动：正常人颈静脉无搏动，临床试验时在三尖瓣关闭不全的患者中可观察到阳性体征，如可见静脉迂曲、搏动为膨胀性，触诊时有与心尖搏动几乎一致的搏动感。

（3）颈部血管杂音：将听诊器体件置于颈部大动脉所在部位。如果为大动脉炎、动脉硬化或椎动脉狭窄患者，则可听到收缩期音量不等的血管性杂音。对于锁骨下动脉狭窄的患者，当听诊器体件置于锁骨上窝处时可听到类似上述杂音，多为颈肋压迫所致。

5. 甲状腺

检查甲状腺时暴露全部颈部，取端坐位，正视前方，嘱患者做吞咽动作，可见甲状腺随吞咽动作而上移，甲状腺外观不突出时嘱患者颈稍后仰，如果甲状腺肿大则可观察清楚。当视诊不能明确甲状腺肿大的轮廓或范围时，可用触诊法协助。

（1）检查方法：①后面触诊法。检查者站在患者的背后，一手示指、中指施压于一叶甲状软骨，将气管推向对侧，另一手拇指在对侧胸锁乳突肌后缘向前推挤甲状腺，示指中指在其前缘触诊。②前面触诊法。一手拇指施压于一叶甲状软骨，将气管推向对侧，另一手示指、中指在对侧胸锁乳突肌后缘推挤甲状腺侧叶，拇指在胸锁乳突肌前缘触诊。

（2）检查后应记录甲状腺肿大程度、性质、对称性、硬度、表面情况（平滑或有节结）、压痛、对气管的影响、有无杂音等。

（3）甲状腺肿大一般分为三度：Ⅰ度为不能看出肿大，但能触出；Ⅱ度为能看出肿大，也能触出肿大，但外界在胸锁乳突肌之内；Ⅲ度为肿大的甲状腺外界超过胸锁乳突肌外侧缘。

6. 气管

检查气管是否居中。嘱患者取舒适坐位或仰卧位，使颈部处于自然直立状态，检查者将示指、环指分别置于两侧胸锁关节处，然后将中指置于气管上，若中指位于两指正中则表示气管居中，若有偏移则表示气管移位，也可以将中指放于气管上，查摸气管至胸锁乳突肌的间隙是否相等。

（吴朝晖）

第三节 呼吸系统评估

一、呼吸系统基础评估

呼吸系统基础评估见表 1-2。

表 1-2 呼吸系统基础评估

检查方法	评估内容
视诊	呼吸运动、频率、深度、节律的变化，有无咳嗽（有痰或无痰），注意有无窘迫的症状，如鼻翼扇动或胸骨内缩。视诊胸廓外形有无改变、胸壁运动的对称性、是否使用呼吸辅助机。视诊口唇、四肢是否发绀，是否有杵状指，若有，则表示有慢性缺氧。视诊气管有无疤痕、造瘘口或偏离中线
触诊	触诊前后胸是否有皮下气肿、捻发音及压痛。在患者说"一"长音时，触诊胸部以评估语音震颤
叩诊	叩诊前后胸是否有鼓音（中空器官）、反响音（充满气体的器官）、浊音（实质器官）、实音（肌肉或骨骼）
听诊	用听诊器听诊前后所有的肺部区域，注意正常、不正常或缺乏肺部呼吸音

二、肺部呼吸音的听诊

1. 顺序

肺部呼吸音的听诊（auscultation）顺序由肺尖开始，自上而下，左右交替，分别检查前胸部、侧胸部和背部。

2. 部位

前胸部听诊部位为锁骨上窝，锁骨中线上、中、下部，腋前线上、下部和腋中线上、下部，左右两侧，共 16 个听诊部位。背部听诊部位为腋后线上、下部，肩胛间区上、下部，肩胛下区内、外部，左右两侧共 12 个部位（图 1-2）。

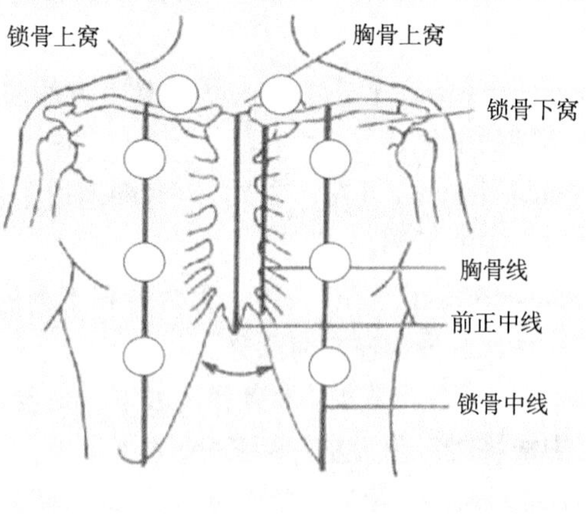

（a）正面观

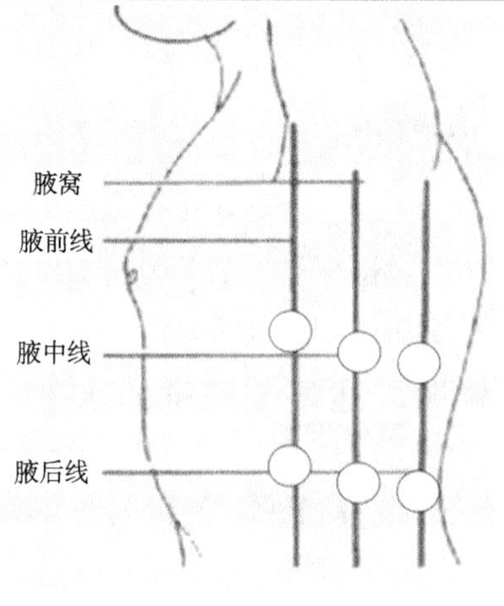

（b）侧面观

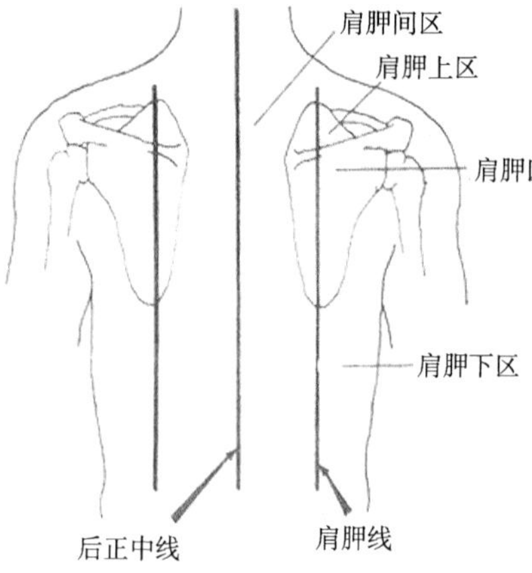

（c）背面观

图 1-2　呼吸听诊部位

3. 注意事项

每一个听诊部位要听诊 1~2 个呼吸周期，注意上下、左右对称部位对比，根据需要在某一部位可多听几次，必要时请患者做深呼吸或咳嗽动作。

三、呼吸形态

呼吸形态评估见表 1-3。

表 1-3　呼吸形态评估

类型	评估内容
正常呼吸	规则且舒适，12 ~ 20 次/分

续表

类型	评估内容
呼吸过速	＞24 次/分，见于发热、疼痛、贫血等
呼吸过缓	＜12 次/分，见于麻醉或镇静剂过量、颅内压增高等
呼吸浅快	见于肺炎、腹腔积液、肥胖等
呼吸深快	见于剧烈运动、情绪激动或过度紧张等
潮式呼吸（陈-施呼吸）	1.特点：不规则呼吸呈周期性，呼吸频率与深度由浅慢逐渐变深快，再由深快转为浅慢，随之出现一段呼吸暂停，一般为数秒，如此周而复始 2.病因：呼吸中枢兴奋性降低，导致调节呼吸的反馈系统失常，提示病重，预后不良，见于脑炎、脑膜炎、脑出血等
库式呼吸	呼吸深大且费力，常见于代谢性酸中毒
间停呼吸（毕奥呼吸）	1.特点：有规律地呼吸几次后，突然停止一段时间，又开始呼吸，周而复始 2.病因：呼吸中枢的兴奋性降低，使调节呼吸的反馈系统失常，提示预后不良，常发生在临终前
叹息样呼吸	1.特点：在一段正常呼吸中出现一次深大呼吸，常伴有叹息声 2.病因：心理性因素，见于神经衰弱、精神紧张或抑郁
反常呼吸	1.特点：吸气时软化的胸壁内陷，呼气时外突 2.病因：胸部外伤后致多根多处肋骨骨折，使局部胸壁失去完整肋骨支撑而软化
抑制性呼吸	1.特点：因胸部剧烈疼痛，吸气相突然中断，导致呼吸运动突然、短暂地受到抑制 2.病因：常见于急性胸膜炎、胸膜恶性肿瘤及胸部严重外伤等

四、肺部呼吸音鉴别诊断

1. 啰音（爆裂音）

啰音是呼吸音以外的附加音，吸气时于下肺基底部最容易听到，正常情况下并不存在，与支气管炎、充血性心衰竭及肺炎有关。其按性质不同，分为干啰音和湿啰音两种类型。

（1）干啰音按音调的高低可分为高调干啰音（哨笛音）和低调干啰音（鼾音）两种。

（2）湿啰音按呼吸道腔径大小、分泌物的量及黏稠度，可分为粗湿啰音（大水泡音）、中湿啰音（中水泡音）、细湿啰音（小水泡音）和捻发音。

干啰音和湿啰音的基本特点与区别见表 1-4。

表 1-4 干啰音和湿啰音的基本特点与区别

项目	干啰音	湿啰音
机制	气流通过狭窄或部分阻塞的气道时形成湍流所产生的声音	吸气时气体通过呼吸道内的分泌物，如渗出液、痰液、血液等，形成水泡后立即破裂所产生的声音，故又称水泡音
性质	1.吸气和呼气均可听到，以呼气时明显 2.音调较高，持续时间较长 3.强度、性质和部位易改变 4.瞬间内数量可明显增减 5.发生于主支气管以上大气道的干啰音，又称为喘鸣	1.吸气和呼气均能听到，以吸气终末较明显 2.断续而短暂，一次常连续多个出现 3.部位较恒定，性质不易变 4.大中小湿啰音可同时存在 5.咳嗽后可减轻或消失
临床意义	支气管病变表现	肺与支气管病变，如肺水肿

2. 喘鸣

喘鸣音调高，呼气时于整个肺部最容易听到，咳嗽无法缓解，与气喘、支气管炎、充血性心衰竭及肺气肿有关。

3. 鼾音

鼾音音调低，呈呻吟声或鼾声的性质，呼气时于支气管与气管处最容易听到，咳嗽常可缓解，与支气管炎及肺炎有关。

4. 哮鸣音

哮鸣音音调高，在吸气及呼气时不需听诊器即可轻易听见，与部分呼吸道阻塞、哮吼（吸气）及会厌炎（严重）有关。它的出现表示上呼吸道进行性狭窄，存在致命的威胁，需立即处理。

5. 单侧无呼吸音或呼吸音减弱

（1）无法听到双侧相等的呼吸音。

（2）与气胸、压力性气胸、血胸或曾接受肺切除术有关。

6. 肺部呼吸音的记录

（1）呼吸的速率、节律、深度、施力状况、呼吸音（指出呼吸音是在吸气/吐气期），以及听诊的范围。

（2）介入措施（如有执行）与结果。

五、呼吸困难分级

呼吸困难分级评估见表 1-5。

表 1-5 呼吸困难分级评估

分级	特征
0 级	除非剧烈运动，无明显呼吸困难
1 级	当平步快走或上缓坡时有气短
2 级	因呼吸困难而比同龄人平地步行慢，或以自己的速度在平地上行走时需要停下来呼吸
3 级	在平地上步行 100 米或数分钟后需要停下来呼吸
4 级	明显的呼吸困难而不能离开房间或者穿脱衣服即可引起气短

六、痰液评估

（1）痰液量评估见表 1-6。

表 1-6 痰液量评估

严重程度	痰液量/（毫升/天）
轻度	<10
中度	10~150
重度	>150

（2）慢性支气管炎痰液量评估见表 1-7。

表 1-7 慢性支气管炎痰液量评估

分类	痰液量
少（+）	昼夜 10~50 毫升，或夜间及清晨 5~25 毫升
中（++）	昼夜 51~100 毫升，或夜间及清晨 26~50 毫升
多（+++）	昼夜 100 毫升以上，或夜间及清晨 50 毫升以上

（3）吸痰患者的痰液评估见表 1-8。

表 1-8 吸痰患者的痰液评估

分类	评估内容
Ⅰ	痰液如米汤或泡沫样，吸痰后玻璃接管内壁无痰液滞留
Ⅱ	吸痰后有少量痰液附在玻璃接管内壁，但容易被水冲走
Ⅲ	痰液黏稠呈黄色，吸痰管常因负压过大而塌陷，玻璃接管内壁上痰液不易被冲走

七、缺氧程度评估与处理

缺氧程度评估与处理建议见表 1-9。

表 1-9 缺氧程度评估与处理建议

分级	临床表现	建议处理
轻度缺氧	无紫绀或仅有轻微的紫绀，神志清楚；$PaO_2$50~70 毫米汞柱（6.7~9.3 千帕），SaO_2>80%，$PaCO_2$>50 毫米汞柱（6.7 千帕）	可低流量（1~2 升/分钟）、低浓度给氧
中度缺氧	紫绀明显，呼吸困难，神志正常或烦躁不安；$PaO_2$30~50 毫米汞柱（4~6.7 千帕），$SaO_2$60%~80%，$PaCO_2$>70 毫米汞柱（9.3 千帕）	在呼吸兴奋剂应用下，持续给氧（2~4 升/分钟）；若呼吸频率慢，伴 CO_2 潴留，应低流量（1~2 升/分钟）给氧
重度缺氧	紫绀显著，三凹征明显，昏迷或半昏迷状态；PaO_2 < 30 毫米汞柱（4 千帕），SaO_2 < 60%，$PaCO_2$>90 毫米汞柱（12 千帕）	气管插管，呼吸机辅助呼吸

八、慢性阻塞性肺疾病严重程度分级

慢性阻塞性肺疾病（chronic obstructive pulmonary disease，COPD）严重程度分级见表 1-10。

表 1-10 慢性阻塞性肺疾病严重程度分级

分级	特征
0 级：高危期	肺功能正常；有慢性症状（咳嗽、咳痰）；有罹患慢性阻塞性肺疾病的危险因素
Ⅰ级：轻度	FEV_1 / FVC < 70%，FEV_1≥80%预计值；伴或不伴有慢性咳嗽、咳痰症状
Ⅱ级：中度	FEV_1 / FVC < 70%，50%≤FEV_1 < 80%预计值；伴或不伴有慢性咳嗽、咳痰症状
Ⅲ级：重度	FEV_1 / FVC < 70%，30%≤FEV_1 < 50%预计值；伴或不伴有慢性咳嗽、咳痰症状
Ⅳ级：极重度	FEV_1 / FVC < 70%，FEV_1 < 30%预计值，或 FEV_1 < 50%预计值，伴慢性呼吸衰竭

注：FEV_1 为第 1 秒用力呼气容积，FVC 为用力肺活量

九、咯血量评估

咯血量评估见表 1-11。

表 1-11 咯血量评估

分类	咯血量
痰中带血、少量咯血	<100 毫升/天
中等量咯血	100~500 毫升/天
大量咯血	>500 毫升/天或>300 毫升/次

十、咯血与呕血的鉴别

咯血与呕血的鉴别见表 1-12。

表 1-12 咯血与呕血的鉴别

鉴别点	咯血	呕血
病因	有呼吸道或心脏病病史	有溃疡病或肝硬化等病史
出血前症状	喉部痒感、胸闷、咳嗽等	上腹部不适、恶心、呕吐等
出血方式	咯出	呕出，可呈喷射状
血液颜色	鲜红	暗红、棕色，有时鲜红
血中混有物	痰液、泡沫	食物残渣、胃液
酸碱反应	碱性	酸性
黑便	无，若咽下血液量较多时可有	常伴有，可为柏油样便
出血后痰的性状	常持续有血痰数日	无痰

（张春梅 陈 敏）

第四节 心血管系统评估

一、心血管系统基本评估

心血管系统基本评估见表 1-13。

表 1-13 心血管系统基本评估

评估技术	评估内容
视诊	整体的状况与外观。视诊皮肤、甲床与四肢有无发红、苍白、发绀、淤血、水肿。观察胸部运动、对称性、是否有疤痕、是否畸形。视诊颈部有无颈静脉怒张，心尖搏动最强点（point of maximal impulse，PMI）有无明显的搏动
触诊	皮肤的温度和湿润度。触诊心尖搏动最强点有无心尖抬举、震颤。触诊桡动脉、足背动脉与胫后动脉，并做强度分级，注意速率与节律。如出现水肿，触诊并分级。触诊肝–颈静脉返流征是否阳性

续表

评估技术	评估内容
叩诊	从腋中线开始，沿第五肋间隙向左心边缘叩诊。在锁骨中线时，声音应从清音变为浊音
听诊	使用听诊器听诊心尖脉搏，将其与桡动脉脉搏比较。听诊心脏瓣膜的正常第一心音与第二心音。不正常的心音包括额外心音（第三心音与第四心音）、心脏杂音、瓣膜杂音、心包摩擦音、人工瓣膜咔嗒音

二、心脏听诊部位

心脏听诊部位（cardiac auscultation sites）见图 1-3。

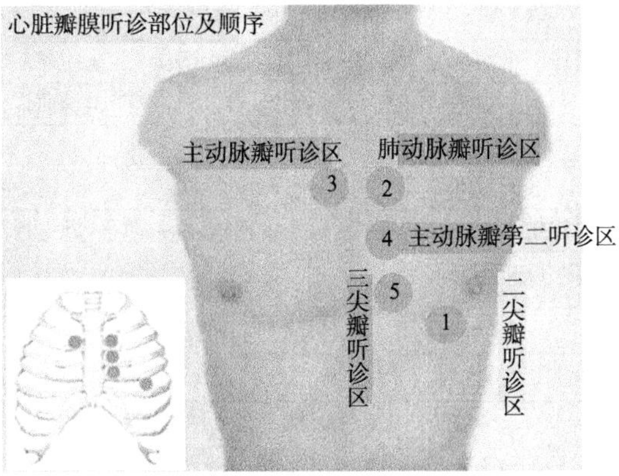

图 1-3　心脏听诊部位

三、常见脉搏点

常见脉搏点（common pulse points）见表 1-14。

表 1-14　常见脉搏点

动脉	部位
颞动脉	耳上 1/3 的前面
颈动脉	下颚角下方气管的两侧
心尖脉	左侧第五肋间，锁骨中线
肱动脉	肘前窝内侧
桡动脉	大拇指基底处下方，手腕内腹面
股动脉	腹股沟中点
腘动脉	膝后腘窝
足背动脉	足背内侧
胫后动脉	足踝后偏下方

四、循环与脉搏

循环与脉搏（circulation and pulses）评估要点见表 1-15，水肿评估见表 1-16。

表 1-15 循环与脉搏评估要点

项目	评估内容
脉搏	脉率、脉律、紧张度和动脉壁弹性、强弱，左右互相比较
微血管充盈时间	＜3 秒为正常，＞3 秒为延迟
6P[1)]	疼痛、苍白、无脉搏、非常冰冷、感觉异常、麻痹
征象/症状	肿胀、肢体疼痛、感觉改变、疲劳
皮肤	颜色、温度、湿润度、毛发生长情况
水肿	肢体与低位区的水肿、静脉曲张
指甲	微血管充盈、发绀、杵状指
病史	周边血管疾病、糖尿病、高血压、充血性心衰竭、深部静脉栓塞、手术、淋巴水肿、药物

1）6P：pain（痛）、pallor（苍白）、paralysis（麻痹）、paraesthesia（感觉异常）、pulselessness（无脉搏）、pressure（压迫感/压力）

表 1-16 水肿评估

分级	评估内容
+1	2 厘米的轻微压陷，快速消失，无可见的肢体变形
+2	4 厘米的较深压陷，10~15 秒后消失，无可见的肢体变形
+3	6 厘米的压陷，持续时间大于 1 分钟，低位肢体出现肿胀
+4	8 厘米非常深的压陷，持续时间 2~3 分钟，低位肢体出现严重水肿

五、高血压分级

在未用抗高血压药情况下，收缩压≥140 毫米汞柱和（或）舒张压≥90 毫米汞柱，按血压水平将高血压分为 1、2、3 级。收缩压≥140 毫米汞柱和舒张压＜90 毫米汞柱单列为单纯收缩期高血压。患者既往有高血压史，目前正在用抗高血压药，血压虽然低于 140/90 毫米汞柱，亦应该诊断为高血压。18 岁以上成人的血压，按不同水平进行分类，见表 1-17。

表 1-17 血压水平的定义和分类

类别	收缩压/毫米汞柱		舒张压/毫米汞柱
正常血压	<120	和	<80
正常高值	120~139	和（或）	80~89
高血压	≥140	和（或）	≥90
1 级高血压（轻度）	140~159	和（或）	90~99
2 级高血压（中度）	160~179	和（或）	100~109
3 级高血压（重度）	≥180	和（或）	≥110
单纯收缩期高血压	≥140	和	<90

高血压的诊断方法：测量血压是高血压诊断和分类的主要手段。临床上通常采用间接方法在上臂肱动脉部位测得血压值，需要经非同日但同一时间的三次反复测量才能判断血压升高是否具有持续性，至少有两次血压高于正常值（2/3 次），可诊断为高血压。注意区分原发性和继发性高血压。

六、心功能分级

心功能目前主要采用美国纽约心脏病协会（New York Heart Association，NYHA）提出的一项分级方案，主要是根据患者自觉的活动能力划分为四级，见表 1-18。

表 1-18 心功能分级

分级	评估内容
一级	患者患有心脏病，体力活动不受限制，一般活动不引起疲乏、心悸、呼吸困难或心绞痛
二级（即心衰Ⅰ度）	心脏病患者体力活动轻度受限制，休息时无自觉症状，一般活动可引起乏力、心悸和呼吸困难等症状
三级（即心衰Ⅱ度）	心脏病患者体力活动明显受限制，低于一般活动量即可引起乏力、心悸和呼吸困难等症状
四级（即心衰Ⅲ度）	心脏病患者体力活动重度受限制，患者不能从事任何活动，即使在休息时也可出现心衰的各种症状和体征

七、心电图评估

（一）正常心电图

正常心电图各波段图解示意图见图 1-4。

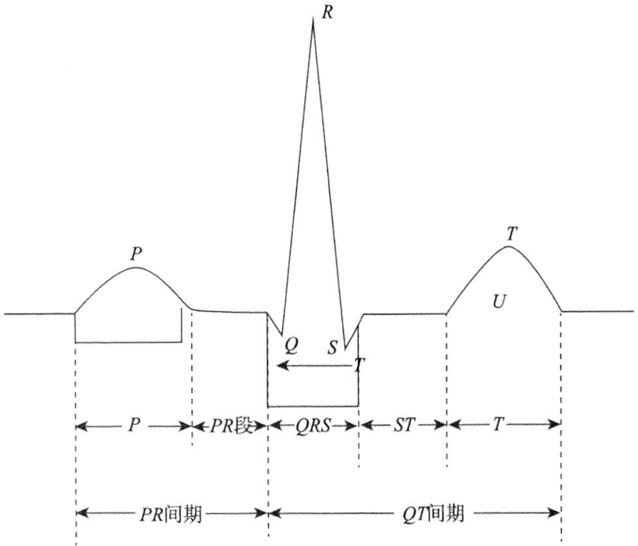

图 1-4 正常心电图各波段图解示意图

1. *P* 波

P 波代表左右心房除极。

（1）方向：Ⅰ、Ⅱ、aVF、V_4~V_6 导联向上，aVR 导联向下，Ⅲ、aVL、V_1~V_3 呈双向、倒置或低平。

（2）形态：波峰圆钝、光滑，有时可能有小切迹，但应<0.12 秒。

（3）时间：<0.11 秒（婴儿<0.09 秒，儿童<0.10 秒）。

（4）振幅：肢体导联<0.25 毫伏，胸导联直立 *P* 波应<0.15 毫伏。

2. *PR* 间期

PR 间期相当于激动通过房室结及房室束的总时间。

（1）*PR* 间期（亦称 *PQ* 间期）：包括激动自窦房结开始，通过心房、房室结及房室束的全部时间（即 *P* 波的起点至心室波的起点）。

（2）*PR* 间期正常值范围：心率在正常范围时，成年人 *PR* 间期为 0.12~0.20 秒。心动过速的情况下，幼儿 *PR* 间期相应缩短。心动过缓的情况下，老年人 *PR* 间期可略延长，但一般不超过 0.22 秒。

3. *QRS* 综合波

QRS 综合波代表全部心室的除极波。

（1）*QRS* 波群的命名：第一个向下的波称为 *Q* 波，第一个向上的波称为 *R* 波，第二个向下的波称为 *S* 波，*S* 波后的向上的波称为 *R′* 波，*R′* 波后的向下的波称为 *S′* 波，以此类推。如果仅有向下的波称为 *QS* 波。*QRS* 波群中振幅较大的波用 *Q*、*R*、*S* 分别代表，振幅较小的波用 *q*、*r*、*s* 分别代表。

（2）*QRS* 波的振幅与时间。

Q 波：在同导联中深度<1/4*R* 波，宽度<0.04 秒。

R 波：Ⅰ导联<1.5 毫伏，Ⅱ导联<2.5 毫伏，Ⅲ、aVF 导联<2.0 毫伏，aVL 导联<1.2 毫伏，aVR 导联<0.5 毫伏，V_5、V_6 导联<2.5 毫伏，V_1 导联<1.0 毫伏。

S 波：V_1 导联<2.5 毫伏，宽度<0.04 秒；$R_{V_1}+S_{V_5}<1.2$ 毫伏，$S_{V_1}+R_{V_5}<3.5$（女）~4.0 毫伏（男）。

QRS 时限：代表心室除极所需时间，正常为 0.06~0.10 秒。

室壁激动时间（ventricular activation time，VAT）：从 *QRS* 波群开始到 *R* 波波峰时间，代表该处心室壁从内膜开始激动到外膜的时间。

4. *J* 点

J 点为 *QRS* 波终了与 *ST* 段初始的结合点。*J* 点多位于等电位线上，上下偏移应<0.1 毫伏。

5. *ST* 段

ST 段代表心室除极终了到心室复极开始的一短暂时间，正常人在等电位线上，但亦可轻度偏移。

下移（或称压低）：任何导联应<0.05 毫伏。

上移（或称抬高）：肢体导联一般<0.1 毫伏，胸导联<0.3 毫伏（但通常 V_1~V_3 达 0.3 毫伏，V_4~V_6<0.1 毫伏）。

6. *T* 波

T 波代表心室复极波。

（1）振幅：一般来说，在以 *R* 波为主导联应≥同导联 1/10R，在胸前导联正常可高达 1.2~1.5 毫伏，在 aVL、aVF 中可高达 0.4~0.5 毫伏，T_{V_1} 应<0.4 毫伏。

（2）方向：与 *QRS* 主波一致。

（3）形态：两支不对称，升支坡度较斜，降支较陡，波峰圆钝。

（4）间期：0.05~0.25 秒。

7. *QT* 间期

QT 间期是指从 *QRS* 波起始至 *T* 波终末的时间，代表心室除极和复极的总时间，与心率的快慢有关，正常值在 0.32~0.44 秒。

8. *U* 波

U 波一般认为是心室舒张的机械性结果，由心室牵张时形成的后电位产生，在 *T* 波之后 0.02~0.04 秒出现的振幅低小的波。

（1）振幅：0.05~0.2 毫伏。

（2）方向：与 *T* 波一致。

（3）宽度：<0.27 秒。

（二）窦性心律及窦性心律失常

（1）正常窦性心律心电图（图 1-5）特点：*P* 波在Ⅰ、Ⅱ、aVF 导联直立，aVR 倒置；*PR* 间期为 0.12~0.20 秒；*P* 波频率为 60~100 次/分；*PP* 间期基本均齐，在短时间（5~10 秒）内相差<0.16 秒。

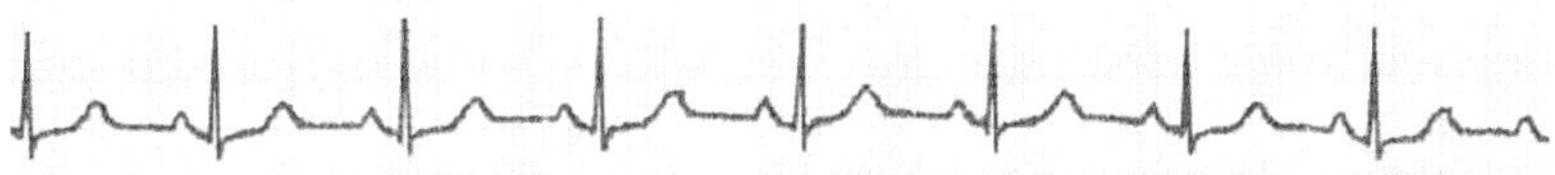

图 1-5 正常窦性心律心电图

（2）窦性心动过速心电图（图 1-6）特点：具有正常窦性心律的特点；*P* 波速率>100 次/分。

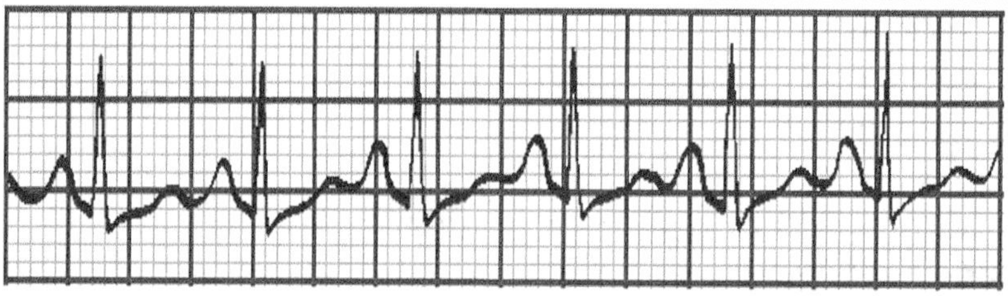

图 1-6 窦性心动过速心电图

（3）窦性心动过缓心电图（图 1-7）特点：具有正常窦性心律的特点；*P* 波速率<60 次/分，一般不低于 40 次/分。

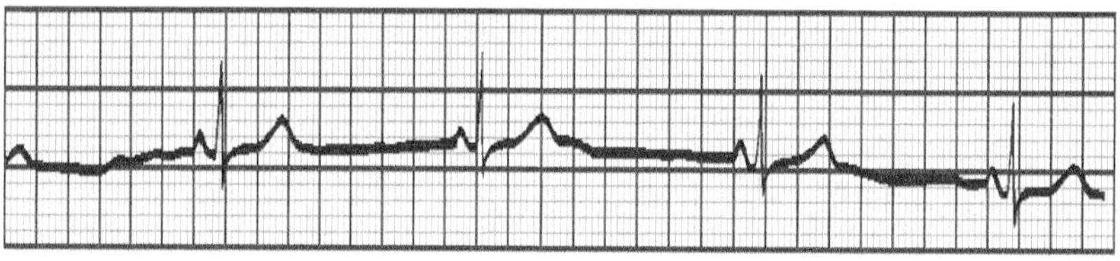

图 1-7 窦性心动过缓心电图

（4）窦性停搏心电图（图 1-8）特点：在一段长间期内无 *P* 波发生，或 *P* 波与 *QRS* 波群均不出现，长的 *PP* 间期与基本的窦性 *PP* 间期无倍数关系；长间歇后常出现房室交界性或室性逸搏。

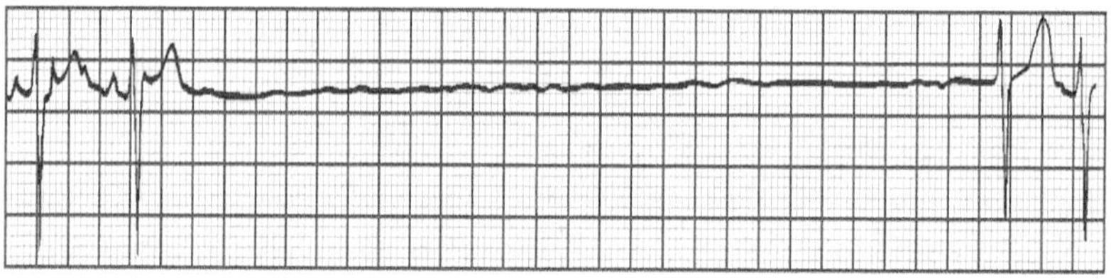

图 1-8 窦性停搏心电图

（5）病态窦房结综合征心电图（图 1-9）特点：持续而显著的窦性心动过缓，心率<50 次/分；窦性停搏（>2 秒）；窦房传导阻滞伴房室传导阻滞；慢–快综合征。

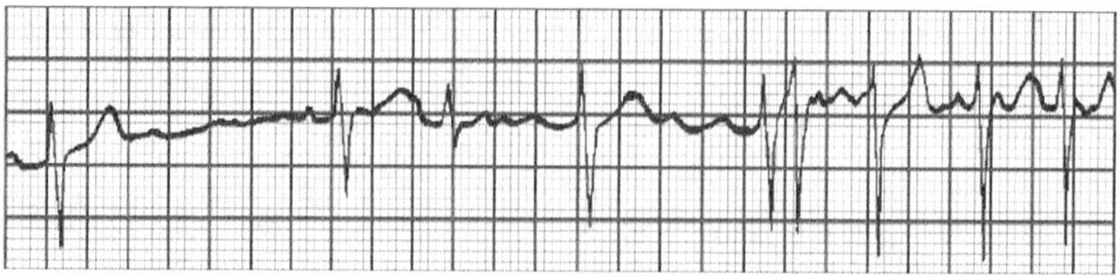

图 1-9 病态窦房结综合征心电图

（三）期前收缩

（1）房性期前收缩心电图（图 1-10）特点：提前出现的 *P* 波，其形态与窦性 *P* 波稍有差别；*PR* 间期≥0.12 秒；*P* 波后的 *QRS* 波形态正常；期前收缩后常见不完全代偿间歇。

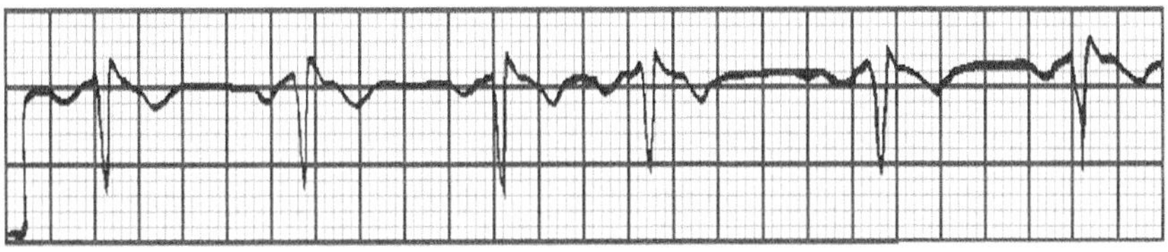

图 1-10　房性期前收缩心电图

（2）交界性期前收缩心电图（图 1-11）特点：逆行的 P' 波，$P'R$ 间期<0.12 秒；*QRS* 波与窦性者相同或略有变形；常有完全性代偿间歇。

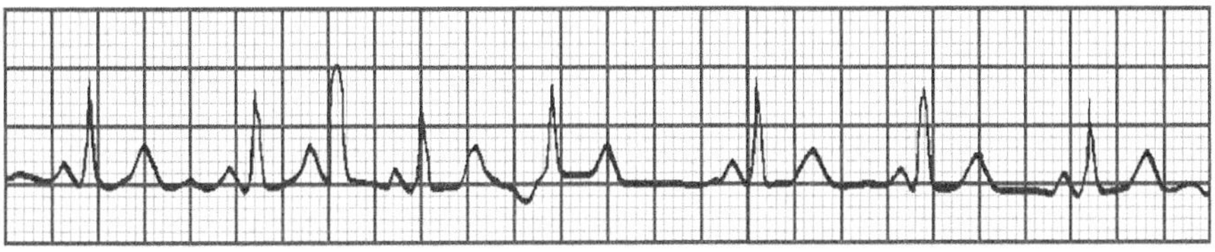

图 1-11　交界性期前收缩心电图

（3）室性期前收缩心电图（图 1-12）特点：提前出现的 *QRS* 波群宽大畸形，*QRS* 时限≥0.12 秒；提前出现的 *QRS* 波群其前无相关 *P* 波；*ST* 段、*T* 波与 *QRS* 主波方向相反；大多有完全性代偿间歇。

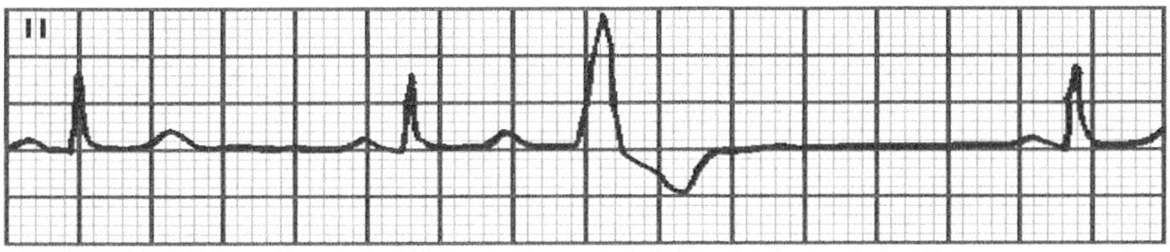

图 1-12　室性期前收缩心电图

（四）异位性心动过速

（1）阵发性室上性心动过速心电图（图 1-13）特点：心率为 150~250 次/分，节律规则；*QRS* 波形态与时限均正常，但发生室内差异性传导或原有束支传导阻滞时，*QRS* 波形态异常；通常无增宽变形；心率为 150~240 次/分，绝对匀齐。

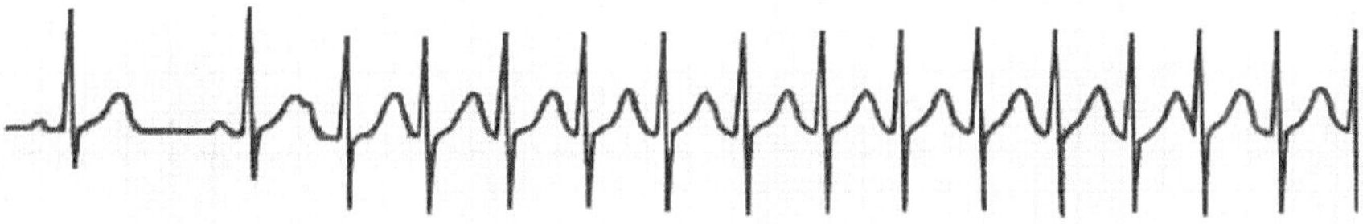

图 1-13　阵发性室上性心动过速心电图

（2）室性心动过速心电图（图 1-14）特点：3 个或以上的室性期前收缩连续出现；*QRS* 波形态畸形，时限超过 0.12 秒；*ST-T* 波方向与 *QRS* 波主波方向相反；心室率通常为 100~250 次/分，心律规则，但亦可略不规则；心房独立活动与 *QRS* 波群无固定关系，形成室房分离；偶尔个别或所有心室激动逆传夺获心房；通常发作突然开始；心室夺获与室性融合波：室速发作时少数室上性冲动可下传心室，产生心室夺获，表现为在 *P* 波之后，提前发生一次正常的 *QRS* 波群。室性融合波的 *QRS* 波群形态介于窦性与异位心室搏动之间，其意义为部分夺获心室。

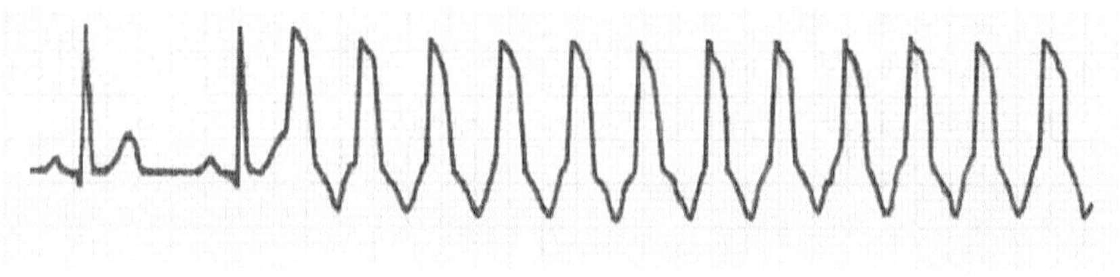

图 1-14　室性心动过速心电图

（五）房室阻滞

（1）一度房室传导阻滞心电图（图 1-15）特点：*PR* 间期>0.20 秒；每个 *P* 波后都有 *QRS* 波群（无脱落）。

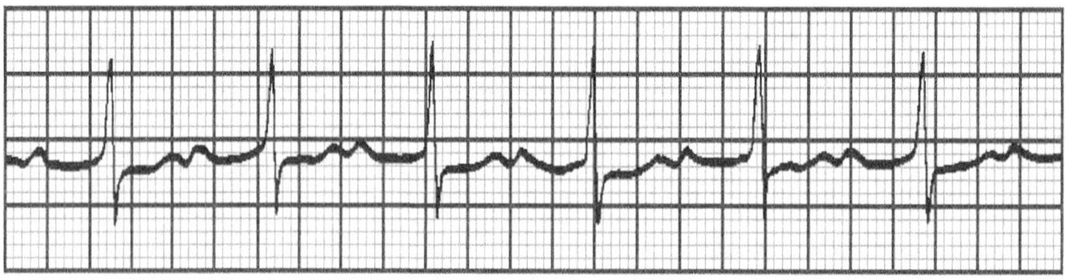

图 1-15　一度房室传导阻滞心电图

（2）二度房室阻滞。二度Ⅰ型房室传导阻滞（文氏现象）心电图（图 1-16）特点：*PR* 间期逐渐延长，直至 *QRS* 波群脱落。二度Ⅱ型房室传导阻滞（莫氏现象）心电图（图 1-17）特点：*PR* 间期固定，可正常或延长；有间歇性的 *QRS* 波脱落，常呈 2∶1 或 3∶2；*QRS* 波群形态一般正常，亦可有形态异常。

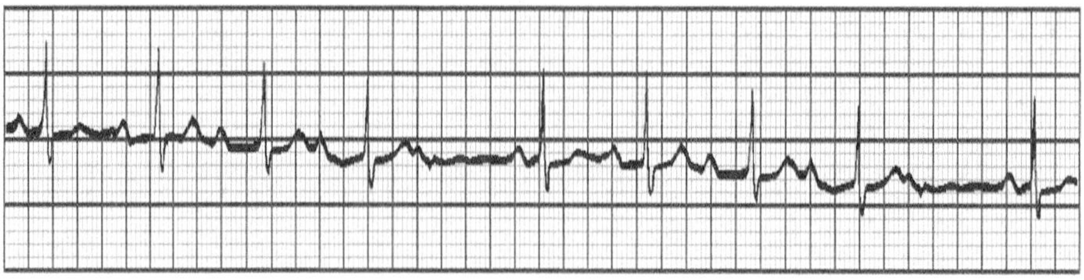

图 1-16　二度Ⅰ型房室传导阻滞（文氏现象）心电图

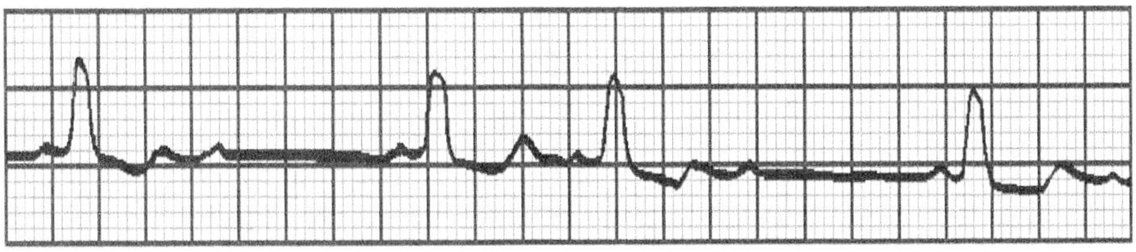

图 1-17 二度Ⅱ型房室传导阻滞（莫氏现象）心电图

（3）三度房室传导阻滞心电图（图 1-18）特点：*PP* 相等，*RR* 相等，*P* 与 *QRS* 无关（房室分离）；*P* 波频率大于 *QRS* 波频率。

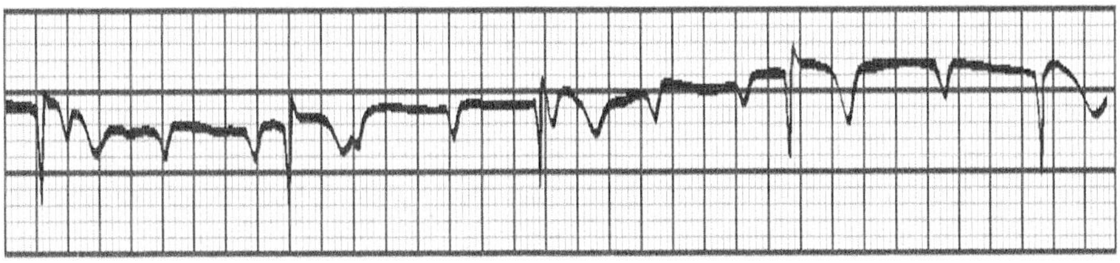

图 1-18 三度房室传导阻滞心电图

（六）扑动与颤动

（1）心房扑动心电图（图 1-19）特点：无正常 *P* 波，代之连续的波幅大小一致的粗齿状 *F* 波，频率为 240~350 次/分；间隔规则。

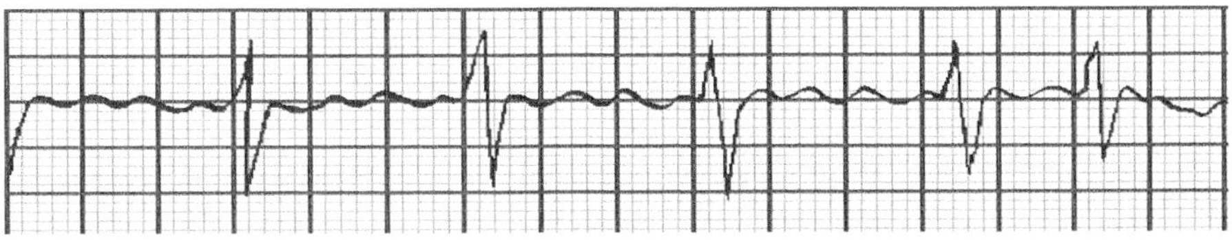

图 1-19 心房扑动心电图

（2）心房颤动心电图（图 1-20）特点：窦性 *P* 波消失，代之以大小、形态、间隔不一的 *F* 波，频率为 350~600 次/分；*RR* 间隔绝对不规则，心室率为 100~160 次/分；*QRS* 波群形态一般正常。

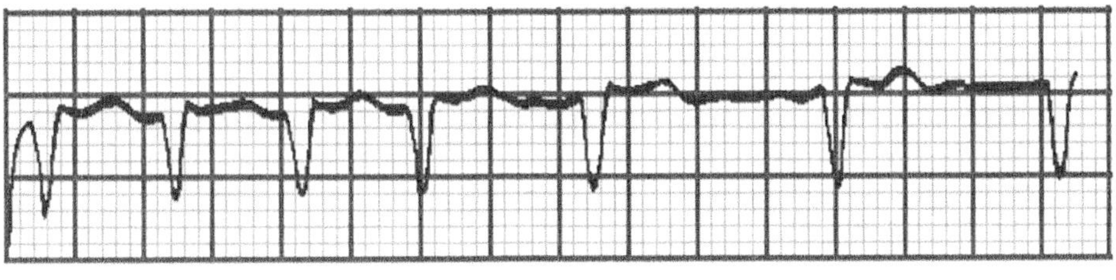

图 1-20 心房颤动心电图

（3）心室扑动心电图（图 1-21）特点：无正常的 *QRS-T* 波群，代之以连续快速而相对规则的大振幅波动；频率达 200~250 次/分。

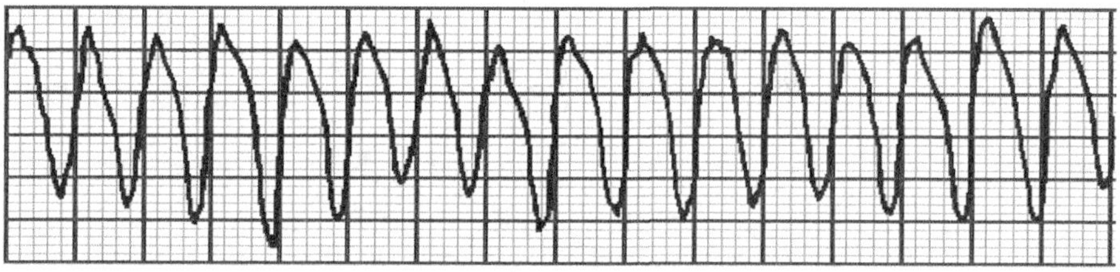

图 1-21　心室扑动心电图

（4）心室颤动心电图（图 1-22）特点：*QRS-T* 波群完全消失，代之以形态、频率及振幅完全不规则的室颤波（波浪曲线）；频率为 200~500 次/分。

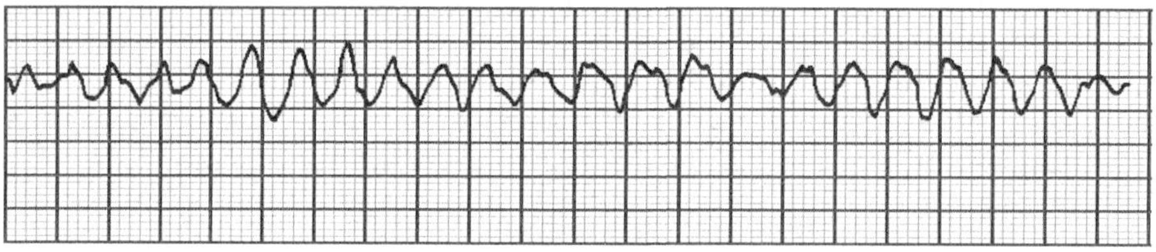

图 1-22　心室颤动心电图

（张春梅　何茉莉）

第五节　腹 部 评 估

腹部位于胸廓和骨盆之间，以横膈为顶，下至骨盆入口，前面和侧面为腹壁，后面为脊柱和腰肌，主要由腹壁、腹腔和腹腔内脏器组成，其内含有消化系统、泌尿系统、部分生殖系统及肾上腺和脾脏等。腹部评估以触诊最为重要，但为避免因叩诊（percussion）和触诊引起胃肠蠕动而影响听诊结果，故腹部评估顺序为视、听、叩、触。

一、腹部常见分区法

1. 四分法

以脐为中心，分别横向及纵向划一直线，两线垂直相交，将腹部分为右上腹、右下腹、左上腹和左下腹。

2. 九分法

由两条水平线和两条垂直线将腹部分为井字形的九分区。上水平线为两肋弓下缘最低点连线，下水平线为两侧髂前上棘连线，两条垂直线分别通过左、右髂前上棘至腹中线连线中点的垂直线，将腹部分为左右上腹部（季肋部）、左右侧腹部（腰部）、左右下腹部（髂部）、上腹部、中腹部（脐部）及下腹部九个分区。

二、视诊

腹部视诊时，检查者站在患者的右侧，嘱患者取仰卧位，双下肢伸直，充分暴露腹部，自上而下按照一定的顺序对腹部的外形、呼吸运动、腹壁皮肤、静脉、腹部表面的脏器轮廓、包块、蠕动波、疝等进行观察。检查前嘱患者如厕排空膀胱，调试室温，保持充足光线，时间不宜过久以免腹部受凉，同时注意人文关怀，保护隐私。

1. 腹部外形

正常成人腹部双侧对称，分平坦、饱满、低平。平卧时前腹面处于肋缘到耻骨联合平面或稍低，称腹部平坦。小儿或肥胖者腹部外形稍高肋缘到耻骨联合平面，称腹部饱满。年老者腹肌松弛、皮下脂肪较多，腹形稍大或宽扁。若腹部明显膨隆或凹陷多具有病理意义。

腹部外形异常发现如下。

（1）腹部膨隆：平卧时前腹面明显高于肋缘至耻骨联合所在平面，外形呈凸起状。全腹膨隆：常见于腹内积气、腹腔巨大肿块、腹腔积液等。局部膨隆：常见于局部炎性包块、脏器肿大、腹腔肿瘤、腹壁上的肿物和疝等。

（2）腹部凹陷：平卧时前腹面明显低于肋缘至耻骨联合所在平面。全腹凹陷：常见于脱水和消瘦者，严重时前壁几乎贴近脊柱、肋弓、髂嵴和耻骨联合显露，全腹舟状，称为舟状腹。局部凹陷：不多见，由腹部手术或外伤后疤痕挛缩引起。

2. 呼吸运动

正常人呼吸时可见腹壁上下起伏，吸气时上抬，呼气时下陷，称腹式呼吸。儿童和成年男性以腹式呼吸为主，成年女性则以胸式呼吸为主。

异常发现：①腹式呼吸减弱或消失，常见于急性腹痛、腹膜炎症、腹水、腹腔巨大肿块或妊娠。②腹式呼吸增强，少见，由肺部或胸膜疾病所致。

3. 腹壁静脉

正常人腹壁静脉一般不显露。

异常发现：腹壁静脉曲张，视诊时腹壁静脉明显可见或迂曲变粗，常见于门脉高压或上、下腔静脉回流受阻而有侧支循环形成时。

4. 胃肠型及蠕动波

正常情况下腹部一般看不到胃肠型及蠕动波，腹壁菲薄或极度消瘦者除外。

异常发现：胃肠梗阻时，梗阻近端的胃或肠段饱满而隆起，显示出各自的轮廓，称胃型或肠型，若伴有该部位蠕动增强，可见蠕动波。

5. 皮疹、色素和腹纹

正常情况下腹部皮肤较暴露部位稍浅，无皮疹，肥胖或经产妇腹部可见白色条纹。

异常发现：腹部皮疹常见于某些传染病及药物过敏。一侧腹部或腰部沿脊神经走行分布的疱疹往往提示带状疱疹的可能。左腰部皮肤呈蓝色，常见于急性出血性胰腺炎或绞窄性肠梗阻。脐周或下腹壁发蓝见于宫外孕破裂或急性出血性胰腺炎。下腹部紫纹为皮质醇增多症的常见体征。

三、听诊

腹部听诊应全面听诊腹部各区，尤其是上腹部及脐部。听诊内容主要包括肠鸣音、振水音和血管杂音。

1. 肠鸣音

胃肠蠕动时，肠管内气体或液体随之流动，产生一种断断续续的咕噜声或气过水声，称为肠鸣音。正常情况下肠鸣音每分钟 4~5 次，以脐部最清楚。为准确评估肠鸣音的次数和性质，一般在固定位置至少听诊 1 分钟。

肠鸣音异常发现如下。

（1）肠鸣音活跃：每分钟超过 10 次，音调不是特别高亢，常见于服用泻药后、急性肠炎或胃肠道大出血。

（2）肠鸣音亢进：肠鸣音次数增多且响亮、高亢的金属音，为机械性肠梗阻的表现。

（3）肠鸣音减弱：肠鸣音少于正常，甚至几分钟才听到 1 次，见于便秘、低钾血症及胃肠动力下降。

（4）肠鸣音消失：若持续听诊 3~5 分钟仍未听到肠鸣音，用手轻弹腹壁刺激仍无肠鸣音，常见于急性腹膜炎、腹部大手术后或各种原因引起的麻痹性肠梗阻。

2. 振水音

患者仰卧时检查者一耳凑近患者上腹部或将听诊器置于此处，然后用稍弯曲的手指以冲击触诊法连续迅速冲击患者上腹部，如听到胃内液体与气体相撞击的“哐啷”声，即振水音，正常人餐后或饮入大量液体后可出现此种情况。

异常发现：空腹或进食后 6~8 小时以上仍能听到振水音，提示胃内有较多液体潴留，常见于幽门梗阻或胃扩张。

3. 血管杂音

正常情况腹部无血管杂音。

异常发现：腹主动脉瘤或腹主动脉狭窄、肾动脉狭窄、髂动脉狭窄，在腹部可闻及动脉性血管杂音。门脉高压症患者腹壁静脉曲张时往往可闻及静脉性血管杂音。

四、叩诊

腹部叩诊主要用于了解腹腔实质性脏器的大小、空腔脏器的充气情况及腹腔内有无积气、积液，可采用直接叩诊法或间接叩诊法。

正常情况下除肝脏、脾脏、增大的膀胱或子宫所占据的部位及两侧腹部近腰肌处为浊音或实音外，其余均为鼓音。

腹部叩诊异常发现如下。

（1）鼓音明显、范围增大：见于胃肠高度胀气、胃肠穿孔所致气腹或人工气腹。

（2）鼓音范围缩小：见于肝、脾或其他脏器极度肿大；腹腔大量积液或肿瘤时，病变部位可出现浊音或实音。

（3）移动性浊音：它确定腹腔内有无游离积液的重要特征，具体方法为患者取仰卧位，检查者自患者腹中部脐水平向左侧叩诊至浊音时，板指固定不动，嘱患者右侧卧位，再次叩诊，如呈鼓音，即为移动性浊音阳性。正常情况无移动性浊音。若移动性浊音阳性，提示腹腔内游离腹水达 1 000 毫升以上。

五、触诊

腹部触诊是腹部检查的主要方法。触诊时，检查者站在患者的右侧，面向患者，嘱患者取仰卧位，双下肢屈曲并稍分开，腹肌放松，充分暴露腹部，一般自左下腹开始逆时针方向，先浅触诊，后深触诊，依次检查全腹各象限，边触诊边观察患者的反应与表情。若患者已诉有疼痛部位，则应由健侧逐步移向疼痛部位。检查前嘱患者如厕排空膀胱，调试室温，保持光线充足，检查动作应轻柔、利落，时间不宜过久以免腹部受凉，同时注意人文关怀，保护隐私。

1. 腹壁紧张度

正常人腹壁触之柔软，较易压陷，称腹壁柔软。

腹壁紧张度异常发现如下。

（1）腹壁紧张：常因腹膜炎症刺激引起腹肌痉挛所致。全腹紧张：常见于急性胃肠道穿孔、脏器破裂、结核性腹膜炎或癌性腹膜炎。局部紧张：常因腹腔脏器炎症累及腹膜所致，如急性胆囊炎可见右上腹壁紧张，急性阑尾炎可见右下腹壁紧张。

（2）腹壁紧张度下降：多因腹肌张力降低或消失所致，常见于慢性消耗性疾病、大量放腹水后、严重脱水患者或年老体弱者。

2. 压痛、反跳痛

正常情况下腹部触诊不引起疼痛，深压时仅有一种压迫感。

压痛、反跳痛异常发现如下。

（1）压痛：由浅入深触压腹部引起的疼痛，常见原因有腹部炎症、肿瘤、破裂、脏器淤血等。某些疾病压痛点固定，如右锁骨中线与肋缘交界处的胆囊点压痛为胆囊病变的标志，脐部于右髂前上棘连线中、外 1/3 交界处的麦氏点压痛为阑尾病变的标志。

（2）反跳痛：检查者的手指在触诊压痛处稍停片刻，使压痛感觉趋于稳定，然后将手指迅速抬起，患者疼痛骤然加剧，并伴有痛苦表情或呻吟不安，往往提示腹壁壁膜受炎症累及，多见于腹内脏器病变累及邻近腹膜。腹痛伴腹肌紧张、压痛与反跳痛并存，称为腹膜刺激征。

腹部浅部触诊法用于检查腹壁紧张度、浅表的压痛、包块、搏动和腹壁上的肿块等。深部触诊法用于检查腹腔内脏器的大小、形态、压痛、反跳痛及腹腔内包块等。

（王爱霞）

第六节　泌尿系统评估

肾脏是一个重要的生命器官，其主要的功能是生成尿液，以维持体内水、电解质、蛋白质和酸碱等代谢平衡。同时它兼有内分泌功能，如产生肾素、红细胞生成素、活性维生素 D 等，以实现调节血压、钙磷代谢和红细胞生成的功能。

一、尿液评估

正常成人排尿量为 700~2 000 毫升/24 小时，平均 1 500 毫升/24 小时。

（1）少尿：24 小时尿量低于 400 毫升，尿量突然减少是急性肾衰竭的标志，发生的原因一般分为肾前性、肾性、肾后性。肾前性主要由于严重脱水、大出血、休克等；肾性主要由于肾脏本身疾病；肾后性多由于双侧输尿管阻塞，或一侧肾无功能，另一侧输尿管梗阻。

（2）多尿：24 小时尿量超过正常尿量，少则 2 000 毫升以上，多则 5 000~6 000 毫升，甚至超过 10 000 毫升。多尿最常见于糖尿病、尿崩症、急性肾衰竭多尿期，在泌尿外科可见于急性肾后性肾衰的多尿期，系肾浓缩功能减退和溶质性利尿所致。

（3）无尿：24 小时尿量低于 100 毫升，该数值仅为尿路黏膜上皮组织 24 小时最大分泌量。持续性无尿见于器质性肾衰竭，表现为氮质血症或尿毒症。

（4）尿闭：完全性无尿，多见于孤立肾结石所致的完全性上尿路梗阻，常在肾绞痛之后突然发生。尿闭必须与尿潴留相鉴别，尿闭是指膀胱空虚无尿排出；而尿潴留是指膀胱充满尿液但无法排出。

二、实验室检查

（一）尿常规

尿常规是诊断泌尿常规最基本的项目。正常尿液呈淡黄、透明、弱酸性、中性或碱性。大量蔬菜饮食或感染时尿液 pH 升高，而大量蛋白质饮食时 pH 降低。正常尿液尿糖阴性，含极微量蛋白。

（二）尿比重

尿比重反映肾浓缩功能及肾排泄功能。正常尿比重为 1.010~1.030，清晨时最高。

肾功能受损时，肾浓缩功能进行性减退，尿比重降低。尿比重固定或接近 1.010，提示肾浓缩功能严重受损。尿中多种物质如葡萄糖、蛋白质等大分子物质均可使尿比重增高。尿渗透压较尿比重更能反映肾功能。

（三）血尿素氮

血尿素氮（blood urea nitrogen，BUN）是蛋白质代谢的终末产物，尿素主要经肾小球滤过随尿排出，正常情况下 30%~40%被肾小管重吸收，肾小管有少量排泌。当肾实质受损害时，肾小球滤过率（glomerular filtration rate，GFR）降低，致使血尿素浓度增加，因此临床上多测定血尿素氮，粗略观察肾小球的滤过功能。

（1）参考值：成人 3.2~7.1 毫摩尔/升，婴儿、儿童 1.8~6.5 毫摩尔/升。

（2）临床意义。血尿素氮增高见于以下情况：①器质性肾功能损害；②肾前性少尿；③蛋白质分解或摄入过多。血尿素氮可作为肾衰竭透析充分性指标。

（四）血肌酐

血肌酐（creatinine，Cr）由外源性和内生性两类组成。血肌酐主要由肾小球滤过排出体外，肾小管基本不重吸收且排泌量也很小，在外源性肌酐摄入量稳定的情况下，血液中的浓度取决于肾小球滤过能力，故血肌酐浓度可作为肾小球滤过率受损的指标。其灵敏度较血尿素氮好，但并非早期诊断标准。

（1）参考值：全血肌酐 88.4~176.8 微摩尔/升；血清或血浆肌酐，男性 53~106 微摩尔/升，女性 44~97 微摩尔/升。

（2）临床意义：评价肾小球滤过功能、鉴别肾前性和肾实质性少尿、药物影响等。

（五）内生肌酐清除率测定

肌酐是肌酸的代谢产物，成人体内含肌酐约 100 克，其中 98%存在于肌肉内。肌酸在磷酸激酶作用下，形成带有高能键的磷酸肌酸，为肌肉收缩时的能量来源和储备形式，磷酸肌酸释放出能量再经脱水而变为肌酐，由肾排出。人体血液中肌酐的生成可有内源性、外源性两种，如在严格控制饮食条件和肌肉活动相对稳定的情况下，血肌酐的生成量和尿的排出量较恒定，其含量的变化主要受内源性肌酐的影响，大部分从肾小球滤过，不被肾小管重吸收，排泌量很少，故肾脏在单位时间内把若干毫升血液中的内在肌酐全部清除出去，称为内生肌酐清除率（endogenous creatinine clearance rate，Ccr）。

1. 测定方法

（1）患者连续 3 天进低蛋白饮食（<40 克/天），并禁食肉类（无肌酐饮食），避免剧烈运动。

（2）于第四天晨 8 时将尿液排干净，然后收集记录 24 小时尿量（次日晨 8 时尿必须留下），并加入甲苯 4~5 毫升防腐。取血 2~3 毫升（抗凝或不抗凝均可），与 24 小时尿液同时送检。

（3）测定尿液及血肌酐浓度。

（4）应用下列公式计算 Ccr：

$$\text{Ccr}(\text{毫升}/\text{分钟})=\frac{\text{尿量}(\text{毫升})\times\text{尿中肌酐浓度}(\text{毫克}/\text{毫升})}{\text{血浆肌酐浓度}(\text{毫克}/\text{毫升})\times\text{时间}(\text{分钟})}$$

但由于每个人肾的大小不相同，每分钟排尿能力也有差异，为排除这种个体差异可进行体表面积的校正，用以下公式：

$$\text{矫正清除率}=\frac{\text{实际清除率}\times\text{标准体表面积}}{\text{受试者的体表面积}}$$

其中，标准体表面积为 1.73 平方米。

2. 参考值

成人 Ccr 为 80~120 毫升/分钟，老年人随年龄增长，有自然下降趋势。西咪替丁、甲苄嘧啶、长期限制剧烈运动可使 Ccr 下降。

3. 临床意义

（1）判断肾小球损害程度。

（2）评估肾功能。临床常用 Ccr 代替肾小球滤过率，根据 Ccr 一般可将肾功能分为以下四期：①第 1 期（肾衰竭代偿期），Ccr 为 80~51 毫升/分钟。②第 2 期（肾衰竭失代偿期），Ccr 为 50~20 毫升/分钟。③第 3 期（肾衰竭期），Ccr 为 19~10 毫升/分钟。④第 4 期（尿毒症期或终末肾衰竭），Ccr<10 毫升/分钟。

（3）指导治疗。肾衰竭时凡有肾代谢或经肾排出的药物也可根据 Ccr 降低的程度来调节用药剂量和决定用药的时间间隔。

（六）尿渗量的测定

尿渗量（尿渗透压）是指尿液中具有渗透活性的全部溶质微粒总数量，与颗粒大小及所带电荷无关，反映溶质和水的相对排出速度，蛋白质和葡萄糖等大分子物质对其影响较小，是评价肾脏浓缩功能较好的标志。

1. 参考值

禁饮后尿渗量为 600~1 000mOsm/kgH_2O，平均 800mOsm/kgH_2O；血浆渗量为 275~305mOsm/kgH_2O，平均 300mOsm/kgH_2O。尿/血浆渗量比值为（3~4.5）：1。

2. 临床意义

（1）判断肾浓缩功能：禁饮后尿渗量在 300mOsm/kgH_2O 左右时，即与正常血浆渗量相等，称为等渗尿；若小于 300mOsm/kgH_2O，称为低渗尿；正常人禁饮 8 小时后尿渗量<600mOsm/kgH_2O，且尿/血浆渗量比值≤1，表明肾浓缩功能障碍，见于慢性肾盂肾炎、多囊肾、尿酸性肾病等慢性间质性疾病，慢性肾炎后期，以及急、慢性肾衰竭累及肾小管和间质。

（2）一次性尿渗量检测用于鉴别肾前性、肾性少尿：肾前性少尿时，肾小管浓缩功能完好，故尿渗量较高，常大于 450mOsm/kgH_2O；肾小管坏死致肾性少尿时，尿渗量降低，常小于 350mOsm/kgH_2O。

（七）酚红排泌试验

酚红（phenolsulfonphthalein）是一种无毒染料，注入体内后大部分与血浆白蛋白结合，因为 94%的酚红由肾小管排泄，所以在特定时间内，尿中酚红的排出量反映肾小管的排泄功能，见图 1-23。

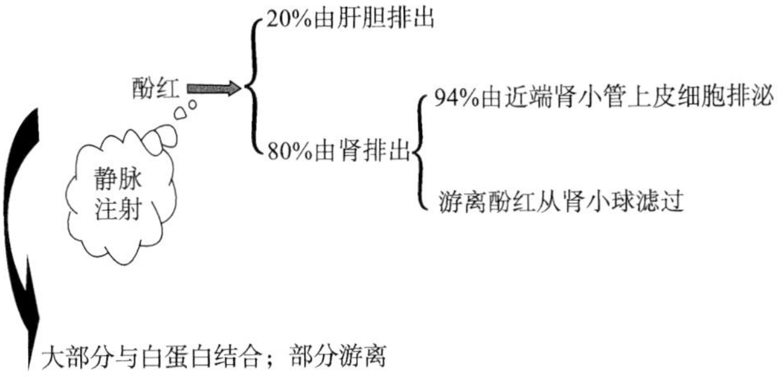

图 1-23 酚红排泌试验

注：酚红排泌试验，即 phenolsulfonphthalein excretion test，简称 PSP

1. 方法

静脉注射酚红，检测 15 分钟、30 分钟、60 分钟和 120 分钟尿中酚红的量，最重要的是 15 分钟排泌量（25%），敏感性高，随着年龄增大而降低。

2. 参考值

正常人 15 分钟酚红排泌量为 25%~51%（平均 35%）；120 分钟排泌总量为 55%~84%（平均 70%）；儿童的排泌量较成人高，老年人则偏低。

3. 临床意义

（1）肾脏疾病：①急性肾炎，多正常；②慢性肾脏病（chronic kidney diseases，CKD），慢性肾小球肾炎、肾动脉硬化等，多降低，提示肾功能损害 50%。

（2）肾外因素：①心力衰竭、脱水等导致肾血流量降低。②竞争性抑制酚红排泌药物：青霉素、保泰松、阿司匹林等。

（3）酚红排泌增高：①阻塞性肝胆疾病；②严重低蛋白血症；③甲状腺功能亢进。

三、影像学检查

1. 排泄性尿路造影

排泄性尿路造影又称静脉尿路造影（intravenous urogram，IVU），静脉注射有机碘造影剂，注射后 5 分钟、15 分钟、30 分钟、45 分钟后分别摄片。IVU 能显示尿路形态，判断有无扩张、推移、受压和充盈缺损等，同时可了解双侧肾功能。肾功能良好者

5 分钟即显影，10 分钟后显示双侧肾、输尿管和部分充盈的膀胱。

2. 放射性核素检查

放射性核素检查是通过体内器官对放射性跟踪剂的吸收、分泌和排泄过程而显示其形态和功能的方法。虽然显示的图像不如 CT（computed tomography，即电子计算机断层扫描）和超声清晰，但可提供功能方面的定量数据，有助于疾病的诊断、治疗评估和随访。

（1）放射性核素肾图是在两个肾区测得的放射性活度与时间的函数曲线图，属于功能性检查，可测定分肾功能、诊断尿路梗阻及肾性高血压等。虽然其灵敏度高，但特定性与定量性差，只作为诊断的一般性参考。

（2）动态肾显像根据显像剂分泌到肾盂的时间和浓缩程度判断肾功能，显像剂自肾盂排出的时间延缓对诊断尿路梗阻也有参考价值。

四、总结

肾脏有强大的储备能力，早期肾病变往往没有或极少有症状和体征，故早期诊断很大程度上要依赖于实验室检测。但是，肾功能检查的结果与肾脏的病理损害并不一定成正比。在评价结果时不能依赖某一项肾功能试验结果，应结合临床表现及相关资料（放射、超声、同位素、肾活检等检查），进行全面综合分析，才能做出正确的判断。

（詹　健）

第七节　女性生殖系统评估

女性生殖系统评估可以通过观察、会谈、对护理对象进行身体检查、心理测试等方法获得患者生理、心理、社会、精神和文化等各方面的资料。基于女性生殖系统疾病常常涉及患者的隐私和与性生活有关的内容，收集资料时会使患者感到害羞和不适，甚至不愿说出真情，所以在护理评估的过程中，要做到态度和蔼、语言亲切、关心体贴和尊重患者，耐心细致地询问和进行体格检查，给患者以责任感、安全感，并给予保守秘密的承诺，在可能的情况下要避免第三者在场，这样才能收集到护理对象真实的健康史，以及生理、心理和社会资料。男性医护人员查体时要有女性医护人员在场。女性生殖系统评估资料内容包括一般项目、主诉、现病史、月经史、婚育史、既往史、个人史和家族史 8 个方面。女性生殖系统评估分女性内外生殖器评估。

一、女性外生殖器评估

女性外生殖器是指生殖器官的外露部分，又称外阴，是指两股内侧从耻骨联合至会阴的区域，包括阴阜、大小阴唇、阴蒂、阴道前庭、尿道口、阴道口及处女膜、前庭大腺、尿道旁腺开口、会阴。

（1）阴阜：耻骨联合前面隆起的脂肪垫。

（2）大阴唇：两股内侧的一对隆起的皮肤皱襞，未婚妇女的两侧大阴唇自然合拢，遮盖阴道口及尿道口。经产妇的大阴唇由于分娩影响而向两侧分开。

（3）小阴唇：位于大阴唇内侧的一对薄皱襞，表面湿润，富于神经末梢，故极敏感，两侧小阴唇的前端相互融合并分为两叶，包绕阴蒂，前叶形成阴蒂包皮，后叶形成阴蒂系带。

（4）阴蒂：位于两侧小阴唇之间的顶端，为与男性阴茎海绵体相似的组织，阴蒂头富含神经末梢，极为敏感，有勃起性。

（5）阴道前庭：两小阴唇之间的棱形区，前方有尿道口，后方有阴道开口。

（6）前庭大腺和尿道旁腺开口：含有通向外阴的腺管，产生对生殖过程有重要作用的润滑液，正常检查时不能摸到此腺体。

女性外生殖器评估见表 1-19。

表 1-19　女性外生殖器评估

评估技术	评估内容
视诊	排尿后取膀胱截石位，戴手套，分开大小阴唇，观察有无分泌物或溃疡破损、异常气味。观察阴毛并评估性成熟的程度。正常阴唇湿润无破损，分泌物为稀薄透明或白色不透明，无异味，对黏膜无刺激。阴道前庭无肿胀、发红。观察阴道口处女膜是否完整
触诊	大小阴唇应该是柔软没有疼痛，注意有无肿胀、发硬或触痛。发现肿块或破损，触诊确定其大小、形状和坚硬度。是否触及前庭大腺

二、女性内生殖器评估

女性内生殖器是指生殖器官的内脏部分，包括阴道、子宫、输卵管及卵巢。输卵管和卵巢常被称为子宫附件。

（1）阴道是一条前后略扁的粉红色、中空、收缩的肌性管道，娩出胎儿和排出月经的通道，性交时容纳阴茎的部位，上端包围子宫颈。

（2）子宫颈是子宫的下部，较窄，呈圆柱状，含有分泌黏液的腺体，能够帮助生殖和保护子宫免受病原体侵害。子宫为一空腔、梨形的肌性器官，腔内覆盖有黏膜，称子宫内膜，从青春期到更年期，子宫内膜受卵巢激素的影响，有周期性的变化并产生月经。性交时，子宫为精子到达输卵管的通道。受孕后，子宫为胚胎发育、成长的场所。分娩时，子宫收缩，使胎儿及其附属物娩出。

（3）输卵管为一对细长而弯曲的管道，位于子宫两侧，输卵管为卵子与精子相遇的场所，受精后的孕卵由输卵管向子宫腔运行。

（4）卵巢位于输卵管的下方，是女性主要的性腺器官，其主要功能在于排卵和分泌女性激素，青春期后发育成熟，闭经后萎缩。

女性内生殖器评估见表 1-20。

表 1-20 女性内生殖器评估

评估技术	评估内容
视诊	一般情况护士不行内生殖器视诊，可协助检查。选择大小合适的阴道窥器，润滑，告诉患者插入阴道窥器会感到有内压和轻微不适，让其放松，深慢呼吸。插入阴道窥器后，观察阴道壁的颜色、纹理和完整性。阴道壁出现白色稀薄的、无异味的分泌物是正常的。检查子宫颈，观察其颜色、位置、大小、形状、黏膜完整性和分泌物，有无柱状上皮异位、撕裂、息肉、腺囊肿，有无接触性出血等。子宫颈应该是光滑的，呈圆形，排卵期见稀薄透明的黏膜。无性生活患者禁做阴道窥器检查和双合诊检查，一般仅限于直肠–腹部诊
触诊 （双合诊或三合诊）	1.扪清阴道、宫颈、宫体、输卵管、卵巢、宫旁结缔组织、子宫韧带及盆腔内壁情况。检查子宫位置、大小、硬度、活动度、有无压痛和反跳痛等。检查子宫附件有无块物、增厚、压痛。若扪及块物，记录其位置、大小、硬度、表面光滑与否、活动度、有无压痛、与子宫及盆壁关系。左右两侧情况分别记录 2.腹部能否扪到包块及包块的部位、大小、形态、质地、活动度，有无压痛、反跳痛和肌紧张等 3.查胎位四步手法
叩诊	注意有无移动性浊音
听诊	肠鸣音有无亢进或减弱、胎心音、胎动

（全小珍）

第八节 脊柱、四肢及皮肤评估

脊柱与四肢评估的主要目的是判断脊柱与四肢有无损害、损害部位和程度及其对活动的影响，主要检查内容包括脊柱弯曲度、脊柱活动度、脊柱压痛和叩击痛、四肢外形和运动功能。皮肤评估内容主要包括皮肤的颜色、湿度、弹性、压疮及水肿等。

一、脊柱的基础评估

（一）脊柱弯曲度

生理性弯曲：患者取直立位，检查者从侧面观察脊柱有无病理性的前凸或后凸畸形。正常人脊柱自上而下呈 S 形生理性弯曲，即颈段稍向前凸，胸段稍向后凸，腰椎前凸明显，骶椎后凸明显。再让患者取站立位或坐位，检查脊柱有无侧弯。轻度侧弯时需要触诊来确定，检查者用示指、中指或拇指以适当的压力沿脊椎的棘突在其皮肤上压出一条红色充血痕，以此来观察脊柱有无侧弯。

（二）脊柱活动度

正常脊柱具有一定活动度，颈、腰椎活动范围最大，胸椎活动范围较小，骶椎和尾椎因为已融合，几乎无活动性。因为年龄、脊柱结构和运动等因素不同，个体间的脊柱活动度存在较大差异。检查脊柱活动度时，应让患者做前屈、后伸、侧弯、旋转等动作，观察脊柱活动情况及有无变形。患者若已有关节脱位或外伤性骨折，则应避免脊柱活动。正常人在直立、骨盆固定的条件下，颈椎、胸椎、腰椎及全脊柱的活动范围参考值见表 1-21。

表 1-21 颈椎、胸椎、腰椎及全脊柱的活动范围参考值

项目	前屈	后伸	左右侧弯	旋转度（一侧）
颈椎	35°~45°	35°~45°	45°	60°~80°
胸椎	30°	20°	20°	35°
腰椎	75°~90°	30°	20°~35°	30°
全脊柱	128°	125°	73.5°	115°

注：由于年龄、运动训练及脊柱结构差异等因素，脊柱运动范围存在较大的个体差异

（三）脊柱压痛和叩击痛

1. 压痛

嘱患者取端坐位，身体稍向前倾。检查者以右手拇指自上而下逐个按压脊椎棘突及椎旁肌肉，若某一部位有压痛，则以第 7 颈椎棘突为标志，计数病变椎体位置。常见压痛原因有脊椎结核、椎间盘突出和脊椎外伤。椎旁肌肉有压痛常为腰背肌纤维炎或亏损。

2. 叩击痛

常用脊柱叩击法有直接叩击法和间接叩击法。

（1）直接叩击法：以中指指端或叩诊锤直接叩击各个脊椎棘突，此法多用于检查脊柱胸、腰段。颈椎疾病，一般不用此法检查。

（2）间接叩击法：患者取端坐位，检查者左手掌面放在患者的头顶，右手半握拳以小鱼际肌部叩击左手背。脊柱结核、脊椎骨折和椎间盘突出时可有叩击痛，又称为传导痛或冲击痛，叩击痛阳性部位多为病变所在部位。

二、四肢评估

（一）上肢

1. 长度

让患者手掌并拢双上肢前伸，比较其长度，也可用尺测量肩峰至中指指尖的距离，从肩峰至尺骨鹰嘴为上臂，从鹰嘴突至尺骨茎突为前臂。

2. 肩关节

（1）外形：患者取坐位，在良好的照明下，充分暴露，观察双肩姿势外形。正常双肩对称。肩关节脱位时肩关节弧形轮廓消失肩峰突出，呈“方肩”（图 1-24）；两侧肩关节高低不一，可见于先天性肩胛高耸症；外伤性肩锁关节脱位时肩部突出畸形如戴肩章状。

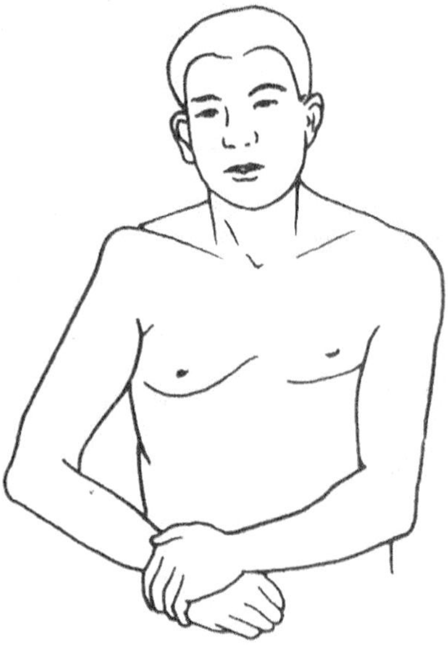

图 1-24 方肩

（2）运动：患者做自主运动或使受检者被动运动。正常情况下肩关节外展可达90°，内收45°，前屈90°，后伸35°，旋转45°。肩关节周围炎时，关节各方向的活动均受限，称冻结肩；肱骨或锁骨骨折时，轻微外展即感疼痛；肩关节炎时，虽有疼痛，但仍可外展；冈上肌腱炎时，肩关节外展达60°感疼痛，超过120°则消失（图1-25）。

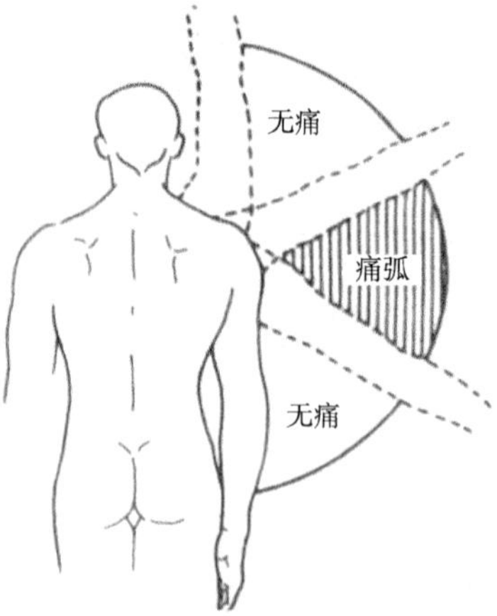

图 1-25 冈上肌腱病变引起的肩外展痛弧（60°~120°）

（3）压痛点：肩关节周围不同部位压痛点，可用于病变的鉴别。肱二头肌长头腱鞘炎时，肱骨结节间压痛；冈上肌腱损伤时，肱骨大结节可有压痛。

3. 肘关节

（1）形态：肘关节正常时双侧对称，伸直时轻度外翻。肘关节部位骨折、脱位可引起肘关节外形改变。例如，肱骨髁上骨折时，可见肘窝上方突出；肘关节后脱位时，鹰嘴向肘后方突出；肘关节炎症积液和滑膜增生时，常出现肘窝部饱满、肿胀。

（2）运动：肘关节活动可屈 135°~150°，伸 10°，旋前 80°~90°，旋后 80°~90° 。

（3）触诊：内容包括肘关节周围皮肤温度、有无肿块、滑车淋巴结是否肿大、肱动脉搏动、桡骨小头是否压痛。

4. 腕关节及手

（1）外形：手的休息姿势呈半握拳状，腕关节稍背伸约 20°，向尺侧倾斜约 10°，拇指尖靠近示指关节的桡侧，其余四指呈半屈曲状，屈曲程度由示指向小指逐渐增大，且各指尖均指向舟骨结节处（图 1-26）。手的功能位置呈握茶杯姿势，腕背伸 30°并稍偏尺侧，拇指于外展时掌屈曲位，其余各指屈曲（图 1-27）。

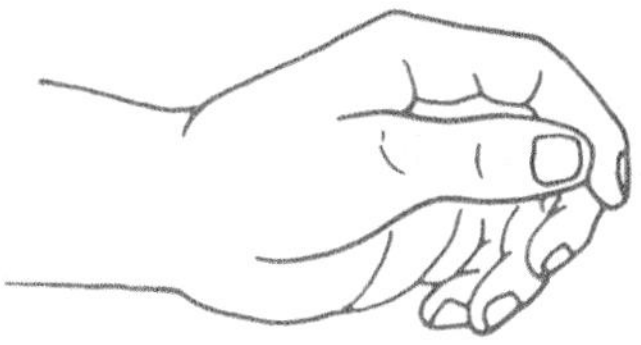

图 1-26　手的休息姿势

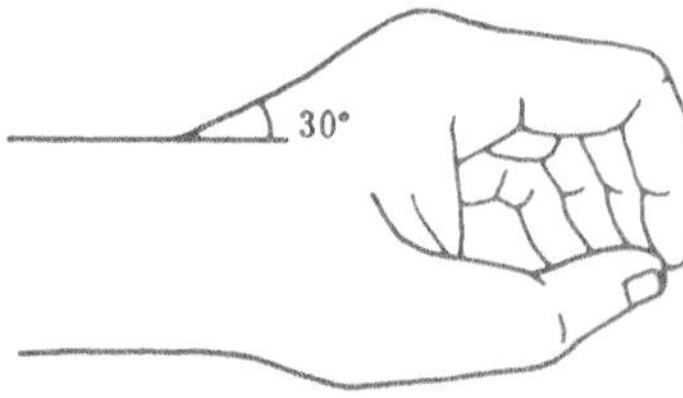

图 1-27　手的功能位置

（2）局部肿胀与隆起：外伤、关节炎可导致关节肿胀疼痛；腱鞘囊肿时可见腕关节背侧或旁侧局部隆起；肌腱腱鞘炎或软组织损伤时腕背侧肿胀；类风湿性关节炎时手指关节梭形肿胀。

（3）腕关节及指关节运动范围见表 1-22。

表 1-22　腕关节及指关节运动范围

关节	背伸	掌曲	内收（桡侧）	外展（尺侧）
腕关节	30°~60°	50°~60°	25°~30°	30°~40°
掌指	伸 0°	屈 60° ~ 90°		
近端指间	0°	90°		
远端指间	0°	60°~90°		
拇指掌拇关节		20°~50°	可并拢桡侧示指	
指间关节		90°	可横越手掌	40°

（二）下肢

下肢包括臀、大腿、膝、小腿、踝和足。检查下肢时应充分暴露受检部位，主要采用视诊、触诊进行下肢检查，必要时结合叩诊和听诊的方法。通常先从形态观察开始，可借助尺测量双下肢的长度；观察双下肢外形是否对称，有无静脉曲张和红肿，有无皮肤破溃、疯点、淤点、淤斑或色素沉着。

1. 髋关节

1）步态

（1）跛行：①疼痛性跛行，髋关节疼痛不敢负重行走，步态短促不稳，以健肢负重，见于髋关节结核、无菌性股骨头坏死。②短肢跛行，两下肢相差 3 厘米以上时出现跛行，多见于小儿麻痹症后遗症。

（2）鸭步：先天性双侧髋关节脱位走路时两腿分开距离宽，左右摇摆，如鸭子行走，也可见于髋内翻和小儿麻痹症患者。

（3）呆步：行走时下肢向前甩出，并转动躯干，步态呆板，见于髋关节强直患者。

2）形态

患者取仰卧位，腰部放松，双下肢伸直。

（1）内收畸形：一侧下肢内收超越躯干中线向健侧偏移，并且不能外展。

（2）外展畸形：下肢向外侧偏移，不能内收。

（3）旋转畸形：仰卧位髋关节内外旋畸形时，髌骨及足蹋趾不能指向上方而向内外侧偏斜。

3）活动度

髋关节检查方法及活动范围见表 1-23。

表 1-23 髋关节检查方法及活动范围

检查内容	检查方法	活动度
屈曲	患者仰卧，检查者一手按压髂嵴，另一手将屈曲膝关节推向胸前	130°~140°
后伸	患者仰卧，检查者一手按压臀部，另一手在小腿下端，屈膝 90°后上提	15°~30°
内收	仰卧，双下肢伸直，固定骨盆，一侧下肢自中立位向对侧下肢前面交叉内收	20°~30°
外展	患者仰卧，双下肢伸直，固定骨盆，使一侧下肢自中立位外展	30°~45°
旋转	患者仰卧，下肢伸直，髌骨及足尖向上，检查者双手放于患者大腿下部和膝部旋转大腿，也可让患者屈髋屈膝 90°，检查者一手扶患者臀部，另一手握踝部，向相反方向运动，小腿做外展、内收动作时，髋关节则为外旋、内旋	45°

2. 膝关节

（1）膝内翻（genua varum）、膝外翻（genua valgum）（图 1-28）：暴露双膝关节，正常人直立或坐位双脚并拢时，双膝和踝可以靠拢。双膝内翻时，靠拢两踝关节，双侧胫骨向外侧分开，呈现“O”形，可见于佝偻病和大骨节病；双膝外翻时，两膝靠拢则两小腿向外分开呈现“X”形。

（2）膝反张（图 1-29）：膝关节过度后伸形成向前的反屈状，多见于小儿麻痹后遗症。

（3）肿胀和肌萎缩：膝关节匀称性胀大，见于膝关节积液。检查关节肿胀的同时应注意关节周围皮肤有无发红、发热。膝关节病变时，患者因疼痛而不愿活动，常导致相关肌肉的失用性萎缩。

（4）压痛：膝关节炎、髌骨软骨炎、半月板损伤、侧副韧带损伤时，损伤部位有压痛。

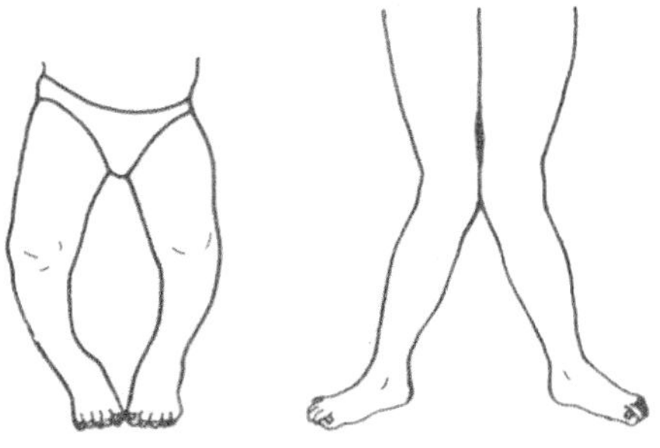

（a）膝内翻 （b）膝外翻

图 1-28 膝内翻、膝外翻

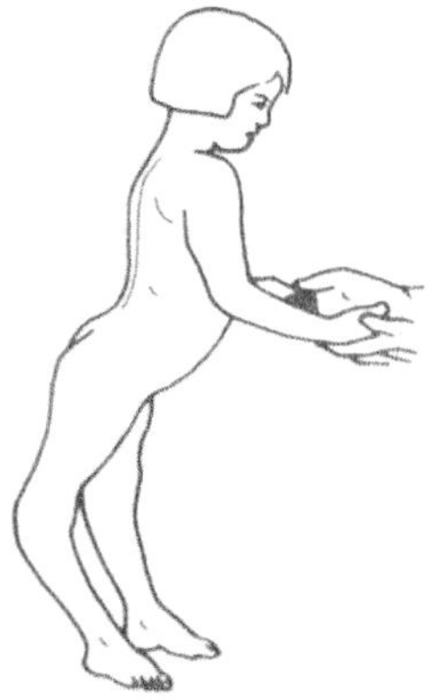

图 1-29 膝反张

（5）肿块：对膝关节周围的肿块，应仔细观察和评估，明确肿块性质和对活动的影响。

（6）摩擦感：检查时一手置于患者膝前方，另一手握住患者小腿做膝关节的伸屈动作，若有摩擦感，提示膝关节面不光滑。评估髌骨表面是否光滑时，应推动髌骨做上下左右活动，若有摩擦感，提示髌骨表面不光滑，见于炎症及创伤后遗留的病变。

（7）活动度：膝关节屈曲可达 120°~150°，伸 5°~10°，内旋 10°，外旋 20°。

3. 踝关节与足检查

（1）肿胀：①匀称性肿胀，见于踝关节扭伤、结核、化脓性关节炎及类风湿关节炎。②局限性肿胀，见于腱鞘炎、腱鞘囊肿、跟腱周围炎和跖骨头无菌性坏死等。

（2）局限性隆起：足背部骨性隆起，可见于外伤、骨质增生或先天性异常；内外踝明显突出，见于胫腓关节分离、内外踝骨折；踝关节前方隆起，见于距骨头骨质增生。

（3）足内翻、足外翻（图 1-30）：足掌活动受限而表现为固定性内翻或者外翻，多见于脊髓灰质炎后遗症或者先天畸形。

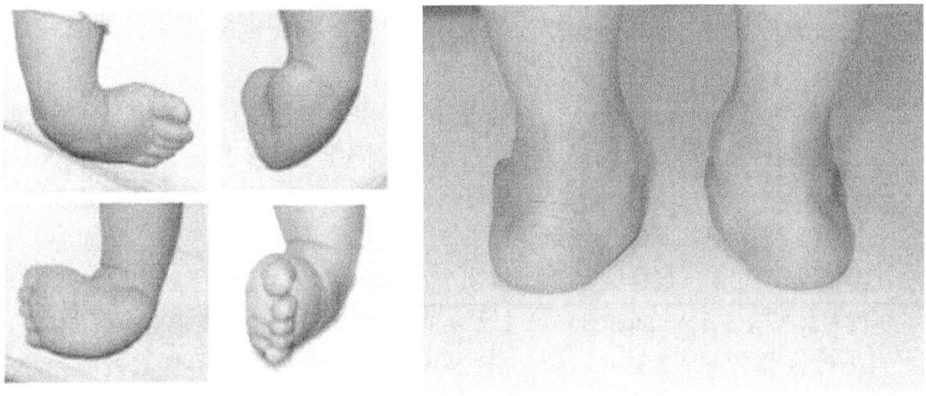

（a）足内翻 （b）足外翻

图 1-30 足内翻、足外翻

（4）压痛点：内外踝骨折、跟骨骨折、跖骨头无菌性坏死、跟腱腱鞘炎、跟骨骨刺或跖筋膜炎时，在损伤局部会存在压痛点。

（5）踝关节与足的活动度：踝关节背伸 20°~30°，跖屈 40°~50°；跟距关节内、外翻各 30°；跗骨间关节内收 25°，外展 25°；跖趾关节屈 30°~40°，背伸 45°。

三、皮肤评估

（一）颜色

皮肤颜色主要与种族和遗传有关，而血液充盈度、色素量、毛细血管分布及皮下脂肪的厚薄等也可影响肤色。肤色深者皮肤颜色改变较难检查，应结合巩膜、结膜、颊黏膜、舌、唇、手掌和脚掌等处的检查和比较来确定。

（1）苍白（pallor）。皮肤黏膜苍白可由贫血、末梢毛细血管痉挛或充盈不足引起，见于惊恐、寒冷、休克、虚脱以及主动脉瓣关闭不全等。

（2）发红（redness）。发红由毛细血管扩张充血、血流加速或红细胞数量增多所致。发红生理情况下见于饮酒、运动、情绪激动等；病理情况下多见于发热性疾病或阿托品、一氧化碳中毒等。皮肤持久性发红，见于库欣综合征、长期服用肾上腺糖皮质激素及真性红细胞增多症者。

（3）发绀（cyanosis）。发绀是指血液中还原血红蛋白增多或异常血红蛋白血症引起皮肤黏膜呈青紫色，常出现于舌、口唇、耳垂、面颊及肢端等部位，见于心、肺疾病，亚硝酸盐中毒等。

（4）黄染（stained yellow）。皮肤和黏膜发黄称为黄染。因溶血性疾病、肝细胞损害或胆道阻塞致血清内胆红素浓度增高，使皮肤黏膜甚至体液及其他组织黄染，称为黄疸。黄疸先出现于巩膜、硬腭后部及软腭黏膜，较明显时才致皮肤黄染。黄疸所致的巩膜黄染是连续的，近角膜缘处黄染轻，远角巩膜缘处黄染重。此外，过多食用胡萝卜、橘子、南瓜等也可使皮肤黄染，多见于手掌、足底、前额及鼻部皮肤，而巩膜和口腔黏膜黄染一般不会出现；长期服用米帕林、呋喃类等药物也可引起皮肤黄染，以角巩膜缘处黄染最明显，以此可与黄疸相区别。

（5）色素沉着（pigmentation）。因表皮基底层的黑色素增多，使部分或全身皮肤色泽加深，称为色素沉着。若正常有色素沉着的部位如乳晕、乳头、腋窝、关节、肛门周围等处色素明显加深，或其他部位出现了色素沉着，则为病理征象，常见于肾上腺皮质功能减退症、肝硬化、肝癌，以及使用砷剂、抗肿瘤药物者。妊娠妇女面部、额部可有色素沉着，称妊娠斑；老年人面部也可出现散在的色素沉着，称老年斑。

（6）色素脱失（depigmentation）。酪氨酸酶缺乏致黑色素形成障碍，使皮肤丧失原有色素称为色素脱失，常见有白癜、白斑和白化症。白癜为多形性、大小不等、边缘不规则的色素脱失斑片，多见于身体外露部位，无自觉症状，也不引起生理功能改变，见于白癜风。白斑多呈圆形或椭圆形色素脱失斑片，常发生于口腔黏膜和女性外阴部，部分白斑可能为癌前病变。白化症为全身皮肤和毛发色素脱失，头发可呈浅黄色或金黄色，为遗传性疾病。

（二）湿度

皮肤的湿度（moisture）与汗腺的分泌功能、气温及空气的湿度变化有关。正常人在气温高、湿度大的环境中出汗增多是生理调节反应。病理情况下，出汗过多可见于风湿病、结核病、甲状腺功能亢进症；夜间睡后盗汗，常见于结核病；大汗淋漓伴手脚皮肤发凉为冷汗，见于休克、虚脱；皮肤干燥无汗见于维生素 A 缺乏、尿毒症、脱水、黏液性水肿等。

（三）弹性

皮肤弹性（elasticity）与年龄、营养状态、皮下脂肪及组织间隙含液量有关。儿童与青少年皮肤弹性好，中年以后皮肤弹性减弱；老年人皮肤弹性差。其检查方法：检查时常取手背或上臂内侧部位，用示指和拇指将皮肤捏起，片刻后松手，观察皮肤皱褶平复速度。正常人于松手后皮肤皱褶迅速平复。皮肤弹性减弱，表现为皮肤皱褶平复缓慢，见于长期消耗性疾病、营养不良或严重脱水者。

（四）压疮

压疮（pressure injury）又称压力性损伤，是皮肤和/或皮下软组织的局部损伤，通常发生在骨隆突处或相关医疗、其他器械压迫部位。损伤可表现为完整皮肤或开放性溃疡，可能会伴疼痛感。压疮最容易发生在枕部、耳郭、肩胛部、肘部、髋部、骶尾部、膝关节内外侧、内外踝、足跟等身体易受压的骨突部位。目前临床上主要采用美国压疮顾问小组的建议将压疮分为四期和两种特殊阶段。其临床表现详见第二章第二节。

（五）水肿

检查水肿可通过视诊和触诊来确定。通常取胫骨前内侧皮肤，用拇指按压被检查部位 3~5 秒钟，若按压部位的组织发生凹陷，称为凹陷性水肿（pitting edema）。颜面、胫骨前内侧及手足背皮肤水肿，伴皮肤苍白、干燥、粗糙，但指压后无组织凹陷，为黏液性水肿（myxedema），见于甲状腺功能减退症。下肢不对称性皮肤增厚、粗糙、毛孔增大，有时伴皮肤皱褶，指压无凹陷，亦可累及阴囊、大阴唇和上肢，为象皮肿（elephantiasis），见于丝虫病。临床上根据水肿的程度，分为轻、中、重 3 度。

（1）轻度水肿：仅见于眼睑、眶下软组织，踝部、胫前等皮下组织及下垂部位，指压后出现轻度凹陷，平复较快。

（2）中度水肿：全身疏松组织均可见明显水肿，指压后有明显凹陷，平复缓慢。

（3）重度水肿：全身组织严重水肿，低垂部位皮肤紧张发亮，外阴部或阴囊也可有明显水肿，甚至有液体渗出，可伴胸腔、腹腔积液。

（王 谊 傅声帆）

第九节 内分泌与风湿免疫系统评估

一、内分泌系统评估

（1）病史的评估见表1-24。

表1-24 病史的评估

评估项目	具体评估的内容
既往史	了解患者既往健康状况，是否有内分泌的异常，如生长发育异常、甲亢或甲减等，既往是否有内分泌疾病及其治疗情况
药史	询问患者既往用过的药物以及保健品，具体到服药的剂量、时间
手术及其他治疗史	询问患者既往是否接受过手术、化疗、放射性治疗（特别是颈部）

（2）目前健康状况见表1-25。

表1-25 目前健康状况

评估项目	具体评估的内容
营养状况	患者多饮、口渴、饥饿、多食；体重增加或减轻，消瘦等表现
排泄状况	内分泌系统功能改变常可影响排泄形态，如多尿、多汗，排便次数增多。常排松软便可见于甲状腺功能亢进症；便秘多见于甲状腺功能减退症患者
活动、休息	甲状腺和肾上腺疾病是导致体力减退的常见原因，通过询问患者从事日常活动的能力有无改变、是否感觉疲乏无力或睡眠时间延长等，评估患者目前的体力水平
睡眠状况	询问患者既往睡眠习惯，是否存在睡眠形态紊乱，如糖尿病患者常因为夜尿增多引起睡眠易醒。甲状腺功能亢进常主诉入睡困难、精力旺盛
意识、精神和情绪状态	观察患者是否有抑郁、焦虑以及性格的改变

（3）身体评估见表1-26。

表1-26 身体评估

评估项目	具体评估的内容
生命体征	评估患者既往以及患病后体温、脉搏、呼吸、血压状况。甲状腺功能紊乱的患者可表现为体温的异常，内分泌系统的紊乱引起心血管改变，可引起心跳加快、低血压或高血压等
身高、体重	必要时测上半身与下半身的比例和指距
皮肤状况	评估患者有无皮肤干燥、粗糙、痤疮、紫纹、溃疡、感染或皮肤黏膜色素沉着，有无毛发稀疏、脱落或多毛及毛发分布情况
头面部检查	有无眼球突出及甲亢眼征，有无手的细微震颤。视力改变，头痛伴视力减退或视野缺损可见于垂体瘤，糖尿病视网膜病变者也可有视觉障碍，重者可失明
颈部检查	甲状腺是否肿大，弥漫性或结节性，肿大甲状腺的质地、大小、有无压痛、震颤及听诊有无血管杂音

（4）实验室及其他检查评估见表 1-27。

表 1-27 实验室及其他检查评估

评估项目	具体评估的内容
生化检查	与激素水平变化所致物质代谢和生化紊乱有关的检查，如血钾、钠、氯、钙、磷、血糖和血脂浓度
血激素水平	血中激素浓度测定及昼夜节律性或月经周期性浓度变化，如甲状腺激素、血清促甲状腺素受体抗体（TRAb）测定、生长激素（GH）、催乳素（PRL）、卵泡刺激素（FSH）、黄体生成素（LH）、胰岛素、C 肽、皮质醇、醛固酮等
尿激素水平	尿中激素浓度及其代谢产物排泄量测定，如 24 小时尿 17-羟和 17-酮皮质类固醇、游离皮质醇、醛固酮、3-甲氨基-4-羟基苦杏仁酸等
内分泌动态功能试验	如 ACTH、TSH、TRH 及 LRH 兴奋试验，地塞米松和 T3 抑制试验，葡萄糖耐量试验，禁水加压试验
核素检查	如甲状腺摄碘-131 率试验
细胞学检查	如甲状腺细针穿刺

注：促甲状腺素受体抗体（thyrotropin receptor antibody，TRAb）；生长激素（growth hormone，GH）；催乳素（prolactin，PRL）；卵泡刺激素（follicle-stimulating hormone，FSH）；黄体生成素（luteinizing hormone，LH）；促肾上腺皮质激素（adrenocorticotropic hormone，ACTH），促甲状腺激素（thyroid stimulating hormone，TSH），促甲状腺激素释放激素（thyrotropin hormone releasing hormone，TRH），促黄体素释放激素（luteinizing hormone releasing hormone，LRH）

（5）定位检查见表 1-28。

表 1-28 定位检查

评估项目	具体评估的内容
核素扫描	甲状腺、肾上腺核素扫描
放射	蝶鞍平片和分层摄影，肾上腺、垂体等腺体电子计算机 X 线体层扫描及 MRI 检查
B 超	肾上腺、甲状腺 B 超成像

注：MRI 为 magnetic resonance imaging 的简称，即磁共振成像

（6）心理社会评估见表 1-29。

表 1-29 心理社会评估

评估项目	具体评估的内容
精神情绪	内分泌疾病对心理社会的影响表现为疾病本身多伴有精神兴奋、情感不稳定、易激惹或情绪淡漠、抑郁、失眠、自我贬低等症状，并可因其慢性病程和长期治疗而出现焦虑、性格变态，终致个人应对能力下降、家庭和人际关系紧张、社交障碍等心理社会功能失调
评估重点	评估患者发病前有无过度紧张或精神创伤，发病后有无自我概念、精神或精神状态的改变及其过程，对疾病的认知水平，家庭及人际关系处理方式等，全面了解患者的心理社会状况，为其制订整体的护理计划做准备
评估患者经济来源	如有无社保、商业保险，家庭收入、家人的重视程度等

二、风湿免疫系统评估

1. 风湿免疫性疾病基础评估

风湿免疫性疾病基础评估见表 1-30。

表 1-30 风湿免疫性疾病基础评估

检查方法	评估内容
视诊	关节有无肿胀、强直、畸形，活动有无障碍，是否使用助行器具。视诊口唇及皮肤的颜色，有无红斑、皮疹及皮疹的部位、颜色，分布部位及皮肤黏膜有无破损、溃疡、渗出，皮肤有无光过敏，有无色素沉着。有无脱发、消瘦，肌肉有无萎缩，有无猖獗齿、牛肉舌及腮腺肿大
触诊	触诊皮肤的温度，皮肤是否紧绷、弹性差，有无水肿，皮下是否有结节。心前区是否有舒张期细震颤。触诊滑膜是否有增厚、皮疹是否高出表面
叩诊	叩诊腹部及胸部是否有鼓音（中空器官）、腹部浊音（实质器官）
听诊	用听诊器听诊前后所有的肺部区域，注意正常、不正常或缺乏肺部呼吸音。听诊心脏区在收缩期及舒张期正常或不正常，是否存在血管杂音、肠鸣音

2. 常见风湿疾病皮疹特点

常见风湿疾病皮疹特点见表 1-31。

表 1-31 常见风湿疾病皮疹特点

类型	特点	常见疾病
盘状红斑（图 1-31）	绿豆至黄豆大小，表面覆有鳞屑，愈合后留有色素沉着和瘢痕，其中心萎缩，皮疹周围稍高于中心	系统性红斑狼疮
蝶形红斑（图 1-32）	面颊部水肿性红斑，可扩至鼻翼，形似蝴蝶	系统性红斑狼疮
向阳疹	水肿性暗紫红色斑，多位于上眼睑，常伴眶周水肿	多发性肌炎、皮肌炎
Gottron 征	在关节伸面，多位于掌指关节、指尖关节伸面及指甲周围，皮肤出现暗紫红色斑，皮损边界不整，常突出皮肤，光滑或略带鳞屑	多发性肌炎、皮肌炎
结节红斑	真皮血管炎和脂膜炎所引起的位于小腿胫前部的红色或紫红色的结节性皮肤病，表现为小腿胫前对称性略对称性疼痛性结节，略高于皮肤，中等硬度，表面热，持续几天或数周后逐渐由鲜红变为暗红、紫红，最后变为黄绿色，消失后遗留暂时性色素沉着，多不发生溃疡，不留萎缩瘢痕，可反复发作	白塞氏病
网状青斑	动脉痉挛性疾病，真皮小动脉痉挛使毛细血管及小静脉扩张，血流缓慢，血管内缺氧，皮肤出现青紫色网状斑纹，多发于足、下肢	血管炎

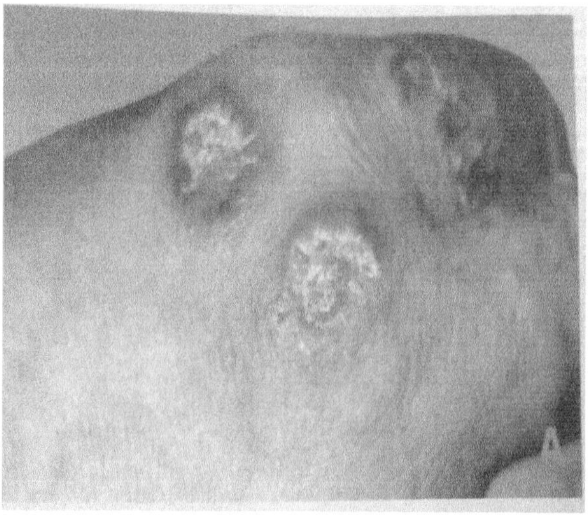

图 1-31 盘状红斑

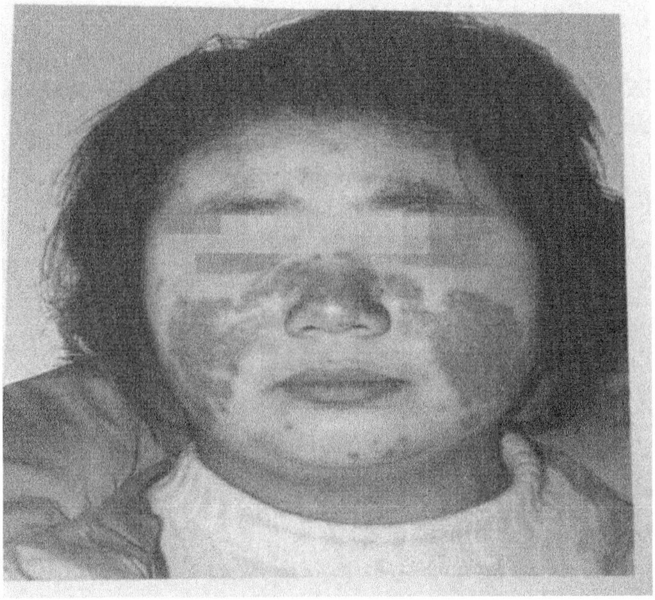

图 1-32　蝶形红斑

3. 风湿免疫系统常见关节疼痛特点

（1）疼痛评估见表 1-32。

表 1-32　疼痛评估

评估项目	评估内容
疼痛的程度	1.疼痛的等级。询问患者疼痛的程度，可用 0~5 级描述疼痛 0 级：无疼痛 1 级：轻度疼痛，可忍受，能正常生活、睡眠 2 级：中度疼痛，轻度干扰睡眠，需用止疼药 3 级：重度疼痛，干扰睡眠，需用麻醉止痛药 4 级：剧烈疼痛，干扰睡眠较重，伴有其他症状 5 级：无法忍受，严重干扰睡眠，伴有其他症状或被动体位 2.疼痛的部位。多数疾病其疼痛部位就是病变部位，要详细问清楚，利于疾病的诊断 3.疼痛的性质。风湿痛多为游走性
伴随症状	1.疼痛时可伴随烦躁不安、心率加快、呼吸加快、瞳孔缩小等交感神经兴奋症状 2.关节痛可伴有晨僵，颈痛伴手麻、腿软等
心理影响	患者是否出现焦虑、抑郁、烦躁不安等情绪

（2）疼痛的注意事项：①关节痛是由炎症、感染、创伤或其他因素所引起的关节炎性疾病。关节痛是各种关节炎患者的主要症状。②肩颈痛是许多风湿疾病侵及颈部、肩关节的常见症状。③腰腿痛是指下腰、腰骶、骶髂、臀部等处的疼痛，常伴有一侧或双侧下肢放射痛和马尾神经症状。④足跟痛是跟腱与跟骨粗隆附着点及其附近的炎症造成的疼痛。

（3）风湿免疫性疾病性关节疼痛特点见表 1-33。

表 1-33　风湿免疫性疾病性关节疼痛特点

免疫系统疾病	特点
类风湿性关节炎	早期有关节红肿热痛、晨僵和功能障碍，晚期有畸形，主要累及小关节，对称性，游走性。类风湿足：双足病变，踝关节肿胀，跟腱旁凹陷消失，关节活动受限，压痛明显，晚期发生外翻
强直性脊柱炎	腰背部和骶髂部疼痛、僵硬，臀部钝痛、骶髂部剧痛可放射至髂嵴部位，早期疼痛多数在一侧间歇性，逐渐发展为双侧持续性痛，夜间痛，常于后半夜疼醒，腰背活动受限，活动后改善，休息不能缓解，脊柱僵硬、驼背畸形。脊柱关节炎常有跟骨痛，触痛多在中后部足底筋膜附着点处或根骨粗隆处
痛风性关节炎	急性发作常在夜间骤然发病，疼痛剧烈如同撕裂筋骨，一般持续 3~10 天，一周左右炎症可缓解，足趾关节为常见，其次为踝、手、腕、膝、肘关节，少数肩关节
系统性红斑狼疮	关节肿痛、肌痛、肌无力、缺血性骨坏死
多发性肌炎及皮肌炎	对称性小关节疼痛，常见于发病初期或活动期，少有红、肿、热等症状
白塞氏病	30%~50%的患者可出现单个关节或少数关节的痛、肿，甚至活动受限，其中以膝关节受累最为多见。大多数仅表现为一过性的关节痛，可反复发作并自限

4. 关节疼痛的体格检查

关节疼痛的体格检查见图 1-33。

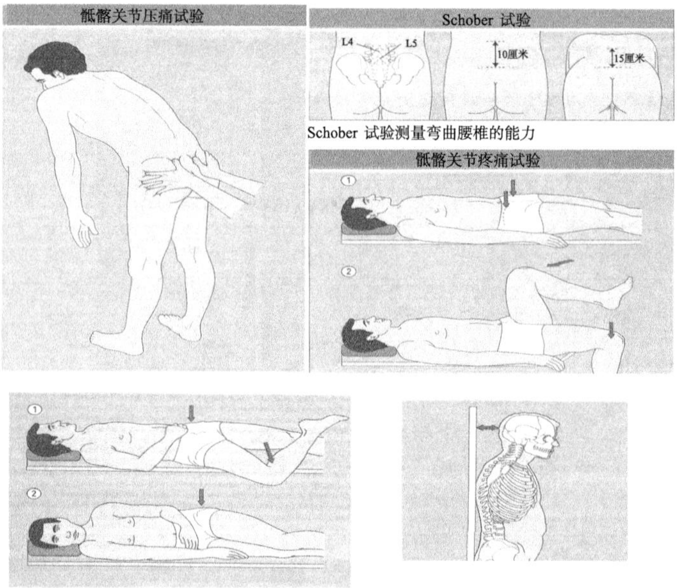

图 1-33 关节疼痛的体格检查

5. 受累肌肉及对应表现

受累肌肉及对应表现见表 1-34。

表 1-34 受累肌肉及对应表现

部位	表现
肩带肌及近端肌无力	上肢不能平举、上举，不能梳头、穿衣

续表

部位	表现
骨盆带肌及大腿肌无力	不能抬腿或抬腿困难；不能上车、上楼、坐下或蹲下后起立困难
颈屈肌受累	平卧抬头困难，头常呈后仰
喉部肌肉无力	发音困难、声哑等
咽、食管上端横纹肌受累	吞咽困难，饮水发生呛咳，液体从鼻孔流出
食管下段和小肠蠕动减弱与扩张	反酸、食管炎、咽下困难、上腹胀痛和吸收减弱自限
胸肌和膈肌受累	呼吸浅表和呼吸困难，并引起急性呼吸功能不全

6. 肌无力程度的判断

肌无力程度的判断见表 1-35。

表 1-35　肌无力程度的判断

级别	表现
0 级	完全瘫痪
1 级	肌肉能轻微收缩，不能产生动作
2 级	肢体能做平面移动，但不能抬起
3 级	肢体能抬离床面（抗地心吸引力）
4 级	能抗阻力
5 级	正常肌力

（杨雪梅）

第十节　神经系统评估

一、神经系统基础评估

神经系统基础评估见表 1-36。

表 1-36　神经系统基础评估

项目		评估内容
一般状况		性别、年龄、发育和体型、营养、面容表情、体位、语言、语调、语态和构音、姿势与步态、皮肤黏膜、体味或呼吸气味
生命体征		体温、脉搏、呼吸、血压
意识		1.视诊：观察患者的自发活动和姿势 2.问诊和查体：评估意识障碍的程度，明确意识障碍的觉醒水平。查体的内容：眼征、对疼痛刺激的反应、瘫痪体征、脑干反射、锥体束征和脑膜刺激征等
头颈部	头颅部	1.视诊：观察头颅大小，外形是否对称、有否畸形，以及肿物、手术切口及瘢痕等 2.触诊：头部有无压痛、触痛、隆起、凹陷 3.叩诊：头部有无叩击痛 4.听诊：血管杂音

续表

项目	评估内容

头颈部	面部及五官	观察有无面部畸形、抽动或萎缩、色素脱失或沉着；观察眼睑有无下垂、眼球有无内陷或外凸、眼结膜有无充血、巩膜有无黄染；有无鼻部畸形、口部唇裂、疱疹。观察瞳孔大小、对光反射；检查外耳是否对称及位置，检查外耳郭、外耳道，用粗略的方法了解听力
	颈部	观察双侧是否对称，有无疼痛、强直、活动受限、姿势异常，双侧颈动脉搏动是否对称等
胸腹部		观察胸阔外形、听诊呼吸音，排除肺性脑病可能
躯干和四肢		注意有无脊柱前凸、后凸、侧弯畸形、脊柱强直或脊柱膨出、压痛和叩痛；四肢有无肌萎缩、疼痛、压痛等；有无指（趾）发育畸形、弓形足，有无肌束震颤

二、意识状态评估

（1）以觉醒度改变为主的意识障碍见表 1-37。

表 1-37　以觉醒度改变为主的意识障碍

意识障碍类型		表现
嗜睡		意识障碍的早期表现为睡眠时间过度延长，但能被叫醒，醒后勉强配合检查，能回答简单问题，停止刺激后患者又继续入睡
昏睡		中度意识障碍，患者处于沉睡状态，正常的外界刺激不能使其觉醒，需经高声呼唤或其他强烈刺激方可唤醒，对言语的反应能力尚未完全丧失，可做含糊、简单而不全的答话，停止刺激后很快入睡
昏迷	浅昏迷	意识完全丧失，仍有较少的无意识自发动作。对周围事物及声光刺激均无反应，但对强烈的刺激如疼痛刺激可有回避动作及痛苦表情，但不能觉醒。吞咽反射、咳嗽反射、角膜反射、瞳孔对光反射仍然存在。生命体征无明显改变
	中昏迷	对外界的正常刺激均无反应，自发动作很少。对强刺激的防御反射、角膜反射和瞳孔对光反射减弱，大小便潴留或失禁。此时生命体征已有改变
	深昏迷	对外界任何刺激均无反应，全身肌肉松弛，无任何自主运动。眼球固定，瞳孔散大，各种反射消失，大小便多失禁。生命体征已有明显改变，呼吸不规则，血压或有下降

（2）以意识内容改变为主的意识障碍见表 1-38。

表 1-38　以意识内容改变为主的意识障碍

意识障碍类型	表现
意识模糊	轻度的意识障碍，表现为注意力减退，情感反应淡漠，定向力障碍，活动减少，语言缺乏连贯性，对外界刺激可有反应，但低于正常水平
谵妄	患者对周围环境的认识及反应能力均有下降，表现为认知、注意力、定向、记忆功能受损，思维推理迟钝，语言功能障碍，错觉、幻觉，睡眠觉醒周期紊乱等，紧张、恐惧、兴奋不安，甚至有冲动及攻击行为。病情常呈波动性，夜间加重，白天减轻，常持续数小时和数天。引起谵妄的常见神经系统疾病有脑炎、脑血管病、脑外伤及代谢性脑病等

（3）特殊类型的意识障碍见表 1-39。

表 1-39　特殊类型的意识障碍

意识障碍类型	表现
去皮质综合征	患者表现为意识丧失，但睡眠和觉醒周期存在，能无意识地睁眼、闭眼和转动眼球，但眼球不能随光线或物品转动，貌似清醒但对外界刺激无反应。光反射、角膜反射，甚至咀嚼动作、吞咽、防御反射均存在，可有吸吮、强握等原始反射，但无自发动作。大小便失禁。常见于缺氧性脑病、脑炎、中毒和严重颅脑外伤等

续表

意识障碍类型	表现

无动性缄默症	患者能注视周围环境及人物，貌似清醒但不能活动及言语，大小便失禁，肌张力降低，无锥体束征。强烈刺激不能改变其意识状态，存在觉醒-睡眠周期。常见于脑干梗死
植物状态	患者对自身及外界的认知功能全部丧失，呼之不应，不能与外界交流，有自发或反射性睁眼，偶可发现视物追踪。可有无意义哭笑，存在吸吮、咀嚼、吞咽等原始反射，存在觉醒-睡眠周期。大小便失禁。持续植物状态是指颅脑外伤后植物状态持续 12 个月以上，其他原因持续在 3 个月以上

三、颅神经评估

1. 嗅神经

检查方法：询问患者有无嗅幻觉等主观嗅觉障碍，然后患者闭目，检查者将患者一侧鼻孔压闭，用盛有气味但无刺激性溶液的小瓶（香水、薄荷水）或茶叶、香皂、樟脑等分别置于患者的另一侧鼻孔下试之。异常表现为嗅觉丧失或减退、嗅觉过敏、幻嗅。

2. 视神经

（1）视力。对 0.1 以下视力者可测定何距离能辨认检查者的手动。视力严重减退者，用手电筒检查，光感消失说明完全失明。检查时注意白内障等影响视力的眼部病变。

（2）视野。患者背光与检查者相对而坐，距离 1 米。测试左眼时，患者遮右眼，左眼注视检查者右眼，检查者遮左眼，用示指或视标在两人中间等距离处分别从颞上、颞下、鼻上和鼻下等方位自周围向中央移动，嘱患者看到后告知，并与检查者的正常视野比较。视野的变化分为视野缺损和盲点。

（3）眼底。患者背光而坐，眼球视正前方勿动。检查右眼时检查者站在患者右侧，以右眼手持检眼镜，并用右眼观察眼底；左侧反之。注意视盘有无充血、苍白、水肿，血管的粗细、弯曲度、管径比例。

3. 眼球运动神经（动眼神经、滑车神经、展神经）

（1）外观。检查眼裂有无增宽或变窄，上眼睑有无下垂，眼球有无突出或内陷，有无斜视、同向偏斜。

（2）眼球运动。让患者头部不要移动，两眼注视检查者的手指，并随之向各个方向转动。注意患者眼球转动的幅度以及有无眼球震颤、复视、眼肌麻痹。

（3）瞳孔及其对光反射。大小：观察两侧瞳孔的大小、是否相等、是否圆形、光反应灵敏度，瞳孔正常为 3~4 毫米，小于 2 毫米为瞳孔缩小，大于 5 毫米为瞳孔散大。对光反射：嘱患者注视前方，以手电筒垂直照射瞳孔，检查左瞳孔时要蔽盖右眼，反之亦然。

正常时感光的瞳孔缩小，称直接对光反射。未直接感光的瞳孔也缩小，称间接对光反射。患者平视远处，然后注视放在眼前中线数厘米处的物体，此时两眼内聚、瞳孔缩小，称调节反射。

动眼神经麻痹、外伤等可引起单侧眼睑下垂；Miller-Fisher 综合征可引起双侧眼睑下垂；单侧或双侧眼睑下垂也可见于某些肌病或神经肌肉接头疾病。一侧瞳孔扩大见于中脑顶盖区病变、动眼神经麻痹、睫状肌及其神经节内副交感神经病变；一侧瞳孔缩小见于交感神经通路病变、阿-罗瞳孔等。

4. 三叉神经

（1）面部感觉。用针、棉签以及盛冷、热水的玻璃管等分别测试皮肤的痛、温觉。

（2）咀嚼肌运动。观察咬肌、颞肌有无萎缩，双手分别触摸两侧咬肌、颞肌，让患者做咀嚼动作，感知两侧肌张力和肌力（muscle power）是否对称。再嘱患者张口，以上下门齿中缝为标准，若下颌偏斜一侧，提示该侧翼状肌瘫痪。

（3）角膜反射。检查者用细棉絮轻触角膜外缘，注意勿触及睫毛、巩膜和瞳孔前面，正常表现为双眼瞬目动作。受试侧瞬目称为直接角膜反射，对侧瞬目称为间接角膜反射。角膜反射消失见于偏瘫（hemiplegia）、深昏迷。

5. 面神经

（1）外观。观察患侧额皱纹是否浅，眼裂是否增宽，鼻唇沟是否变浅，口角是否变低，口是否向健侧歪斜。

（2）运动。让患者做皱额、闭眼、吹哨、露齿、鼓气动作，比较两侧是否相等。

（3）味觉。让患者伸舌，检查者以棉签或毛笔沾少许试液（醋、糖、盐等），轻擦于舌之前部，若有味觉，可以用手指预定符号表示之，不能伸舌和讲话。先试可疑一侧再试健侧。每种味觉试验完毕时，需用温水漱口，一般舌尖对甜、咸味最敏感，舌后边对酸味最敏感。

周围性面瘫导致眼裂上、下的面部表情肌均瘫痪，表现为患侧鼻唇沟变浅、瞬目减慢、皱纹减少以及眼睑闭合不全，睫毛征阳性。

中枢性面瘫只造成眼裂以下的面肌瘫痪，病变在一侧中央前回下部或皮质脑干束，常见于脑血管病。

6. 位听神经

（1）蜗神经。常用耳语、表声或音叉进行蜗神经检查，声音由远及近，测量患者单耳能够听到声音的距离，再同另侧耳比较，并与检查者比较。

（2）前庭神经。由五官科配合做外耳道冷热水灌注试验或转椅试验。前庭功能障碍表现为眩晕、呕吐、平衡失调、眼球震颤等。

7. 舌咽神经、迷走神经

（1）运动。检查患者发音是否声音嘶哑、带鼻音或完全失音。嘱患者发“啊”音，观察双侧软腭抬举是否一致，腭垂是否偏斜。询问患者是否有饮水呛咳。

（2）感觉。用棉签或压舌板轻触软腭或咽后壁，了解有无感觉。

（3）咽反射。嘱患者张口，用压舌板分别轻触两侧咽后壁，当舌咽神经、迷走神经损害时，患侧咽反射减弱或消失。

真性球麻痹：一侧或双侧舌咽神经、迷走神经下运动神经元损害引起唇、腭、舌和声带麻痹或肌本身的无力。

假性球麻痹：双侧皮质脑干束受损产生假性球麻痹，咽反射存在甚至亢进，而肌肉萎缩不明显，常伴有下颌反射活跃和强哭强笑等。

8. 副神经

（1）胸锁乳突肌。头转向对侧时，检查者一手放于对侧下颌做抵抗动作，试其肌力，另一手检查本侧胸锁乳突肌的饱满程度及坚实度，再试另一侧。

（2）斜方肌。嘱患者耸肩，检查者用两手压患者肩部，麻痹侧耸肩力量弱。

副神经损害时向对侧转颈或同侧耸肩无力或不能，同侧胸锁乳突肌和斜方肌萎缩、垂肩和斜颈。

9. 舌下神经

嘱患者伸舌，观察方向。当一侧舌下神经麻痹，伸舌时舌尖偏向患侧；两侧麻痹，则伸舌受限或不能；周围性舌下神经麻痹，舌显著萎缩；中枢性舌下神经损害引起对侧中枢性舌下神经麻痹，舌肌无萎缩。

四、肌腱反射

腱反射，为深反射，是指快速牵拉肌腱时发生的不自主的肌肉收缩（表 1-40）。

表 1-40 各种腱反射

反射类型	临床表现	意义
肱二头肌腱反射	患者坐位或卧位，肘部屈曲成直角，检查者左拇指或中指置于患者肘部肱二头肌肌腱上，用右手持叩诊锤叩击左拇指或中指，反射为肱二头肌收缩，引起屈肘	如反射亢进、减低或消失均为病理性改变
肱三头肌腱反射	患者坐位或卧位，上臂外展，肘部半屈，检查者托持其上臂，用叩诊锤直接叩击鹰嘴上方肱三头肌肌腱，反射为肱三头肌收缩，引起前臂伸展	此反射属于生理反射，如亢进或减低、消失为异常
桡骨膜反射	患者坐位或卧位，前臂半屈半旋前位，检查时叩击桡骨下端，反射为肱桡肌收缩，引起肘部屈曲、前臂旋前	肱桡肌、三头肌、旋前肌、二头肌损伤出现此反射减弱或消失
膝反射	患者取坐位，膝关节屈曲呈 90°，小腿自然下垂，与大腿呈直角；仰卧位时检查者用左手从双膝后托起关节呈 120°屈曲，右手用叩诊锤叩击髌骨下股四头肌肌腱，反射为小腿伸展	反射增强多见于锥体束损害，膝反射高度亢进常可伴有膑阵挛
踝反射	患者仰卧位，屈膝约 90°，呈外展位，检查者用左手使足背屈成直角，叩击跟腱，反射为足跖屈；或俯卧位，屈膝 90°，检查者用左手按足跖，再叩击跟腱；或患者跪于床边，足悬于床外，叩击跟腱	坐骨神经受损、腰椎间盘脱出、坐骨神经炎、胫神经麻痹时踝反射减弱或消失
髌阵挛	患者仰卧，下肢伸直，检查者用拇示两指捏住髌骨上缘，突然而迅速地向下方推动，髌骨发生连续节律的上下颤动	一般见于锥体束损伤
踝阵挛	检查者用左手托患者腘窝，膝关节半屈曲，右手握足前部，迅速而突然用力，使足背屈，并用手持续压于足底，跟腱发生节律性收缩，导致足部交替性屈伸动作	

续表

反射类型	临床表现	意义

霍夫曼氏征	患者手指微屈，检查者左手握住患者腕部，右手示指、中指夹住患者中指，以拇指快速地向下拨动患者中指指甲，此阳性反应为拇指屈曲内收和其他各指屈曲	常见于脑血管疾病等，也可见于颈椎病变。若双侧霍夫曼氏征阳性，而无神经系统体征，则无定位意义
罗索里摩征（Rossolimo）征	患者仰卧，双下肢伸直，检查者用手指或叩诊锤急促地弹拨或叩击足趾跖面，阳性反应为足趾向跖面屈曲	见于锥体束损伤

五、病理反射

各种病理反射见表 1-41。

表 1-41 各种病理反射

类型	检查方法	意义
巴宾斯基征	用钝头竹签由后向前轻划足底外侧至小趾根部，再转向踇趾侧掌关节处。正常反应为各趾向趾面屈曲，若拇趾背伸，其余四趾呈扇形展开，为锥体束受损的体征	见于脑出血、脑肿瘤等
强握反射	检查者用手指触摸患者手掌时被强直握住的一种反射	新生儿为正常反射，成人见于对侧额叶运动前区病变

六、脑膜刺激征

脑膜刺激征见表 1-42。

表 1-42 脑膜刺激征

类型	检查方法	意义
屈颈试验	患者仰卧，检查者用手轻托患者的枕部并使其头部被动前屈，若下颏不能触及胸骨柄且有阻力，则提示有颈强直	见于脑膜炎、蛛网膜下腔出血等
克尼格（Kernig）征	患者仰卧，下肢于髋、膝关节处屈曲成直角，检查者于膝关节处试行伸直小腿，若伸直受限并出现疼痛，大、小腿夹角 < 135°，为克尼格征阳性	见于后颅窝占位性病变和小脑扁桃体疝等
布鲁津斯基征	患者仰卧屈颈时出现双侧髋、膝部屈曲；一侧下肢关节屈曲位，检查者使用该侧下肢向腹部屈曲，对侧下肢亦发生屈曲，均为阳性	蛛网膜下腔感染（脑膜炎、脑炎等）、出血等均可出现阳性，但深昏迷时可阴性

七、步态/平衡评估

步态指行走、站立的运动形式与姿态。步态异常可分为以下几种。

（1）痉挛性偏瘫步态：由单侧皮质脊髓束病变所致。其表现为患侧上肢通常为屈曲、内收、旋前，不能自然摆动，下肢伸直、外旋，迈步时将患侧盆骨部提得较高，或腿外旋画一半圈的环形运动，脚刮擦地面。其常见于脑血管病或脑外伤恢复期及后遗症期。

（2）痉挛性截瘫步态：又称剪刀样步态，为双侧皮质脊髓束受损步态。其表现为患者站立时双下肢伸直位，大腿靠近，小腿略分开，双足下垂伴有内旋；行走时两条大腿强烈内收，膝关节几乎紧贴，足前半和趾底部着地，用足尖走路，交叉前进，似剪刀状。其常见于多发性硬化、脊髓外伤等。

（3）慌张步态：见于晚期帕金森病。其表现为身体前屈，头向前探，肘、腕、膝关节屈曲，双臂略内收于躯干前；行走时起步慢、止步和转身困难，小步态擦地而行，呈前冲状，易跌倒；上肢协同摆动消失。

（4）摇摆步态：又称鸭步，是指行走时躯干部，特别是臀部左右交替摆动的一种步态。躯干及臀部肌群肌力减退，行走时不能固定躯干及臀部，从而造成摆臀现象。其多见于进行性肌营养不良症。

（5）跨阈步态：又称鸡步，胫前肌群病变或腓总神经损害导致足尖下垂，足部不能背屈，行走时患肢抬高，如跨门槛样。其见于腓总神经麻痹、脊髓灰质炎或进行性脊肌萎缩症等。

（6）感觉性共济失调步态：表现为肢体活动不稳、晃动，行走时姿势屈曲，仔细查看地面和双腿，寻找落脚点及外部支撑；腿部运动过大，双脚触地粗重；失去视觉提示（如闭眼或黑暗）时，共济失调显著加重，闭目难立征阳性，夜间行走不能。其见于脊髓亚急性联合变性、多发性硬化、脊髓痨和多发性神经病等。

（7）小脑步态：由小脑受损所致。小脑步态表现为行走时两腿分开，步基宽大，站立时向一侧倾倒，步态不稳且向一侧偏斜，倾倒方向与病灶相关，一般当一侧小脑半球受损时，患者行走向患侧倾倒，双足拖地，步幅、步频规律性差。其多见于遗传性小脑共济失调、小脑血管病变和炎症等。

八、感觉评估

感觉评估主观性强，宜在环境安静、患者情绪稳定的情况下进行。

1. 浅感觉

（1）痛觉。检查时用大头针的尖端和钝端交替轻刺皮肤，询问是否疼痛。

（2）触觉。检查时让患者闭目，用棉花捻成细条轻触皮肤，询问触碰部位，或让患者随着检查教的触碰说出“1、2、3、…”。

（3）温度觉。用装有热水（40℃~50℃）及冷水（0℃~10℃）的玻璃试管，分别接触皮肤，辨别冷热感。

多种疾病都有痛觉、温度觉、触觉的丧失或减退，如脑血管意外后、脊髓损伤等。糖尿病性神经病、神经炎、带状疱疹后神经痛、雷诺病、束性脊髓病等常出现感觉异常或感觉迟钝。

2. 深感觉

（1）运动觉。患者闭目，检查者用拇指和示指轻轻夹住患者手指或足趾末节两侧，上下移动 5°左右，让患者辨别向上、向下移动，若感觉不明显可加大活动幅度或测试较大关节。

（2）位置觉。患者闭目，检查者将其肢体摆放成某一姿势，请患者描述该姿势或用对侧肢体模仿。

（3）振动觉。将振动的音叉置于骨隆突处，如手指、桡尺骨茎突、鹰嘴、锁骨、足趾、内外踝、胫骨、膝、髂前上棘和肋骨等处，询问有无振动感和持续时间，并两侧对比。

振动觉障碍见于脊髓后索损害。深感觉障碍主要表现为协调障碍，即运动失调。由深感觉障碍引起的运动失调多见于脊髓结核、多发性神经炎。

3. 复合感觉检查

（1）定位觉。患者闭目，用手指或棉签轻触患者皮肤后，让其指出接触的部位。

（2）两点辨别觉。患者闭目，用分开一定距离的钝双脚规接触皮肤，如患者感觉为两点时再缩小间距，直到感觉为一点为止，两点须同时刺激，用力相等。其正常值指尖为 2~4 毫米，手背为 2~3 厘米，躯干为 6~7 厘米。

（3）图形觉。患者闭目，用钝针在皮肤上画出简单的图形，如圆形、三角形等，让患者辨出，应双侧对照。

（4）实体觉。患者闭目，令其用单手触摸常用物品如钥匙、钢笔等，说出物体的形状和名称，注意两手对比。

触觉正常而两点辨别觉障碍见于额叶疾患；图形觉功能障碍见于脑皮质病变；实体觉功能障碍提示丘脑水平以上的病变。脑血管意外后偏瘫和神经炎患者常有复合感觉障碍。

九、意识评估

临床上常用的意识评估方法是格拉斯哥（Glasgow）昏迷指数。Glasgow 昏迷指数的评估有睁眼反应、语言反应和运动反应三个方面，三个方面的分数加总即昏迷指数。Glasgow 昏迷评分（Glasgow coma scale，GCS）法最高分为 15 分，表示意识清楚；12~14 分为轻度意识障碍；9~11 分为中度意识障碍；8 分以下为昏迷。分数越低则意识障碍越重。Glasgow 昏迷评定量表见表 1-43。

表 1-43 Glasgow 昏迷评定量表

检查项目	临床表现	分数
1.睁眼反应	自动睁眼	4
	呼之睁眼	3
	疼痛引起睁眼	2
	不睁眼	1
2.语言反应	定向正常	5
	应答错误	4
	言语错乱	3
	言语难辨	2
	不语	1

续表

检查项目	临床表现	分数
3.运动反应	能按指令发出动作	6

	对刺激能定位	5
	对刺激能躲避	4
	刺痛肢体屈曲反应	3
	刺痛肢体过伸反应	2
	无动作	1

十、感觉障碍评估

感觉障碍的症状可以分为抑制性症状、刺激性或激惹性症状。

1. 抑制性症状

（1）完全性感觉缺失：一个部位的各种感觉缺失。

（2）分离性感觉障碍：在意识清醒的情况下，某部位出现某种感觉障碍而该部位其他感觉保存者。

（3）皮质感觉缺失：患者深浅感觉正常，但无视觉参加的情况下，对刺激部位、物体形状、重量等不能辨别。

（4）痛性痛觉减退或痛性麻痹：一神经分区有自发痛，同时又存在痛觉减退。

2. 刺激性或激惹性症状

（1）感觉过敏：一般情况下对正常人不会引起不适感觉或只能引起轻微感觉的刺激，患者却感觉非常强烈，甚至难以忍受。其常见于浅感觉障碍。

（2）感觉过度：由于刺激阈增高与反应时间延长，刺激必须达到很强的程度方有感觉，有刺激后，需经一潜伏期，才能感到强烈的、定位不明确的不适感觉。患者不能正确指出刺激部位，也不能判明刺激的性质与强度。有时患者尚感刺激点会向四周扩散，并有“后作用”，即持续一段时间后才消失。其常见于烧灼性神经痛、带状疱疹疼痛、丘脑的血管性病变。

（3）感觉倒错：对刺激产生的错误感觉，如冷的刺激产生热的感觉，触觉刺激或其他刺激误认为痛觉等。其常见于顶叶病变或癔症。

（4）感觉异常：在没有任何外界刺激的情况下，患者感到某些部位有蚁行感、麻木、瘙痒、重压、针刺、冷热、肿胀，而客观检查无感觉障碍。其常见于周围神经或自主神经病变。

（5）疼痛：感觉纤维受刺激时的躯体感受。临床上常见的疼痛有以下几种：①局部疼痛，局部病变引起的局限性疼痛，如三叉神经痛引起的局部疼痛。②放射性疼痛，中枢神经、神经根或神经干刺激病变时，疼痛不仅发生在局部，而且扩散至受累神经的支配区。③扩散性疼痛，刺激由一个神经分支扩散到另一个神经分支而产生的疼痛，如牙疼。④牵涉性疼痛，内脏病变时出现在相应体表区的疼痛，如心绞痛可引起左胸及左上肢内侧疼痛。⑤幻肢痛，截肢后，感到被切断的肢体仍然存在，且出现疼痛，与下行抑制系统的脱失有关。⑥灼烧性神经痛，剧烈的烧灼样疼痛，多见于坐骨神经或正中神经损伤后。

十一、镇静镇痛评分

Richmond 躁动–镇静量表（Richmond agitation-sedation scale，RASS）见表 1-44，Ramsay 镇静评分见表 1-45。

表 1-44 Richmond 躁动–镇静量表

分值	术语	描述
+4	有攻击性	有暴力行为
+3	非常躁动	试着拔出呼吸管、胃管或静脉点滴
+2	躁动焦虑	身体激烈移动，无法配合呼吸机
+1	不安焦虑	焦虑紧张但身体只有轻微的移动
0	清醒平静	清醒自然状态
–1	昏昏欲睡	没有完全清醒，但可保持清醒超过十秒
–2	轻度镇静	无法维持清醒超过十秒
–3	中度镇静	对声音有反应
–4	重度镇静	对身体刺激有反应
–5	昏迷	对声音及身体刺激都无反应

表 1-45 Ramsay 镇静评分

分数	表现
1	烦躁不安
2	清醒，安静合作
3	嗜睡，对指令反应敏捷
4	浅睡眠状态，可迅速唤醒
5	入睡，对呼叫反应迟钝
6	深睡，对呼叫无反应

十二、谵妄评估

谵妄评估主要依据临床检查及病史。目前推荐使用 ICU（Intensive Care Unit，即重症加强护理病房）谵妄诊断的意识状态评估法（the confusion assessment method for the intensive care unit，CAM-ICU）。谵妄评估主要包括：精神状态突然改变或起伏不定；注意力散漫；思维无序；意识变化程度。谵妄评估量表见表 1-46。

表 1-46 谵妄评估量表

评价指标	临床特征
1.精神状态突然改变或起伏不定	患者是否出现精神状态的突然改变？ 过去 24 小时是否有反常行为，如时有时无或者时而加重时而减轻？ 过去 24 小时镇静评分（SAS 或 MAAS）或昏迷评分（GCS）是否有波动？

续表

评价指标	临床特征
2.注意力散漫	患者是否有注意力集中困难？ 患者是否有保持或转移注意力的能力下降？

	患者注意力筛查得分多少？（如注意力筛查的视觉测试是对 10 个画面的回忆准确度；注意力筛查的听觉测试患者对一连串随机字母读音中出现“A”时点头或捏手示意。）
3.思维无序	若患者已经脱机拔管，需要判断其是否存在思维无序或不连贯，常表现为对话散漫离题、思维逻辑不清或主题变化无常 若患者在带呼吸机状态下，检查其能否正确回答以下问题： 1.石头会浮在水面上吗？ 2.海里有鱼吗？ 3.一磅比两磅重吗？ 4.你能用锤子砸烂一颗钉子吗？ 在整个评估过程中，患者能否跟得上回答问题和执行指令？ 1.你是否有一些不太清楚的想法？ 2.举这几个手指头（检查者在患者面前举两个手指头） 3.现在换只手做同样的动作（检查者不用再重复动作）
4.意识变化程度（指清醒以外的任何意识状态，如警醒、嗜睡、昏睡或昏迷）	清醒：正常、自主地感知周围环境，反应适度 警醒：过于兴奋 嗜睡：瞌睡但易于唤醒，对某些事物没有意识，不能自主、适当地交谈，给予轻微刺激就能完全觉醒并应答适当 昏睡：难以唤醒，对外界部分或完全无感知，对交谈无自主、适当的应答。当给予强烈刺激时，有不完全清醒和不适当的应答，强刺激一旦停止，又重新进入无反应状态 昏迷：不可唤醒，对外界完全无意识，给予强烈刺激也无法进行交流

注：若患者有特征 1 和 2，或者特征 3，或者特征 4，就诊断为谵妄。SAS=镇静–躁动评分，MAAS=肌肉活动评分，GCS=Glasgow 昏迷评分

（毕东军　王卫珍）

第十一节　精神心理评估

一、抑郁自评量表

抑郁自评量表（self-rating depression scale，SDS）由华裔教授 William W. K. Zung 于 1965 年编制，主要适用于具有抑郁症状的成年人，为美国教育卫生福利部推荐的用于精神药理学研究的量表之一，因使用简便，并能直观地反映抑郁患者的主观感受，已成为临床上常用的了解患者抑郁症状的自评工具。

1. 量表

抑郁自评量表见表 1-47。

表 1-47　抑郁自评量表

序号	题目	没有	有时有	经常有	总是有	评分
1	我感到情绪沮丧，郁闷					
2*	我感到早晨心情最好					

续表

序号	题目	没有	有时有	经常有	总是有	评分
3	我要哭或想哭					

4	我夜间睡眠不好					
5*	我吃饭像平时一样多					
6*	我的性功能正常					
7	我感到体重减轻					
8	我为便秘烦恼					
9	我的心跳比平时快					
10	我无故感到疲劳					
11*	我的头脑像往常一样清楚					
12*	我做事情像平时一样不感到困难					
13	我坐卧不安，难以保持平静					
14*	我对未来感到有希望					
15	我比平时更容易激怒					
16*	我觉得决定什么事很容易					
17*	我总是感到自己是有用的和不可缺少的人					
18*	我的生活很有意义					
19	假若我死了别人会过得更好					
20*	平常感兴趣的事我仍然照样感兴趣					
总分统计						

*表示按 4~1 分顺序反向计分

2. 评分方法

抑郁自评量表采用 4 级评分。“没有”分值为 1；“有时有”分值为 2；“经常有”分值为 3；“总是有”分值为 4。

3. 结果判断

总粗分：20 个项目各项得分相加。标准分：总粗分 × 1.25 以后取整数部分。分值越高，抑郁倾向越明显。53~62 分为轻度抑郁，63~72 分为中度抑郁，72 分以上为重度抑郁。

4. 注意事项

（1）评定时间范围是受检者最近一周的实际感觉。

（2）20 个条目中有 10 题是正性陈述题（1，3，4，7，8，9，10，13，15，19），按 1~4 分顺序计分；其余 10 题是负性陈述题，按 4~1 分顺序反向计分。

（3）此量表主要适用于具有抑郁症状的成年人，对于严重迟缓症状的抑郁，评定有困难，对于文化程度较低或智力水平稍差的人使用效果不佳。

（4）关于抑郁症状的分级，除参考量表分值外，主要还要根据临床症状特别是要害症状（与处境不相称的痛苦情绪体验、精神运动性不安、植物神经功能障碍）的程度来划分，量表所测分值只是作为参考指标而不是绝对标准。

二、焦虑自评量表

焦虑自评量表（self-rating anxiety scale，SAS）由 Zung 于 1971 年编制，是用于了解患者焦虑症状的自评工具，经过几十年来的反复临床使用和验证，已成为心理咨询师、心理医生、精神科大夫最常用的心理测量工具之一，适用于具有焦虑症状的成年人，是一种分析患者主观症状的简便的临床工具。

1. 量表

焦虑自评量表见表 1-48。

表 1-48 焦虑自评量表

序号	题目	没有	有时有	经常有	总是有	评分
1	我觉得比平常容易紧张和着急					
2	我无缘无故地感到害怕					
3	我容易心里烦乱或觉得惊恐					
4	我觉得我可能将要发疯					
5*	我觉得一切都很好，也不会发生什么不幸					
6	我手脚发抖打战					
7	我因为头痛、颈痛和背痛而苦恼					
8	我感觉容易衰弱和疲乏					
9*	我觉得心平气和，并且容易安静坐着					
10	我觉得心跳很快					
11	我因为一阵阵头晕而苦恼					
12	我有晕倒发作或觉得要晕倒似的					
13*	我呼气吸气都感到很容易					
14	我手脚麻木和刺痛					
15	我因为胃痛和消化不良而苦恼					
16	我常常要小便					
17*	我的手常常是干燥温暖的					
18	我脸红发热					
19*	我容易入睡并且一夜睡得很好					
20	我做噩梦					
总分统计						

*表示按 4~1 分顺序反向计分

2. 评分方法

焦虑自评量表按症状出现频次分为 4 个等级。“没有”分值为 1；“有时有”分值为 2；“经常有”分值为 3；“总是有”分值为 4。

3. 结果判断

总粗分：20 个项目各项得分相加。标准分：总粗分 × 1.25 以后取整数部分。50~59 分为轻度焦虑；60~69 分为中度焦虑；69 分以上为重度焦虑。

4. 注意事项

（1）评定时间范围是受检者最近一周的实际感觉。

（2）20 个条目中有 15 个是负性陈述，按 4~1 分顺序评分。第 5、9、13、17、19 题是正性陈述，要按 1~4 分顺序反向计分。

（3）此量表不适用于各类神经症鉴别，是测量焦虑状态轻重程度及其在治疗过程中变化情况的心理量表，主要用于疗效评估，不能用于诊断。

（4）此量表和抑郁自评量表一样，对于焦虑症状的分级，分值只是一项参考指标而非绝对标准。临床上除参考量表分值外，主要根据临床症状，特别是要害症状的程度来划分。

三、生活事件量表

生活事件量表（Life Event Scale，LES），是对人们在生活中遇到的事情所引发精神刺激程度进行定性定量的测量量表，由杨德森、张亚林于 1986 年编制。该量表可以帮助了解测量对象的精神负荷，维护身心健康，提高生活质量，对指导心理治疗、危机干预、医疗干预更具有针对性。它一共包括家庭生活、工作学习、社交及其他 3 个方面 48 个条目。

1. 量表

生活事件量表见本章附件。

2. 评分方法

一过性的事件如绝育手术、失窃要记录发生次数，长期性事件如住房拥挤、夫妻分居等不到半年记为 1 次，超过半年为 2 次。精神影响程度分为 5 级，从无影响到极重分别记 0 分、1 分、2 分、3 分、4 分。影响持续时间分 4 个等级，分别记 1 分、2 分、3 分、4 分。

生活事件刺激量的计算方法如下：

某事件刺激量=该事件影响程度分 × 该事件持续时间分 × 该事件发生次数

正性事件刺激量=全部好事刺激量之和

负性事件刺激量=全部坏事刺激量之和

生活事件总刺激量=正性事件刺激量+负性事件刺激量

1~28 题为与家庭生活有关的问题；29~41 题为与工作学习有关的问题；42~48 题为与社交及其他有关的问题。可以根据研究需要，按家庭生活问题、工作学习问题和社交及其他问题进行分类统计。

3. 结果判断

生活事件量表总分越高说明测量对象承受的精神压力越大。95%的正常人一年内的生活事件量表总分不超过 20 分，99%的人不超过 32 分。负性事件的分值越高对身心健康的影响越大；正性事件分值的意义尚待进一步研究。

4. 注意事项

（1）在填写好事、坏事时，测量对象应根据自身的实际感受填写，而不是按常理或伦理道德观念去判断。

（2）有的事件虽然发生在该时间范围之前，如果影响深远并延续至今，也可作为长期性事件记录。

（3）根据调查者的要求，将某一时间范围内的事件记录下来，通常为一年内。

四、酒精依赖筛查量表

MAST（Michigan alcoholism screening test，即酒精依赖筛查量表，直译为密执安酒精中毒筛查测验酒精依赖筛查量表），由 Selzer 于 1975 年编制，该量表适用于可能有酒精依赖问题的人群筛查。它是一份自评问卷，包括 25 条条目，除序号为 0 的题目外，其涵盖饮酒者常见的问题，包括心理依赖、躯体依赖及测量者对心理、躯体、职业功能和社交功能的影响等。

1. 量表

酒精依赖筛查量表见表 1-49。

表 1-49 酒精依赖筛查量表

序号	题目	是	否
0	你经常爱饮酒吗?		
1*	你的酒量与多数人一样或更少吗?		
2	你曾有隔天晚上喝酒，次晨醒来想不起隔晚经历的一部分事情吗?		
3	你的配偶、父母或其他近亲曾对你饮酒感到担心或抱怨吗?		
4*	当喝了 1~2 杯酒后，你能不费力地控制不再喝了吗?		
5	你曾对饮酒感到内疚吗?		
6*	你的亲友认为你饮酒和一般人的习惯差不多吗?		
7*	当你打算不喝酒了的时候，你可以做到吗?		
8	你参加过戒酒的活动吗?		
9	你曾在饮酒后与人斗殴吗?		
10	你曾因饮酒的问题而与配偶、父母或其他近亲产生矛盾吗?		
11	你的配偶（或其他家族成员）曾为你饮酒的事而求助他人吗?		
12	你曾因饮酒而导致与好友分手吗?		
13	你曾因饮酒而在工作、学习上出问题吗?		

续表

序号	题目	是	否

14	你曾因饮酒被解雇吗?		
15	你曾连续两天以上一直饮酒，而贻误责任，未去工作或置家庭于不顾吗?		
16	你经常在上午饮酒吗?		
17	医生曾说你的肝脏有问题或有肝硬化吗?		
18	在大量饮酒后，你曾出现震颤谵妄或听到实际上不存在的声音或看到实际上不存在的东西吗?（注明：　　）		
19	你曾因为饮酒引起的问题去求助他人吗?		
20	你曾因为饮酒引起的问题而住院吗?		
21	你曾因为饮酒引起的问题而在精神病院或综合医院精神科住院吗?		
22	你曾因部分原因是饮酒导致的情绪问题而求助于精神科、其他科医生，社会工作者，心理咨询人员吗?		
23	你曾因饮酒后或醉后驾车而被拘留吗?（如有过，共几次）		
24	你曾因为其他的饮酒行为而被拘留几小时以上吗?（如有过，共几次）		

*表示反向计分，“否”记2分，“是”不计分

2. 评分方法

（1）题0不计分。

（2）有*标识的题目为反向计分，“否”记2分，“是”不计分。

（3）其余各题为正向计分，“是”计分，“否”不计分。各题的“分值”为：题3、5、9、16，每题1分。题2、10、11、12、13、14、15、17、19、20、21、22，每题2分。题8，5分。题18，曾有震颤谵妄者，5分；仅有严重震颤或幻听、幻视者，2分。题23、24，按因酒后驾车和醉酒行为被拘留的次数计，每次2分。

3. 结果判断

总分≥5分，提示为有酒精依赖；总分=4分，为可能或可疑的对象；总分≤3分，可视作尚无问题。

4. 注意事项

（1）题0是筛选题，只有肯定回答才需填写测量表的内容。为避免漏查，可以先询问：“你喝（过）酒吗？”肯定回答者，则填此表。

（2）评定的时间范围包括现在和以往的全部时间。

（朱　聪）

第十二节　功能性健康形态评估

功能性健康形态（function health patterns，FHPs）是由Marjory Gordon于1982年提出的一种护理诊断分类方法。功能性健康形态以多家护理理论为基础，涵盖个体的生理、心理、社会适应等层面，把人类对健康问题的反应分为11个大类下属两百多个护理诊断［其中大部分护理诊断已被NANDA（North American Nursing Diagnosis

Association，即北美护理诊断协会）认可］。功能性健康形态在临床上被广泛用于指导护士系统化地收集、分析和整理资料，以进一步确定护理诊断，使护理病史的内容带有明显的护理特征。

由于每个功能形态都有一组共同的、类似的、互相关联的临床表现，因而也就有一些与此功能相关的护理诊断。在对每个功能形态的资料进行收集、整理、分析和判断过程中，护理诊断也就产生了。现将功能性健康形态中的 11 个功能形态内容进行介绍，并列出每个功能形态所属的主要护理诊断。

一、功能性健康形态的类别

功能性健康形态作为一个理论框架，涉及解剖学、生理学、社会学、心理学、人类学及现代护理等科学知识。每个功能形态本身又是生理、心理、社会、文化和精神的综合，涉及多层面的“个体–环境”互动情形，不仅如此，各功能形态之间也存在着相互联系。以下是各项功能性健康形态的定义。

（1）健康感知与健康管理形态（health perception and health management pattern）涉及个体的健康观念与如何管理自己的健康，主要包括个体对自身健康状况的认识和感受，以及为维护自身健康所采取的健康照顾行为和计划。该功能形态是 11 个功能性健康形态中最基本的形态，其他功能性健康形态均可视为健康管理的特殊方面。

（2）营养与代谢形态（nutrition-metabolism pattern）涉及个体食物和液体的摄入与利用，包括营养、体液平衡、组织完整性和体温调节 4 个方面。营养、体液平衡、组织完整性和体温调节在功能上相互关联，共同维持人体的营养与代谢功能。

（3）排泄形态（elimination pattern）主要涉及个体排便与排尿功能，包括个体自觉的排泄功能状态，排泄时间、方式、量和质的改变或异常，以及泻药或排泄辅助器具的使用情况。各种引流装置亦包括在其中。

（4）活动与运动形态（activity-exercise pattern）主要涉及个体日常生活活动（activities of daily life，ADL）、休闲娱乐以及锻炼方式及其相关的活动能力、活动耐力与日常生活自理能力。

（5）睡眠与休息形态（sleep-rest pattern）涉及个体睡眠、休息和放松的模式，主要包括个体对 24 小时中睡眠与休息的质与量的感知、睡眠与休息是否充分、白天精力是否充沛，以及促进睡眠的辅助手段和催眠药的使用情况。

（6）认知与感知形态（cognition-perception pattern）是指个体的神经系统对外界各种感官刺激的感受能力以及大脑对接收到的各种刺激的反应和判断能力。该形态涉及机体神经系统的感知能力与脑的认知功能，前者主要包括视觉、听觉、味觉、嗅觉、触觉和痛觉，后者主要包括思维能力、语言能力、定向力与意识状态等。

（7）自我感知与自我概念形态（self-perception and self-concept pattern）涉及个体对自己的个性特征、社会角色和身体特征的认识与评价，并受价值观、信念、人际关系、文化、他人对个体的评价的影响。

（8）角色与关系形态（role-relationships pattern）涉及个体在生活中的角色及与他

人关系的性质，包括个体对其家庭、工作和社会角色的感知。

（9）性与生殖形态（sexuality and reproductive pattern）主要涉及个体的性别认同、性角色行为、性功能和生育能力。

（10）应对与应激耐受形态（coping and stress-tolerance pattern）涉及个体对压力的感知与处理，包括个体对压力的适应或不适应的反应、对压力的认知与评价及其应对方式。

（11）价值与信念形态（value-belief pattern）涉及个体的文化和精神世界，主要包括价值观、健康信念、人生观和宗教信仰等。

二、功能性健康形态评估

功能性健康形态在临床上已被越来越广泛地应用于护理评估，指导护士收集完整的护理病史具有重要的理论意义和实践意义。护士可以在这个理论框架指导下进行问诊，展现护理程序第一步骤的具体行为。

健康评估的基本方法包括问诊、体格检查、实验室检查及影像学检查。其中通过问诊所获得的健康资料被称为主观资料（subjective data），经体格检查、实验室检查或其他辅助检查所获得的健康资料被称为客观资料（objective data）。主观资料的获得可指导客观资料的收集；而客观资料则可进一步证实或补充所获得的主观资料。对于完整、全面的健康评估而言，主观资料和客观资料同等重要，因为两者都是形成护理诊断的重要依据。护士在收集和分析资料时必须将主观资料和客观资料结合起来进行分析。

（一）健康感知与健康管理形态评估要点

1. 健康感知方面

（1）平时的健康状况如何？很好、好、中等或差。

（2）最近一年内有感冒吗？若有，是否有影响工作或上学的出勤率？

（3）家中、工作环境中、开车时是否发生过意外？有无跌倒史？

（4）检查患者各感官的功能情况是否在正常范围，若否，则容易受伤。

（5）评估患者各方面的发展情况是否正常，包括了解家庭遗传史、患者的身体发育情况、心理社会的发展和认知发展情况。

（6）询问并观察患者是否存在不健康的表现，如个人卫生较差、生活方式不健康、适应能力差和感情脆弱等。

（7）您认为这次的疾病是什么原因引起的？是否针对症状采取了相应的措施？采取措施后的效果如何？

（8）您认为此次就医最需要解决的问题是什么？您认为我们应该怎样做才能对您最有帮助？

2. 健康管理方面

（1）以前是否接受或执行医生或护士对您的健康方面的建议？

（2）为了保持健康，您都采取了哪些措施？这些措施对健康有帮助吗？是否维持平衡饮食、控制体重、有锻炼计划？（婴幼儿）是否定期免疫接种？是否进行乳房自我检查？是否吸烟？是否使用药物？曾经有酗酒吗？最后一次酗酒的时间？

（3）是否具备有关安全措施的知识，如有关防火、防水、骑自行车和驾车的要求以及各种防止意外发生的知识。

（二）营养与代谢形态评估要点

1. 营养方面

（1）日常膳食种类、量？

（2）日常摄入液体的种类、量？

（3）近6个月内体重是否减轻或增加？体重增减的程度？

（4）测量患者的身高、体重、三角肌皮褶厚度和上臂肌围，根据身高、体重计算身高体重指数。

（5）食欲如何？有无恶心、呕吐、口苦等？

（6）进食有无困难？包括吞咽液体、糊状和固体食物以及咀嚼方面的问题。

（7）检查牙齿是否存在问题。

（8）伤口愈合情况如何？

（9）婴幼儿需评估的内容：①母乳（奶瓶）喂养情况、摄入量（估计）、吸吮力；②食欲如何，是否存在喂养不适；③24小时营养摄入情况如何，添加辅食情况如何；④是否偏食、挑食。

（10）出生体重、目前的体重如何？查看生长发育曲线，判断是否属于同龄组婴儿的体重范围。

（11）了解母亲对母乳喂养的顾虑和困难，评估母乳喂养是否有效。

2. 体液平衡方面

（1）检查患者有无水肿、脱水征。

（2）计算重症患者每天的液体摄入量是否足够（需考虑年龄、性别、身高、体重因素），计算出入量以观察液体平衡状态，必要时测尿比重。

3. 组织完整性方面

（1）询问和观察患者是否存在皮肤完整性受损的危险因素（如感知能力减弱、营养不良、潮湿、活动力受限、移动力受限、存在剪切力/摩擦力等）。

（2）皮肤、黏膜有无破损、溃疡、继发感染。

（3）婴幼儿是否有湿疹，以及局部皮肤情况。

4. 体温调节方面

（1）测量体温。

（2）评估周围环境温度、湿度、空气流通情况等对体温的影响。

（三）排泄形态评估要点

1. 排便方面

（1）排便是否规律，如排便次数、大便性状、有无排便困难、是否使用通便药、是否排便不能自主？

（2）患者是否自认为经常有便秘，并期望每天在同一时间排便？

2. 排尿方面

（1）排尿形态是否改变？如排尿次数过多、疼痛（如烧灼感）、尿滴沥、尿失禁等。

（2）排尿量是否减少、膀胱是否充盈或扩张？尿液的气味？

（3）是否仅在腹压增高（如咳嗽、打喷嚏和大笑）时有小便滴出？

（4）是否尿意非常强烈，来得突然且无法控制？

（5）是否排尿间隔规律，两次小便期间能保持干燥，且无尿意？

（6）是否无尿意，且尿液持续性滴漏？

（四）活动与运动形态评估要点

1. 活动与运动形式方面

（1）每日或每周的活动量（包括 ADL、体格锻炼、娱乐活动）情况？

（2）有充沛的精力完成 ADL、体格锻炼、娱乐活动吗？

（3）无娱乐活动或体格锻炼者，应评估是否由缺乏兴趣、没有时间、疲乏或疾病所致等。

（4）常规锻炼者，了解运动的类型、频度、强度、持续时间。

2. ADL 能力方面

采用 Barthel 指数评定判断患者的 ADL 能力，内容包括进食、大便、小便、转移、平地行走、上下楼梯、用厕、穿衣、修饰、洗澡共 10 项（表 1-50）。最低分 0 分，最高分 100 分。100 分生活完全自理；>60 分为轻度功能障碍，生活基本自理；40~60 分为中度功能障碍，生活需要帮助；20~40 分为重度功能障碍，生活需要很多帮助；<20 分为完全依赖。

表 1-50　ADL 能力（Barthel 指数评定）

项目	评分		
进食	10 分：自理	5 分：需要帮助	0 分：依赖
大便	10 分：能自控	5 分：偶尔失控	0 分：失禁
小便	10 分：能自控	5 分：偶尔失控	0 分：失禁
转移	15 分：自理 5 分：需大量帮助	10 分：需少量帮助 0 分：依赖	
平地行走	15 分：自理 5 分：需大量帮助	10 分：需少量帮助 0 分：依赖	

续表

项目	评分		
上下楼梯	10分：自理	5分：需要帮助	0分：依赖
用厕	10分：自理	5分：需要帮助	0分：依赖
穿衣	10分：自理	5分：需要帮助	0分：依赖
修饰	5：自理	0分：依赖或需要帮助	
洗澡	5：自理	0分：依赖或需要帮助	

3. 活动耐力

（1）患者是否有活动无耐力的历史？是否有心肺疾病史？

（2）活动后，患者的心率或血压是否有异常增快或增高现象？是否呼吸困难？

（五）睡眠与休息形态评估要点

（1）了解日常的睡眠形态，如入睡时间、睡眠持续时间，入睡前是否需要帮助（如服用药物、听催眠的音乐等）。

（2）有无入睡困难、睡眠中断、做噩梦、早醒？

（3）白天的精力是否充沛？

（六）认知与感知形态评估要点

1. 认知方面

（1）记忆力是否下降？

（2）是否存在学习困难？会读书、写字吗？是否缺乏所患疾病的知识？

（3）是否存在定向力障碍？对周围环境的识别情况如何？

2. 感知方面

（1）听力是否下降？是否使用助听器？

（2）视力是否下降？是否佩戴眼镜？最近的一次检查是什么时候？

（3）是否有不适（如疼痛）？疼痛的持续时间、程度、性质等？采取了什么措施？

（4）有无味觉、嗅觉变化？

（七）自我感知与自我概念形态评估要点

（1）大多数时候自我感觉怎样（好或不好）？

（2）患病后是否觉得自己与以前有所不同？这些变化是否困扰着你？

（3）患病后是否发生身体器官或功能的改变，以致对个人形象和生活方式产生影响？

（4）患病后是否更容易生气、烦恼、害怕、焦虑或沮丧？你认为什么对你有帮助？

（5）感到没有希望吗？不能对付目前的情境？你认为什么对你有帮助？

（八）角色与关系形态评估要点

（1）是独居还是有家庭？若有家庭，家庭结构如何？

（2）询问个体目前在家庭、工作、社会中所承担的角色、对角色的感知和满意情况，以及有无角色适应不良。

（3）是否对于处理家庭内部或外部的问题感觉有困难？

（4）家庭的各种功能是否处于紊乱状态，如关系恶化、沟通无效等？是否与家庭成员酗酒有关？

（5）住院是否影响您在家庭和工作中的角色？

（6）患者是否显示出与其家庭成员或他人的关系紧张，或自诉社会处境困难？

（7）是否对未来的失落表现出痛苦或者对未来的失落表现出否认？

（8）是否对已存在的失落表现出过度痛苦，或加以否认？

（9）是否有促使亲子依恋关系中断的情况？

（10）是否难以满足孩子在躯体或情感方面的需要？

（11）是否有亲密的朋友？是否感觉很孤独？

（12）有无沟通困难（说话困难或语言不通）？是否不爱沟通，退缩或回避眼神接触？

（九）性与生殖形态评估要点

（1）性生活是否满意？

（2）患者是否诉说了性功能有关的问题？性行为的变化？性行为困难或受限？

（3）患者是否表现出有躯体和心理社会方面受虐的迹象？

（十）应对与应激耐受形态评估要点

（1）最近一两年里生活中是否出现大的变化或危机？是否出现生理、心理社会方面的紊乱？

（2）患者是否诉说不能应对，或表现出无力解决问题？是否通过药物、酗酒、吸毒等途径回避问题？

（3）是否对现有情境的指责归咎于他人？

（4）是否表示不能接受健康状况的改变？

（5）照顾者在承担角色任务中是否感到紧张、困难？

（6）社区能否满足患者的需求，并能进一步加强？

（7）患者是否反复出现做噩梦等创伤后反应现象，并对伤害事件说不清楚？

（8）有无对他人或自己进行伤害的企图（语言或行为）？

（十一）价值与信念形态评估要点

（1）患者是否诉说了有关他精神信念方面的矛盾，或对生存的意义产生疑问？

（2）信仰对生活是否很重要？当问题出现时，信仰是否有帮助？
（3）是否参与宗教活动？
（4）是否因某种处境对所信仰的至尊对象产生愤慨？
（5）信仰与生活是否具有和谐的关系，并能进一步揭示生命的目的和意义？

三、相关护理诊断

（一）健康感知与健康管理形态

成长发展迟缓（delayed growth and development）
成人身心衰竭（adult failure to thrive）
有发展迟滞的危险（risk for delayed development）
有成长比例失调的危险（risk for disproportional growth）
健康维护无效（ineffective health maintenance）
寻求健康行为（具体说明）［health-seeking behaviors，（specify）］
执行治疗方案有效（effective therapeutic regimen management）
执行治疗方案无效（ineffective therapeutic regimen management）
社区执行治疗方案无效（ineffective community therapeutic regimen management）
家庭执行治疗方案无效（ineffective family therapeutic regimen management）
不依从行为（noncompliance）
有摔倒的危险（risk for falls）
有受伤的危险（risk for injury）
有窒息的危险（risk for suffocation）
有中毒的危险（risk for poisoning）
有外伤的危险（risk for trauma）
有误吸的危险（risk for aspiration）
有围手术期体位性损伤的危险（risk for perioperative positioning injury）
术后康复迟缓（delayed surgical recovery）

（二）营养与代谢形态

有体温失调的危险（risk for imbalance body temperature）
体温调节无效（ineffective thermoregulation）
体温过低（hypothermia）
体温过高（hyperthermia）
体液不足（deficient fluid volume）
体液过多（excess fluid volume）
有体液失调的危险（risk for fluid volume imbalance）
有体液不足的危险（risk for deficient fluid volume）

有感染的危险（risk for infection）
营养失调：低于机体需要量（imbalanced nutrition：less than body requirements）
营养失调：高于机体需要量（imbalanced nutrition：more than body requirements）
有营养失调的危险：高于机体需要量（risk for imbalanced nutrition：more than body requirements）
母乳喂养有效（effective breastfeeding）
母乳喂养无效（ineffective breastfeeding）
母乳喂养中断（interrupted breastfeeding）
无效性婴儿喂养形态（ineffective infant feeding pattern）
吞咽障碍（impaired swallowing）
防护无效（ineffective protection）
组织完整性受损（impaired tissue integrity）
口腔黏膜受损（impaired oral mucous membrane）
牙齿受损（impaired dentition）
皮肤完整性受损（impaired skin integrity）
有皮肤完整性受损的危险（risk for impaired skin integrity）
乳胶过敏反应（latex allergy response）
有乳胶过敏反应的危险（risk for latex allergy）

（三）排泄形态

便秘（constipation）
有便秘的危险（risk for constipation）
感知性便秘（perceived constipation）
腹泻（diarrhea）
排便失禁（bowel incontinence）
排尿障碍（impaired urinary elimination）
压力性尿失禁（stress incontinence）
反射性尿失禁（reflex incontinence）
急迫性尿失禁（urgent incontinence）
功能性尿失禁（functional incontinence）
完全性尿失禁（total incontinence）
尿潴留（urinary retention）
有急迫性尿失禁的危险（risk for urgent incontinence）

（四）活动与运动形态

活动无耐力（activity intolerance）
有活动无耐力的危险（risk for activity intolerance）

疲乏（fatigue）
颅内适应能力低下（decreased intracranial adaptive capacity）
心排出量减少（decreased cardiac output）
有废用综合征的危险（risk for disuse syndrome）
缺乏娱乐活动（deficient diversional activity）
漫游状态（wandering）
持家能力障碍（impaired home maintenance management）
婴儿行为紊乱（disorganized infant behavior）
有婴儿行为紊乱的危险（risk for disorganized infant behavior）
有增强调节婴儿行为的趋势（readiness for enhanced organized infant behavior）
躯体活动障碍（impaired physical mobility）
行走障碍（impaired working）
借助轮椅活动障碍（impaired wheelchair mobility）
转移能力障碍（impaired transfer ability）
床上活动障碍（impaired bed mobility）
有外周神经血管功能障碍的危险（risk for peripheral neurovascular dysfunction）
功能障碍性撤离呼吸机反应（dysfunctional ventilatory weaning response，DVWR）
自主呼吸受损（impaired spontaneous ventilation）
清理呼吸道无效（ineffective airway clearance）
低效性呼吸形态（ineffective breathing pattern）
气体交换受损（impaired gas exchange）
进食自理缺陷（feeding self-care deficit）
沐浴/卫生自理缺陷（bathing/hygiene self-care deficit）
穿着/修饰自理缺陷（dressing/grooming self-care deficit）
如厕自理缺陷（toileting self-care deficit）
组织灌注无效（具体说明类型：肾脏、脑、心肺、胃肠道、外周）[ineffective tissue perfusion altered（specify type：renal，cerebral，cardiopulmonary，gastrointestinal，peripheral）]

（五）睡眠与休息形态

睡眠形态紊乱（disturbed sleep pattern）
睡眠剥夺（sleep deprivation）

（六）认知与感知形态

急性疼痛（acute pain）
慢性疼痛（chronic pain）
恶心（nausea）

急性意识障碍（acute confusion）

慢性意识障碍（chronic confusion）

抉择冲突（具体说明）［decisional conflict（specify）］

自主性反射失调（autonomic dysreflexia）

有自主性反射失调的危险（risk for autonomic dysreflexia）

认识环境障碍综合征（impaired environmental interpretation syndrome）

知识缺乏（具体说明）［deficient knowledge（specify）］

感觉紊乱：具体说明（视觉、听觉、味觉、嗅觉、触觉、运动觉）［disturbed sensory perception（specify：visual，auditory，gustatory，tactile，olfactory，kinesthetic）］

思维过程紊乱（disturbed thought processes）

记忆受损（impaired memory）

单侧性忽略（unilateral neglect）

（七）自我感知与自我概念形态

焦虑（anxiety）

对死亡的焦虑（death anxiety）

恐惧（fear）

无望感（hopelessness）

无能为力感（powerlessness）

有无能为力感的危险（risk for powerlessness）

身体意象紊乱（disturbed body image）

长期自尊低下（chronic low self-esteem）

情境性自尊低下（situational low self-esteem）

有情境性自尊低下的危险（risk for situational low self-esteem）

自我认同紊乱（disturbed personal identity）

自尊紊乱（disturbed self-esteem）

（八）角色与关系形态

语言沟通障碍（impaired verbal communication）

家庭运行中断（interrupted family processes）

家庭运行功能不全：酗酒（dysfunctional family processes：alcoholism）

预期性悲哀（anticipatory grieving）

功能障碍性悲哀（dysfunctional grieving）

长期悲伤（chronic sorrow）

有孤独的危险（risk for loneliness）

有亲子依恋受损的危险（risk for impaired parent/infant/child attachment）

父母不称职（impaired parenting）
有父母不称职的危险（risk for altered parenting）
父母角色冲突（parental role conflict）
无效性角色行为（ineffective role performance）
社交障碍（impaired social interaction）
社交隔离（social isolation）

（九）性与生殖形态

性功能障碍（sexual dysfunction）
无效性性生活形态（ineffective sexuality patterns）

（十）应对与应激耐受形态

照顾者角色紧张（caregiver role strain）
有照顾者角色紧张的危险（risk for caregiver role strain）
应对无效（ineffective coping）
调节障碍（impaired adjustment）
防卫性应对（defensive coping）
无效性否认（ineffective denial）
无能性家庭应对（disabled family coping）
妥协性家庭应对（compromised family coping）
社区应对无效（ineffective community coping）
有增强社区应对的趋势（readiness for enhanced community coping）
有增强家庭应对的趋势（readiness for enhanced family coping）
能量场紊乱（disturbed energy field）
创伤后综合征（post-trauma response）
有创伤后综合征的危险（risk for post-trauma response）
强暴–创伤综合征（rape-trauma syndrome）
强暴–创伤综合征：复合性反应（rape-trauma syndrome：compound reaction）
强暴–创伤综合征：隐匿性反应（rape-trauma syndrome：silent reaction）
迁移应激综合征（relocation stress syndrome）
有迁移应激综合征的危险（risk for relocation stress syndrome）
有对他人施行暴力的危险（risk for other-directed violence）
有对自己施行暴力的危险（risk for self-directed violence）
自伤（self-mutilation）
有自伤的危险（risk for self-mutilation）
有自杀的危险（risk for suicide）

（十一）价值与信念形态

精神困扰（spiritual distress）
有精神困扰的危险（risk for spiritual distress）
有增强精神健康的趋势（readiness for enhanced spiritual well-being）

（蔡月丽　陈漂漂）

本章附件

附件　生活事件量表

序号	事件发生时间	事件内容	精神影响程度	影响持续时间	事件性质		程度					持续时间			
			一年内	长期性	好事	坏事	无影响	轻度	中度	重度	极重	三个月内	半年内	一年内	一年以上

生活事件内容：

1. 恋爱或订婚
2. 恋爱失败、破裂
3. 结婚
4. 自己（爱人）怀孕
5. 自己（爱人）流产
6. 家庭增添新成员
7. 与爱人父母不和
8. 夫妻感情不好
9. 夫妻分居（因不和）
10. 性生活不满意或独身
11. 夫妻两地分居（工作需要）
12. 配偶一方有外遇
13. 夫妻重归于好
14. 超指标生育
15. 本人（爱人）做绝育手术
16. 配偶死亡
17. 离婚
18. 子女升学（就业）失败
19. 子女管教困难
20. 子女长期离家
21. 父母不和
22. 家庭经济困难
23. 欠债 500 元以上
24. 经济情况显著改善
25. 家庭成员重病或重伤
26. 家庭成员死亡
27. 本人重病或重伤
28. 住房紧张
29. 待业、无业
30. 开始就业
31. 高考失败
32. 扣发奖金或罚款
33. 突出的个人成就
34. 晋升、提级
35. 对现职工作不满意
36. 工作学习中压力大（如成绩不好）
37. 与上级关系紧张
38. 与同事邻居不和
39. 第一次远走他乡
40. 生活规律重大变动（饮食睡眠规律改变）

41. 本人退休、离休或未安排具体工作
42. 好友重病或重伤
43. 好友死亡
44. 被人误会、错怪、诬告、议论
45. 介入民事法律纠纷
46. 被拘留、受审
47. 失窃、财产损失
48. 意外惊吓、发生事故、自然灾害

如果还有其他的生活事件，依次填写

正性事件值：
负性事件值：
总值：

第二章 专项评估

第一节 疼痛评估

疼痛是一种不愉快的感觉和情绪上的感受，伴随着现存的或潜在的组织损伤，目前有自诉评估法、行为评估法、生理评估法等评分方法。

一、评估方法

临床上根据患者年龄、理解能力、病情选择合适的评估工具，通过询问、观察、体检等进行评分，具体如下。

（一）评估方法选择

1. 自诉评估法

自诉评估法包括 Wong-Baker 面部表情图评估法、数字评分法（numerical rating scale，NRS）、视觉模拟评分法（visual analogue scale，VAS）等。

（1）Wong-Baker 面部表情图评估法（图 2-1）：Wong-Baker 面部表情量图由六张从微笑至哭泣的不同表情的面部象形图组成，无年龄、文化背景限制，患者易于理解使用。此方法适用于交流困难，如儿童（3~6 岁）、老年人、意识不清或不能用言语表达的患者。图 2-1 中最左边的表示无痛，最右边的表示剧烈痛。

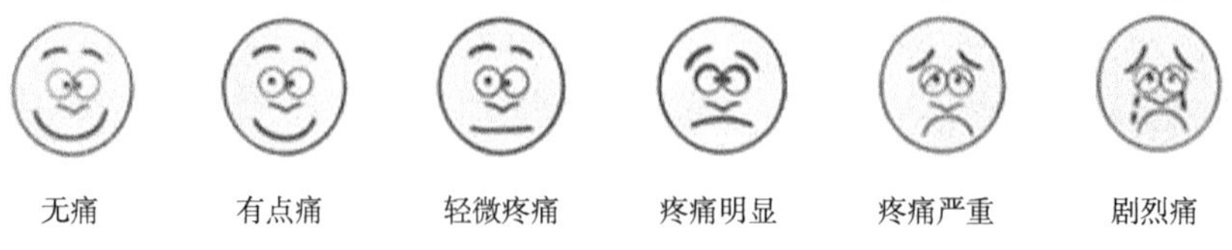

图 2-1 Wong-Baker 面部表情图评估法

（2）数字评分法（图 2-2）：视觉模拟评分法的一种直观的数字表达方法，患者被要求用数字（0~10）表达出感受疼痛的强度，患者易于理解与表达，是一种简单有效和最为常用的评价方法。其不足之处是患者容易受到数字和描述字的干扰，降低了灵敏度和准确性。数字评分法可以用口述或书面的形式使用，0 分表示无痛，1~3 分表示轻度疼痛，4~6 分表示中度疼痛，7~10 分表示重度疼痛。

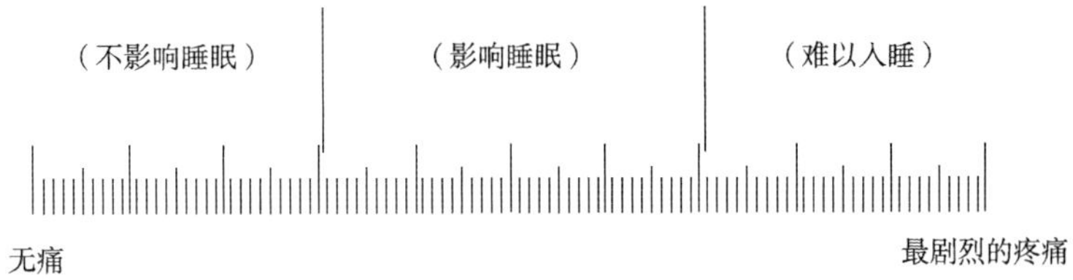

图 2-2 数字评分法

（3）视觉模拟评分法（图 2-3）：适用于 7 岁以上患者，在纸上画一条粗直线，通常为 10 厘米，小于 3 厘米表示轻度疼痛，4~6 厘米表示中度疼痛，大于 6 厘米表示重度疼痛。此方法较为抽象，不适于文化程度较低或认知损害者，是疼痛强度评分方法中较敏感的方法。大多数止痛药和止痛技术的实验研究使用视觉模拟评分法作为效果评价标准。

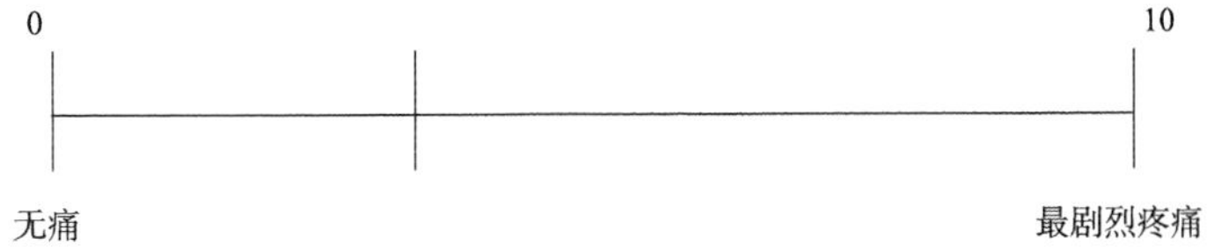

图 2-3 视觉模拟评分法

使用说明：患者在线上标记出最能代表其疼痛强度的点，测量 0 到标出点的距离为最疼痛强度分值

（4）Prince-Henry 评分法（表 2-1）：主要用于胸腹部手术后疼痛的评估。

表 2-1 Prince-Henry 评分法

分值	描述
0	咳嗽时无疼痛
1	咳嗽时才有疼痛发生
2	深呼吸时即有疼痛发生，安静时无疼痛
3	静息状态下即有疼痛，但较轻，可忍受
4	静息状态下即有剧烈疼痛，难以忍受

（5）长海疼痛尺（图 2-4）：临床上应用较多的疼痛评估尺，保留了 0~10 和 0~5 两个常用疼痛尺的功能和优点；解决了单用 0~10 疼痛尺评估时的困难和随意性过大这一突出问题；解决了单用 0~5 疼痛尺评估时的精度不够的问题。

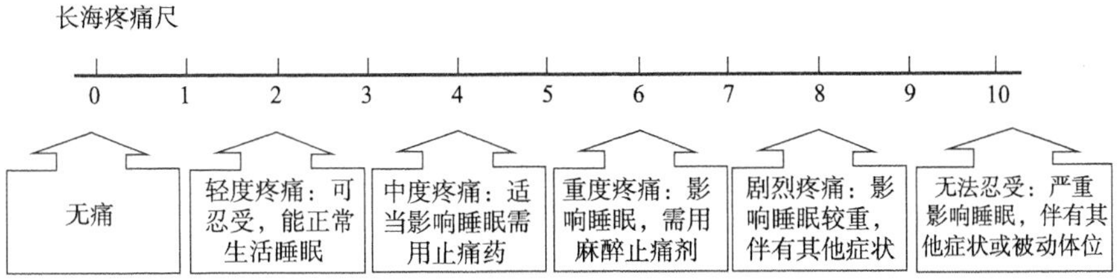

图 2-4 长海疼痛尺

2. 行为评估法

行为评估法包括 FLACC 评分法、CPOT 评分法、PIPP-R 评分法、N-PASS 评分法等。

（1）FLACC 评分法（表 2-2）：适用于 2 个月~7 岁患者的疼痛评估，每一项为 0~2 分，总评最低 0 分，最高 10 分，得分越高，疼痛越明显。0~3 分为轻度疼痛，4~6 分为中度疼痛，7~10 分为重度疼痛。

表 2-2 FLACC 评分法

项目	0 分	1 分	2 分
面部表情（face）	微笑或无特殊表情	偶尔皱眉，面部扭歪，不愿交流	常下颌颤抖或紧咬
腿（legs）	放松或保持平常姿势	紧张、不安、维持不舒服状态	踢腿或腿部拖动
活动（activity）	静卧或活动自如	扭动，翻来覆去，紧张	身体痉挛，成弓形，僵硬
哭（cry）	不哭（清醒或睡眠中）	呻吟、呜咽，偶尔诉痛	持续哭，哭声大
安慰（comfort）	舒适放松	需要抚慰、搂抱或对话分散注意力，可使其得到安慰	很难抚慰或使其舒适

（2）CPOT 评分法（表 2-3）：重症监护疼痛观察工具包括面部表情、肢体活动、肌肉紧张度和机械通气的顺应性或发声等 4 个条目，其中，“机械通气的顺应性”和“发声”分别用于插管患者和拔管患者。每个条目有 3 种描述，根据患者的反应情况分别评为 0~2 分，量表总分为 0~8 分。

表 2-3 重症监护疼痛评估工具 CPOT 评分法

指标	描述		分值
1.面部表情	放松，平静	未见面部肌肉紧张	0
	表情紧张	皱眉、眉毛下垂、耸鼻或任何面部变化（如操作中睁眼或流泪）	1
	表情痛苦	出现上述所有面部变化加上双目紧闭（患者张口或者紧咬气管插管）	2
2.肢体活动	没有活动或正常体位	不动（不代表没有疼痛）或正常体位（不是因为疼痛或防卫而产生的运动）	0
	防卫活动	缓慢小心移动，轻抚痛处，通过移动身体引起别人注意	1
	焦躁不安	拉扯导管，试图坐起，在床上翻来覆去，不配合指示，袭击工作人员，试图翻越床栏	2
3.肌肉紧张度	放松	对被动运动无抵抗	0
	紧张、僵硬	对被动运动有抵抗	1
	非常紧张或僵硬	强烈抵抗，无法完成被动运动	2
4.1 机械通气的顺应性（插管患者）	人机协调	通气顺畅，无呼吸机报警	0
	呛咳但可忍受	呛咳，呼吸机报警触发，疼痛时自主呼吸暂停	1
	人机对抗	人机不同步，呼吸机报警频繁	2
4.2 发声（拔管患者）	言语正常或不发声	说话时语调正常或不发声	0
	叹息，呻吟	叹息，呻吟	1
	哭喊，抽泣	哭喊，抽泣	2
总分			

（3）PIPP-R 评分法（表 2-4）：适用于早产儿及婴儿急性疼痛评估，利用 3 个面部表情（皱眉、挤眼、鼻唇沟）、2 个生理指标（最大心率、最低氧饱和度）、2 个相关指标（孕周、行为状态）进行评估，每项分值为 0~3 分，早产儿总分 21 分，足月儿总分 18 分。总分≤6 分为轻微疼痛，7~12 分为中度疼痛，>12 分为重度疼痛。评分说明：首先评估孕周，疼痛刺激前观察患儿 15 秒，观察其行为状态，记录基础血氧饱和度和心率；疼痛刺激后迅速观察患儿 30 秒，并及时记录生理变化和面部改变。

表 2-4 早产儿及婴儿急性疼痛 PIPP-R 评分法

项目		0 分	1 分	2 分	3 分
病史	孕周	≥36 周	32~35 周 6 天	28~31 周 6 天	<28 周
操作前患儿	行为状态	活动，眼睛睁开，有面部动作	安静，眼睛睁开，无面部动作	活动，眼睛闭合，有面部动作	安静，眼睛闭合，无面部动作
观察基础心率/（次/分）	最大心率	增加 0~4	增加 5~14	增加 15~24	增加≥25
医疗护理活动后					
记录基础氧饱和度	最低氧饱和度	减少 0~2%	减少 3%~5%	减少 6%~8%	减少>8%
医疗护理活动后	皱眉/秒	无（<3）	偶尔有（3~10）	时常有（11~20）	频繁有（>20）
	挤眼/秒	无（<3）	偶尔有（3~10）	时常有（11~20）	频繁有（>20）
	鼻唇沟/秒	无（<3）	偶尔有（3~10）	时常有（11~20）	频繁有（>20）

评估结果 ≤6 分为轻度疼痛：①奶嘴；②糖水
7~12 分为中度疼痛：①裹紧；②袋鼠式护理；③母乳喂养等
＞12 分为重度疼痛：①药物如芬太尼；②通知医生

（4）N-PASS 评分法（表 2-5）：由美国芝加哥洛约拉大学 Hummel 等设计，用于评估足月儿和早产儿的疼痛程度和镇静水平，通过对婴儿的哭声/激惹、行为状态、面部表情、四肢肌张力、生命体征［心率（heart rate，HR）、呼吸（breathe，R）、血压（blood pressure，BP）血氧饱和度（SpO_2）］进行评估，每项指标评分−2~+2 分，总分为−10~+10 分。此外，早产儿应根据孕周不同相应加 1~3 分（孕周＜28 周，加 3 分；孕周 28~31 周 6 天，加 2 分；孕周 32~35 周 6 天，加 1 分）。

表 2-5 足月儿和早产儿疼痛/镇静 N-PASS 评分法

评定指标	镇静		正常	疼痛/烦躁	
	−2 分	−1 分	0 分	1 分	2 分
哭声/激惹	不哭	呻吟或哭声微弱	正常哭声，不易激惹	易激惹或不时哭，可安抚（指安抚后不哭了）	高调哭或无声持续哭（不能安慰）
行为状态	任何刺激都未觉醒，无自主运动	最小值觉醒，轻微自主运动	行为与胎龄相符	不安，蠕动，频繁觉醒	躬身，踢腿，持续觉醒或最小值觉醒，无活动（非镇静下）
面部表情	嘴张开，无面部表情	最小值面部表情	放松合适的	间歇的任何疼痛表情	持续的任何疼痛表情

续表

评定指标	镇静		正常	疼痛/烦躁	
	−2分	−1分	0分	1分	−2分
四肢肌张力	无握持反射，肌张力松弛	握持反射弱，肌张力下降	手脚放松，肌张力增加	间歇脚趾紧收、握拳，或手指张开、肢体不紧张	持续脚趾紧收、握拳，或手指张开、肢体紧张，肌张力增加
生命体征（HR、R、BP、SpO_2）	没有变化，通气不足或呼吸暂停	相对基线变化<10%	在基线水平内或者相对胎龄正常	相对基线上升10%~20%，SpO_2刺激后迅速恢复	相对基线上升>20%，SpO_2刺激后恢复缓慢，人机对抗

3. 生理评估法

生理评估法包括生理测定法与生化测定法等。

（1）生理测定法：通过记录患者肌电图的变化或根据心率、血压、呼吸、肺活量、脑电图、诱发电位及局部皮肤温度对疼痛进行评定。

（2）生化测定法：通过测定神经内分泌的变化，如血浆儿茶酚胺浓度、皮质醇含量、血和脑脊液中β-内啡肽变化等来作为疼痛评定的辅助方法。

（二）注意事项

（1）根据患者年龄、理解能力、病情按照双赢原则选择合适的评估方法。

（2）使用不同的评估方法进行合理的疼痛评估。

（3）对患者进行疼痛筛查评估并记录，记录内容包括疼痛分值、疼痛部位、性质、程度、相关因素、措施及结果。

（4）当疼痛评分≥4 分实施药物治疗后，护士应及时报告医生，根据医嘱及时处理，并需及时评估治疗效果与不良反应。

（5）当患者出现新的疼痛主诉或行为学出现有疼痛时，需要及时进行疼痛评估。

二、案例分析

患者张某，女性，68 岁，市郊人，未曾读书，因腰椎间盘突出入院治疗，责任护士采用数字评分法进行疼痛评估，床边巡视询问患者：“您今天痛吗？”患者回答：“有点痛。”护士点头记录为数字评分法评估疼痛 3 分。

问题：疼痛评估方法选择是否合理？评估方法是否正确？

分析：

（1）老年人，市郊人，文化程度低，建议使用 Wong-Baker 面部表情图评估法，通俗易懂。而数字评分法容易受到数字和描述字的干扰，患者对数字的理解能力易降低其灵敏度和准确性。

（2）疼痛强度应由患者来回答，尤其单维度自诉评估法，其主诉是疼痛评估的金标准。使用疼痛评估工具时应事先教会患者，并在评估时继续指导患者，直到掌握使用，不应该是通过护士的理解来记录疼痛程度分值。

（吴朝晖）

第二节 压疮评估

压疮又称压力性损伤，是皮肤和/或皮下软组织的局部损伤，通常发生在骨隆突处或相关医疗或其他器械压迫部位，损伤可表现为完整皮肤或开放性溃疡，可能会伴疼痛感。

一、压疮分期

目前临床上主要采用美国压疮顾问小组的建议将压疮分为四期和两个特殊阶段（表 2-6），关注医疗器械相关性压力性损伤和黏膜压力性损伤（表 2-7）。

表 2-6 压疮分期及处理

压疮分期	临床表现	伤口处理
1 期	皮肤完整，局部皮肤持续性发红，伴疼痛、皮温变化	透明贴、水胶体或泡沫敷料保护
2 期	部分表皮缺损，皮肤表浅溃疡，基底红、无结痂；也可为完整或破溃的充血性水疱	创面渗液少：水胶体敷料覆盖 创面渗液多：藻酸盐敷料/泡沫敷料外敷 水疱的处理：小水疱，尽量保护，避免破裂、感染；大水疱，无菌注射器抽出疱内液体，用水胶体敷料外敷
3 期	全层皮肤破坏，可深及皮下组织或肌层，真皮层有黄色渗液覆盖，感染后有脓液覆盖	1.干痂：清创，水胶体敷料外敷 2.黑色坏死组织/黄色腐肉：清创，水凝胶敷料外敷 3.红色肉芽生长期：水胶体膏剂、泡沫敷料等外敷 4.感染伤口：银离子泡沫敷料外敷
4 期	全层组织缺失，伴有骨、肌腱或肌肉等外露，感染可向周围及深部扩展，坏死组织发黑	
深部组织损伤	皮肤完整，局部黑紫，或有水疱，伴有疼痛	禁止受压，经常观察，及时处理
不可分期的压疮	全层皮肤缺损，去除坏死组织后才能准确评估和分期	清除坏死组织，以外科无菌换药法处理，促进创面愈合

表 2-7 医疗器械相关性压力性损伤和黏膜压力性损伤

项目	原因	处理
医疗器械相关性压力性损伤	由于使用诊断或治疗医疗设备导致局部损伤。该损伤形状与设备的形状是一致的。此类损伤应该使用该分期系统进行分期	防止受压，经常观察，及时处理
黏膜压力性损伤	由于医疗设备的使用对黏膜局部造成的损伤。由于这些组织损伤的解剖结构的特点，此类损伤无法进行分期	清除坏死组织，以外科无菌换药法处理，促进创面愈合

二、压疮风险的评估

1. 评估方法

临床上主要针对有神经系统疾患、老龄、过度肥胖和过度消瘦、身体衰弱、水肿、疼痛、石膏固定、大小便失禁、发热、使用镇静剂等高危患者使用压疮危险评估表。目前临床上压疮风险评估常选用 Braden 压疮危险评估表，老年患者压疮风险的评估主要采用 Norton 压疮危险评估表和 Waterlow 压疮危险评估表。

2. 评估工具选择

（1）Braden 压疮危险评估表（表 2-8）主要由护士通过观察、询问来完成评估，评估的项目包括感觉、潮湿、活动方式、活动能力、营养状况、摩擦力/剪切力六项，每个条目评分范围均为 1~4 分。该量表的评分标准为：最高 23 分，最低 6 分，≤18 分存在危险，15~18 分低度危险，13~14 分中度危险，10~12 分高度危险，≤9 分非常危险。总分≤18 分或单项评分≤2 分者应执行预防性护理措施。

表 2-8 Braden 压疮危险评估表

项目	4 分	3 分	2 分	1 分	得分
感觉	没有改变	轻度受限	极度受限	完全受限	
潮湿	很少浸湿	偶尔浸湿	潮湿	一直潮湿	
活动方式	经常行走	偶尔行走	轮椅	卧床	
活动能力	没有改变	轻度受限	重度受限	完全不能移动	
营养状况	营养摄入极佳	充足	可能不足	非常差	
摩擦力/剪切力		没有明显问题	有潜在问题	已存在问题	

（2）Norton 压疮危险评估表（表 2-9）也主要是由护士通过观察、询问来完成评估的，评估内容主要包括身体状况、精神状态、活动情况、移动能力、排泄情况 5 项，每项评分范围也均为 1~4 分，总分为 5~20 分。压疮的危险性随着总分值的降低而增加，评分≤14 分表明有发生压疮的风险，需要采取预防压疮发生的措施。该量表对每个级别有文字描述，较为客观，但针对卧床老年人使用时，具有一定的局限性，特别对于脊髓损伤并截瘫（paraplegia）患者，其预警作用并不明显，由于该量表比较简单，主要用于普通病房一般患者的评估。

表 2-9 Norton 压疮危险评估表

项目	分值		描述
身体状况	好	4	病情稳定，身体情况良好，营养良好
	一般	3	病情稳定，皮肤完整，营养中等
	差	2	病情不稳定，身体情况差
	极差	1	病情严重
精神状态	清醒	4	定向力良好，认识周围事物
	淡漠	3	运动减少，定向力尚可，呼之有应
	模糊	2	有时有定向力障碍
	昏迷	1	完全无反应
活动情况	活动自如	4	活动自如，无须帮助
	扶助活动	3	行走时需要扶助
	依赖轮椅	2	能下床，但仅能坐
	卧床不起	1	不能下床

续表

项目	分值		描述
移动能力	不受限	4	能自行走动
	轻度受限	3	稍需要扶助
	严重受限	2	在协助下能活动
	不能运动	1	完全不能活动，不能改变体位
排泄情况	无失禁	4	膀胱和直肠完全自控
	偶尔	3	1~2 次/天
	尿失禁	2	3~6 次/天
	大小便失禁	1	大小便均失禁

（3）Waterlow 压疮危险评估表（表 2-10）较 Braden 压疮危险评估表和 Norton 压疮危险评估表更为复杂，评估内容包括体重指数（boby mass index，BMI）、运动能力、特殊危险、控制能力、性别和年龄、营养不良筛查、药物、皮肤类型、神经系统缺陷、手术和损伤 10 大方面。该量表的评分标准为：评分为 10~14 分提示轻度危险，评分为 15~19 分提示高度危险，20 分及以上提示非常危险。评分值≥10 分，表明患者有发生压疮的危险，需要采取预防压疮的相关措施。此量表有很好的压疮风险预测能力和较高的敏感性，但是特异性较低，会出现很多错误的阳性结果，这会使很多不需要压疮预防措施的患者实施预防措施，因此该量表目前较多的应用于重症监护患者。

表 2-10　Waterlow 压疮危险评估表

<table>
<tr><th>BMI</th><th>运动能力</th><th colspan="2">特殊危险</th></tr>
<tr><td>20~24.9 千克　一般　0
25~29.9 千克　高于一般　1
>30 千克　肥胖　2
<20 千克　低于一般　3
BMI=体重（千克）/身高（平方米）</td><td>完全不受限　0
躁动不安　1
冷漠的　2
限制的　3
卧床　4
轮椅　5</td><td colspan="2">恶液质/多器官衰竭　8
单器官衰竭（呼吸、肾脏、心脏）　5
外周血管病　5
贫血（血红蛋白<8 克/升）　2
吸烟　1</td></tr>
<tr><th>控制能力</th><th>性别和年龄</th><th colspan="2">营养不良筛查</th></tr>
<tr><td>完全控制/导尿　0
小便失禁　1
大便失禁　2
大小便失禁　3</td><td>男　1
女　2
14~49 岁　1
50~64 岁　2
65~74 岁　3
75~80 岁　4
＞81 岁　5</td><td>A—近期体重下降
是到 B
否到 C
不确定　=2 并到 C</td><td>B—体重下降评分
0.5~5 千克　1
5~10 千克　2
10~15 千克　3
>15 千克　4
不确定　2</td></tr>
<tr><th colspan="2">药物</th><td rowspan="2">C—患者进食少或食欲差
否=0
是=1</td><td rowspan="2">营养评分如果>2，参考营养评估/干预措施</td></tr>
<tr><td colspan="2">长期大剂量服用类固醇、细胞毒性药物、抗生素，最多为 4</td></tr>
<tr><th>皮肤类型</th><th>神经系统缺陷</th><th colspan="2">手术和损伤</th></tr>
<tr><td>健康　0
薄如纸/水肿/干燥/潮湿　1
颜色异常　2
破溃　3</td><td>糖尿病　4~6
运动/感觉异常　4~6
截瘫　4</td><td colspan="2">骨/脊柱手术　5
手术时间＞2 小时　5
手术时间＞6 小时　8</td></tr>
</table>

注：评估值 10~14 分，轻度危险；15~19 分，高度危险；>20 分，非常危险

3. 注意事项

（1）根据患者年龄、病情选择合适的评估工具。

（2）当评分显示患者有发生压疮风险时，请及时采用相应的压疮护理防范措施。

（3）预防压疮的主要护理措施如下：①至少 2 小时更换体位一次，根据情况可缩短时间。②使用交替式气垫床。③床头抬高角度＜30° ④每 1~2 小时用软枕垫于肩胛下、骶部、足跟处。⑤骶部贴保护膜、减压贴。⑥保持患者皮肤清洁，避免局部刺激，及时清理患者尿液、大便、汗液等机体排泄物和分泌物。⑦鼓励患者进食高蛋白、高热量、高维生素、富含钙、富含锌等食物。⑧心理疏导，多鼓励患者正确面对疾病。⑨用温水给患者清理、清洁，不宜用酒精和热水。⑩对家属及患者开展压疮预防宣教。

三、压疮伤口评估内容

1. 伤口大小的评估

量伤口大小，应以患者身体的头至脚为纵轴，测量伤口表面最长处，同法以患者身体横向为宽，测量伤口表面最宽处，以此计算伤口表面积，见图 2-5。如果使用数码相机拍照记录，注意使用同一数码相机，保证每次拍照的距离和角度一致，或将专用的纸质伤口标尺，放在伤口旁边拍照记录，也可以采用透明薄膜直接覆盖在伤口表面，用彩色马克笔描摹的方法记录伤口大小。目前已有学者借用计算机图像技术、伤口面积测量软件等，可随时随地完成伤口面积测量。

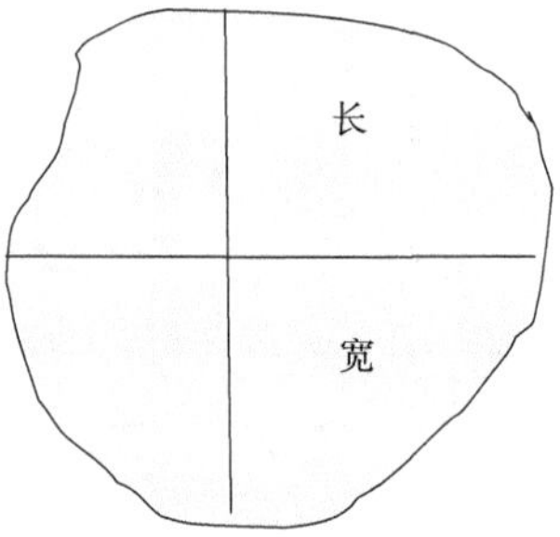

图 2-5 伤口大小评估示意图

2. 伤口深度的评估

可以采用探针或无菌棉签等探入伤口最底部，深入的长度即压疮的深度，见图 2-6，若有坏死组织覆盖伤口，则须清创后再测量。有研究者发明了一种压疮深度探测仪，利用红外热线成像原理和热成像分析软件，对压疮创面与其周围组织皮肤温度进行监测与分析处理，从而准确评估压疮深度。

3. 伤口潜行的测量

潜行是指皮肤边缘与伤口床之间的肉眼可见的袋状空穴。其测量方法同伤口深度测量方法，沿伤口四周边缘逐一测量；记录方法采用顺时针方法记录，如 3~6 点 2 厘米潜行。

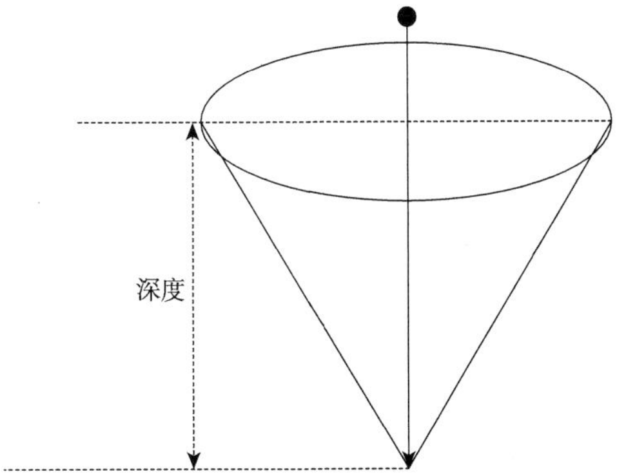

图 2-6 伤口深度评估示意图

4. 伤口渗出液的评估

伤口渗出液的评估主要是对渗出液的量、颜色、气味三方面评估，见表 2-11。

表 2-11 伤口渗出液的评估

渗出液量（24 小时）	渗出液颜色	渗出液气味
无渗出：无可见的湿润，内层敷料干燥	血清性：清亮透明，主成分为血清含少量细胞	无味
少量渗出：伤口组织湿润，内层敷料渗液范围小，24 小时渗出量 < 5 毫升	血性：红色，主要成分为红细胞，含血液的其他成分	臭味、腐烂气味，伤口有细菌感染
中等量渗出：伤口组织浸润，内层敷料湿透，外层敷料渗液范围大，24 小时渗出量为 5~10 毫升	浆液性：淡红色清亮液体，主成分为红细胞	
大量渗出：伤口组织浸润，内外层敷料均呈饱和状态，并有渗液溢出衣服及其他地方，24 小时渗出量 > 10 毫升	脓性：黄绿色黏稠液体，主要成分是白细胞吞噬后的残留物及微生物	

5. 伤口基底组织类型

伤口基底组织类型见表 2-12。

表 2-12 伤口基底组织类型

组织类型	组织活力	特点
坏死组织	无活力	组织已坏死，失去了组织的生理成分与生物活性
焦痂	无活力	黑色或灰色的坏死组织，与下面组织黏附紧密或松脱
腐肉	无活力	松软而湿润的组织，可能为白色、黄色、褐色或绿色
无颗粒肉芽组织	有活力	伤口红色肉芽组织无颗粒状，肉芽表面光滑
上皮	有活力	再生的上皮组织覆盖伤口，呈粉红色

四、压疮愈合的评估工具

（一）评估方法

连续动态的伤口评估是压疮治疗中至关重要的一步。传统的压疮发展过程主要是以病理改变、皮肤组织受损部位、感觉障碍程度、创面颜色等进行临床分期，均为文字和图片相结合的界定，除了各期之间压疮的表现不同能体现压疮的进程外，每期的压疮发展过程则不能评价，且评估具有一定的主观性。压疮愈合评价量表是以量化方式将压疮的分期联系起来，以更好地掌握压疮的治愈进程，选择更为有效的压疮治疗方案。压疮愈合评估主要由伤口专科护士通过测量、观察完成评估过程。

（二）评估工具

国内对压疮愈合评估工具研究较少，目前国外使用广泛的压疮愈合评估工具有 Bates-Jensen 伤口评价工具（Bates-Jensen wound assessment tool，BWAT）、压疮愈合计分量表（pressure ulcer scale for healing，PUSH）和压疮愈合状态评价及分类量表（depth，exudate，size，inflammation/infection，granulation，necrotic tissue，DESIGN）的修订版，即 DESIGN-R 量表。

（1）Bates-Jensen 伤口评价工具（表 2-13）主要包括大小、深度、边缘、潜行、坏死组织类型、坏死组织量、渗液类型、渗液量、周围皮肤颜色、周围组织水肿、周围组织硬度、肉芽组织、上皮化 13 个项目，每个项目赋予分值 1~5 分，总分是 13~65 分，分值越高表示压疮越严重，使用频率为每周 1 次。该评价工具对伤口评价详细、全面，但每次评价所用时间过长，评价过程烦琐，不易掌握。

表 2-13 Bates-Jensen 伤口评价工具

条目	评估标准	日期/得分
1.大小	1=长×宽<4 平方厘米	
	2=长×宽=4~16 平方厘米	
	3=长×宽=16.1~36 平方厘米	
	4=长×宽=36.1~80 平方厘米	
	5=长×宽>80 平方厘米	
2.深度	1=皮肤完整	
	2=表皮和/或真皮部分皮层破损	
	3=全皮层破损，包括皮下组织损伤或坏死，被肉芽组织覆盖	
	4=坏死组织覆盖	
	5=全层皮破损，肌肉、骨骼或支撑结构出现损伤或坏死	
3.边缘	1=模糊，弥散，不能清楚看见	
	2=清晰，轮廓清晰可见，附着于伤口基底	
	3=界限清楚，没有附着于伤口基底	
	4=界限清楚，没有附着于伤口基底，内卷，增厚	
	5=界限清楚，纤维化，瘢痕或角化过度	
4.潜行	1=无	
	2=所有区域潜行深度<2 厘米	
	3=潜行深度 2~4 厘米，并占伤口边缘>50%	
	4=潜行深度 2~4 厘米，并占伤口边缘<50%	
	5=所有区域潜行深度>4 厘米或出现窦道	

续表

条目	评估标准	日期/得分
5.坏死组织类型	1=无	
	2=白色或灰色的无活性组织和/或非黏附黄色腐肉	
	3=疏松黄色腐肉	
	4=黏附，软，黑痂	
	5=牢牢黏附，坚硬，黑痂	
6.坏死组织量	1=无	
	2=覆盖伤口床＜25%	
	3=覆盖伤口床 50%~75%	
	4=覆盖伤口床 75%~100%	
7.渗液类型	1=无	
	2=血性	
	3=浆性血液，稀薄，水样，淡粉色至粉红色	
	4=浆液样，稀薄，水样，清澈	
	5=脓样，稀薄或黏稠，不透明的棕色到黄色，伴或者不伴有臭味	
8.渗液量	1=无，伤口干燥	
	2=很少，伤口湿润，但无明显渗液	
	3=少量	
	4=中量	
	5=大量	
9.周围皮肤颜色	1=粉红色或种族正常的皮肤颜色	
	2=鲜红色和/或触摸变白	
	3=白色或灰白色或色素减退	
	4=暗红色或紫色或指压不变白	
	5=黑色或色素沉着	
10.周围组织水肿	1=无肿胀或水肿	
	2=非凹陷性水肿延伸小于伤口周围 4 厘米	
	3=非凹陷性水肿延伸大于伤口周围 4 厘米	
	4=凹陷性水肿延伸小于伤口周围 4 厘米	
	5=捻发音和/或凹陷性水肿延伸大于伤口周围 4 厘米	
11.周围组织硬化	1=无	
	2=硬化范围＜2 厘米	
	3=硬化范围 2~4 厘米，占伤口周围＜50%	
	4=硬化范围 2~4 厘米，占伤口周围≥50%	
	5=伤口周围任何部位硬化＞4 厘米	
12.肉芽组织	1=皮肤完整或部分皮层伤口	
	2=明亮，深红色，填充 75%~100%的伤口和/或组织增生	
	3=明亮，深红色，填充 25%~75%的伤口	
	4=粉红色或暗红色，填充＜25%	
	5=无肉芽组织	
13.上皮化	1=100%伤口覆盖，表面完整	

续表

条目	评估标准	日期/得分
13.上皮化	2=75%~100%的伤口覆盖和/或上皮组织延伸入伤口床＞0.5 厘米	
	3=50%~75%的伤口覆盖和/或上皮组织延伸入伤口床＜0.5 厘米	
	4=25%~50%伤口覆盖	
	5=＜25%伤口覆盖	

（2）压疮愈合计分量表（表 2-14）评估内容包括压疮面积、渗液量及创面组织类型，压疮面积为创面的最长长度×最宽宽度。该量表总分范围为 0~17 分，分值越大，表示压疮越严重。该量表评估项目较少，具有较强的临床实用性。

表 2-14　压疮愈合计分量表

项目	评分依据					
	0 分	1 分	2 分	3 分	4 分	5 分
压疮面积 长×宽（平方厘米）	0	＜0.3	0.3~0.6	0.7~1.0	1.1~2.0	2.1~3
		6	7	8	9	10
		3.1~4.0	4.1~8.0	8.1~12.0	12.1~24	＞24
渗液量	无	少量	中量	大量		
创面组织类型	闭合	上皮组织	肉芽组织	腐肉	坏死组织	

（3）压疮愈合状态评价及分类量表修订版（表 2-15）共包括深度、渗出液、范围、炎症/感染、肉芽组织、坏死组织 6 项内容，潜行存在时，以 *P* 来记录，创面深度单独评价，其得分与总分分开，总分范围为 0~66 分，分值越高表示压疮越严重，评价频率为每周 1 次。该量表由日本学者开发，现已纳入日本压疮防治指南中。

表 2-15　压疮愈合状态评价及分类量表修订版

深度　以创口内最深的部位来评价，深度（*D*、*d*）得分不在总计分内					
d	0	皮肤无损伤、无发红	*D*	3	伤及皮下脂肪组织
	1	持续发红		4	伤及肌肉、肌腱及骨头
	2	伤及真皮层		5	损伤至关节腔、体腔
				U	深度不能判断时
渗出液					
e	0	无	*E*	6	大量：需要每日 2 次以上更换敷料
	1	少量：不需要每日更换敷料			
	2	中等量：需要每日更换敷料			
范围　测定皮肤损伤范围：直径×直径（平方厘米）					
s	0	无皮肤损伤	*S*	15	＞100
	3	＜4			
	6	4~16			
	8	16~36			
	9	36~64			

续表

范围　测定皮肤损伤范围：直径×直径（平方厘米）					
s	12	64~100	*S*	15	>100
炎症/感染					
i	0	无局部感染	I	3	局部明显感染症状（炎症症状，脓液、恶臭等）
	1	炎性体征（红、肿、热、痛）		9	造成全身影响（发热等）
肉芽组织					
g	0	治愈或创面浅，无肉芽生成	G	4	新鲜肉芽占创面的 10%~50%
	1	新鲜肉芽占创面的 90%以上		5	新鲜肉芽占创面<10%
	3	新鲜肉芽占创面的 50%~90%		6	无新鲜肉芽组织
坏死组织					
n	0	无坏死组织	N	3	坏死组织软
				6	坏死组织硬、厚，并紧贴于伤口
潜行　创口周围（含溃疡面）直径×直径（平方厘米）					
无	0	无潜行	*P*	6	<4
				9	4~16
				12	16~36
				24	>36
部位：骶尾部，坐骨，大转子，足跟部，其他					

五、案例分析

患者李某，男，71 岁，以脑血管意外 2 年，腹痛 1 周主诉入院……入院后急诊剖腹探查为胆囊结石急性发作，行胆囊摘除术。患者意识清楚，言语不清，吞咽功能良好，右侧肢体活动不灵，右侧上下肢肌力 2 级，大便正常，小便偶尔有失禁现象，骶尾部骨突处可见局部有 2 厘米×3 厘米皮肤发红，腹部留有腹腔引流管 2 个。患者既往有高血压病史。

问题：选用何种工具进行压疮危险评分？

分析：该患者为老年患者，骶尾部已发生压疮，为Ⅰ期，建议使用高危压疮评估 Waterlow 压疮危险评估表来进行评分，并及时去除病因，使用透明贴、水胶体或泡沫敷料保护骶尾部骨突处，采取预防压疮的系列护理措施，防止压疮继续发展。

（孔德玲）

第三节　跌倒/坠床评估

跌倒/坠床是指突发、不自主的、非故意的体位改变，身体的任何部位（不包括双脚）意外地触及地上或更低的平面上，是老年及小儿人群常见的伤害之一。

一、评估方法

临床上根据患者的年龄、收住科室、病情选择合适评估表进行合理评估，通过询问、观察等进行评分，具体如下。

1. 评估工具选择

从患者来院时即做好第一次跌倒风险评估，实施预见性护理。跌倒/坠床评估工具有门诊患者跌倒风险评估、急诊患者跌倒/坠床危险因子评估表、眼科患者跌倒/坠床危险因子评估表、住院患者跌倒/坠床危险因子评估表、儿童患者跌倒/坠床危险因子评估表等。

（1）门诊患者跌倒风险评估。门诊患者就诊时，凡发现意识障碍、步态不稳、使用助行器（非独立行走）、双盲/双眼包扎、眼科散瞳/低视力、特殊诊疗后［手术、血透、接受中深度镇静/麻醉（anaesthesia）等］、24 小时内使用易致跌倒药物（包括泄剂、利尿剂、脱水剂、减压药、阿片类止痛药、麻醉药、镇静催眠药、散瞳剂）等情形，即确定为跌倒高风险患者。

（2）急诊患者跌倒/坠床危险因子评估表见表 2-16。

表 2-16　急诊患者跌倒/坠床危险因子评估表

姓名＿＿＿＿＿＿　床号＿＿＿＿＿＿　住院号＿＿＿＿＿＿

入院日期＿＿＿＿＿＿　转入日期＿＿＿＿＿＿　诊断＿＿＿＿＿＿

评估项目	结果	
	是	否
意识障碍		
主诉头晕		
最近 1 年内跌倒史		
步态不稳		
使用助行器（非独立行走）		
双盲/双眼包扎		
眼科散瞳/低视力		
特殊诊疗后（手术、血透等）		
24 小时内使用增加跌倒/坠床风险的药品		

注：结果有 1 项及以上选择“是”即高危跌倒/坠床患者

（3）眼科患者跌倒/坠床危险因子评估表见表 2-17。

表 2-17　眼科患者跌倒/坠床危险因子评估表

姓名＿＿＿＿＿＿　床号＿＿＿＿＿＿　住院号＿＿＿＿＿＿

入院日期＿＿＿＿＿＿　转入日期＿＿＿＿＿＿　诊断＿＿＿＿＿＿

危险因子	分值	分数
最近一年曾有不明原因跌倒经历	1	
意识障碍	1	
视力障碍（单盲、弱视、白内障、青光眼、眼底病、复视）	1	
双盲/双眼包扎	4	
活动障碍，肢体偏瘫	3	
年龄：≥65 岁，＜80 岁（1 分）；≥80 岁（4 分）	1/4	
体能虚弱（生活能部分自理，白天过半时间要卧床或座椅）	3	
头晕、眩晕、体位性低血压	2	
住院中无家人或其他人员陪伴	1	
服用影响意识或活动的药物 □散瞳剂□镇静安眠剂□降压利尿剂□镇惊抗颠□麻醉止痛剂□阵挛抗颠剂	1	
评价总分		

注：总分≥4 分为高危跌倒/坠床患者

（4）住院患者跌倒/坠床危险因子评估表见表 2-18。

表 2-18　住院患者跌倒/坠床危险因子评估表

姓名________________　床号__________________　住院号________________

入院日期____________　转入日期______________　诊　断________________

评价内容		危险因子	分数
最近一年内跌倒史		无	0
		曾有跌倒经历	1
意识障碍		意识正常，或深昏迷	0
		偶尔或持续意识模糊	1
视力障碍		无	0
		单盲、双盲、弱视、白内障、青光眼、眼底病、复视	1
活动障碍	活动能力	活动正常，或卧床无法自行活动者	0
		有活动障碍，需他人、辅助器协助	1
	行为	行为正常，或卧床无法自行活动者	0
		躁动不安、沮丧	1
	排泄	可自行处理，或卧床完全由他人处理	0
		如厕需协助、尿频、腹泻、大小便失禁	1
年龄		<65 周岁	0
		≥65 周岁	1
体能虚弱		步态稳健平衡	0
		步态不稳健平衡	3
头晕、眩晕、体位性低血压		无，或卧床无法自行活动者	0
		有	2
特殊用药：镇静安眠、利尿剂、降压药、麻醉止痛剂、泻剂、散瞳剂		未使用此类药物，或卧床无法自行活动者	0
		24 小时内使用任何一种或以上特殊药物	1
家人或其他人员陪伴		有	0
		无	1

注：总分≥4 分为高危跌倒/坠床患者

（5）儿童患者跌倒/坠床危险因子评估表，适用于 14 周岁以下儿童患者，具体内容见第四章第八节小儿跌倒/坠床风险评估。

2. 注意事项

（1）根据患者的年龄、收住科室、病情选择合适评估表进行合理评估。

（2）新入院/新入科患者进行首次风险评估，及时完成并记录，记录内容包括危险因子、分值、结果及措施。

（3）住院患者每天进行评估并记录，在病情变化（患者意识、肢体活动改变时，增加服用散瞳剂、镇静安眠剂、降压利尿剂、镇挛抗癫剂、麻醉止痛剂等药物，见表 2-19）及跌倒/坠床危险因子项目发生改变时及时再评估并记录。

表 2-19 增加跌倒/坠床风险的药品

药物分类	具体药物
缓泻药	比沙可啶，大黄碳酸氢钠，复方聚乙二醇电解质散，聚乙二醇电解质散，聚乙二醇 4000 散，磷酸钠溶液
利尿脱水剂	呋塞米，螺内酯，氢氯噻嗪，托拉塞米，氨苯蝶啶，乙酰唑胺，醋酸唑胺，甘油果糖，甘露醇，异山梨醇
降压药	阿夫唑嗪，多沙唑嗪，萘哌地尔，坦索罗辛，特拉唑嗪，美托洛尔，比索洛尔，艾司洛尔，阿罗洛尔，阿替洛尔，卡维地洛，普萘洛尔，非洛地平，氨氯地平，氨氯地平阿托伐他汀，贝尼地平，地尔硫卓，丁咯地尔，氟桂利嗪，拉西地平，洛美利嗪，左旋氨氯地平，尼莫地平，尼群地平，硝苯地平，乐卡地平，维拉帕米，波生坦，地巴唑，复方利血平，可乐定，吲达帕胺，单硝酸异山梨酯，硝酸异山梨酯，硝酸甘油，硝普钠，珍菊降压，卡托普利，福辛普利，贝那普利，雷米普利，依那普利叶酸，培哚普利，培哚普利吲达帕胺，奥美沙坦，厄贝沙坦，厄贝沙坦氢氯噻嗪，坎地沙坦，氯沙坦，氯沙坦氢氯噻嗪，替米沙坦，替米沙坦氢氯噻嗪，缬沙坦，缬沙坦氨氯地平，缬沙坦氢氯噻嗪，乌拉地尔
阿片类止痛药	芬太尼注射液（透皮贴剂），吗啡注射液（片，缓释片），氨酚羟考酮片，注射用瑞芬太尼，布托啡诺注射液，舒芬太尼注射液，羟考酮缓释片，喷他佐辛注射液，洛芬待因片（缓释片），氨酚双氢可待因片，地佐辛注射液
麻醉药	异氟烷液，丙泊酚注射液，吸入用七氟烷，依托咪酯脂肪乳注射液，普鲁卡因注射液，利多卡因注射液（胶浆），布比卡因注射液，注射用丁卡因，罗哌卡因注射液，阿替卡因肾上腺素注射液
镇静、催眠药	苯巴比妥片，司可巴比妥胶囊，地西泮片，地西泮注射液，艾司唑仑片，硝西泮片，三唑仑片，氯硝西泮片，氯硝西泮注射液，劳拉西泮片，酒石酸唑吡坦片
散瞳剂	阿托品滴眼液，复方托吡卡胺滴眼液

（4）当住院患者跌倒/坠床评分≥4 分时为高危跌倒/坠床患者，应对患者及家属做好预防跌倒/坠床护理措施宣教（表 2-20）。

表 2-20 预防患者跌倒护理措施记录表

项目	内容	执行打钩	备注
提高危机意识	腕带上粘贴“小心跌倒/坠床”标识，并在床头挂“防跌倒/坠床”标识		
	让患者或家属了解发生跌倒的危险性，给予预防跌倒宣教单		
	让患者及家属了解目前的行动能力或限制，提高警觉		
	教导患者照顾者，离开病房前应告知患者及主管护士		
	建议家属 24 小时陪护		
满足要求	教导患者知道电源开关位置		
	教导患者及照顾者呼叫铃的位置与使用方法		

续表

项目	内容	执行打钩	备注
满足要求	给予便器，并放置适当的位置		
环境方面	患者卧床时应使用床栏，请家属勿与患者挤睡一张病床		
	卧床期间请随时将床栏拉起，若需下床应先将床栏放下，切勿翻越		
环境方面	检查、调整床的高度，以患者坐在床缘时，脚不悬空为合适高度		
	请勿打开床刹，以免床体晃动		
	光线明亮、无障碍物、衣裤长度合适、穿防滑鞋子		
	保持过道宽敞		
	注意地面湿滑有告示牌，应保持地面干燥，特别注意浴室干燥		
助行方面	改变体位应遵守“三部曲”，即平躺 30 秒，坐起 30 秒，站立 30 秒，再行走		
	教导轮椅使用方法、下床方法、如厕注意事项等		
	提供适当的助行器，并放置适当的位置		
药物	让患者及家属了解一些正确服用会导致跌倒的药物名称		
	观察相关药物反应（疗效及副作用）		
其他			
	签名		

（5）当住院患者跌倒/坠床评分≥4 分时为高危跌倒/坠床患者，应签署《跌倒/坠床预防告知书》（附件 2-1）。

（6）患者发生跌倒/坠床事件由当班护士填写护理不良事件报告表并呈报。

（7）跌倒伤害程度分级如下：①无伤害。②轻度伤害，导致需包扎、冰敷、清创、抬高患肢、局部用药等损伤或擦伤。③中度伤害，导致需缝合、应用皮肤或夹板的损伤，肌肉损伤，关节损伤等伤害。④重度伤害，导致需手术、石膏/支具固定、牵引等的骨折或损伤，或需明确有无神经损伤、内脏损伤等伤害。⑤死亡，跌倒/坠床为直接原因导致患者死亡。⑥无法判断，从文书记录中无法判断患者跌倒/坠床的伤害。

二、案例分析

患者李某，男性，65 岁，门诊拟“颈椎病”收住入院，入院时患者双下肢有麻木感，行走时有踩棉花感，既往有高血压病史 2 年，规律服用络活喜等治疗。责任护士对其进行跌倒评分 5 分。

问题：评估方法是否正确？预防措施是否落实到位？

分析：

（1）老年人年龄≥65 岁，评 1 分；行走时有踩棉花感，步态不稳健平稳，评 3 分；高血压病史，服用络活喜降压治疗药物，评分 1 分。跌倒总分 5 分。

（2）针对该高危患者，责任护士应在床头、手腕带上悬挂和粘贴预防跌倒/坠床标识，签署《跌倒/坠床预防告知书》，同时对患者及家属做好预防跌倒/坠床的宣教，并定期评估患者对宣教的了解程度。

（王　谊　蔡张滢）

第四节　ADL 评估

一、概念

ADL 是指人们为独立生活而每天必须反复进行的最基本、具有共性的身体动作群，即进行衣、食、住、行、个人卫生等基本动作和技巧。广义的 ADL 是指人们在家庭生活、工作和社区中的活动，包括人们的 ADL、判断能力、与他人交流的能力、执行社会任务的能力，以及在经济上、社会上和职业上安排自己生活方式的能力等。

二、ADL 评定的目的

ADL 评定是用科学的方法，尽可能地了解并概括患者 ADL 的各项基本功能的状况，明确他们是怎样进行日常生活的、能做多少、难以完成的项目是哪些、障碍程度如何。其目的是明确障碍情况，确定康复目标，制订康复计划，评估康复疗效。

三、评定内容

（1）体位转移能力：床上体位及活动能力、坐起及坐位平衡能力、站起及站立平衡能力。

（2）个人卫生自理能力：更衣、个人卫生、进食（准备食物和使用餐具）。

（3）行走及使用交通工具的能力：室内室外行走、上下楼梯、使用轮椅、上下汽车。

（4）交流能力：阅读书报、书写、使用辅助交流工具。

（5）社会认知：社会交往、解决问题能力、记忆能力。

四、评定方法

（1）直接观察法。

（2）间接评定法：询问患者和家属。

五、ADL 常用量表

ADL 分为基础性日常生活活动（basic activity of daily living，BADL）和工具性日

常生活活动（instrumental activity of daily living，IADL）。BADL 评定常用量表包括 Barthel 指数、Katz 指数、PULSES①评定等。IADL 评定常用量表有功能活动问卷（the functional activities questionary，FAQ）。

（一）Barthel 指数

Barthel 指数产生于 20 世纪 50 年代中期，称为 Maryland 残疾指数，20 世纪 60 年代中期称为 Bathel 指数。Barthel 指数共有 10 项，2~4 个功能等级，总分 100 分。

1. Bathel 指数内容

（1）进食：10 分，患者能独立拿到食物，在正常的时间内独立完成；5 分，需要较多的帮助或在较长时间完成；0 分，不能完成。

（2）床椅转移：15 分，能坐起和躺下；10 分，需要稍加帮助、提醒和安全监护；5 分，能自己从床上坐起，但要较多帮助才能到轮椅；0 分，完全不能移动。

（3）修饰：5 分，独立完成洗脸、梳头、刷牙、刮脸等；0 分，需协助。

（4）穿脱衣服：10 分，独立完成，包括戴支具；5 分，需帮助，或在正常时间内完成一半；0 分，需要极大帮助。

（5）进出厕所：10 分，独立进出厕所以及完成上厕所的一切手续；5 分，需帮助，能穿脱裤子、保持平衡、完成便后卫生；0 分，需极大帮助。

（6）洗澡：5 分，独立完成；0 分，不能独立完成。

（7）大便控制：10 分，能控制或独立完成；5 分，用栓剂或灌肠，偶有失禁；0 分，经常失禁。

（8）小便控制：10 分，能控制，脊髓损伤患者能自己使用尿袋或其他用具，并能排空尿液及清洗；5 分，偶有失控；0 分，经常失控。

（9）行走：15 分，独立行走 50 米以上，可以穿假肢或矫形器，但不包括轮椅；10 分，在较少帮助下能走 50 米，在监督或帮助下能完成假肢或矫形器的穿戴；5 分，能操纵轮椅行走 50 米，能如厕等；0 分，完全不能独立。

（10）上下楼梯：10 分，独立上下一层楼，可用手杖等；5 分，在监督或帮助下能上下楼梯；0 分，需极大帮助。

2. 自理能力分级

自理能力分级见表 2-21。

表 2-21 自理能力分级

自理能力等级	等级划分标准	需要照顾程度
重度依赖	总分≤40 分	全部需他人照护
中度依赖	总分 41~60 分	大部分需他人照护

① PULSES 为 physical condition（躯体状况）、upper limb function（上肢功能及日常生活自理情况）、lower limb function（下肢功能及行动）、sensory component（感觉与语言交流功能）、excretory function（排泄功能）、social activities（社会活动功能）等六项指标英文单词首字母的缩写。

续表

自理能力等级	等级划分标准	需要照顾程度
轻度依赖	总分 61~99 分	日常生活基本自理，少部分需他人照护
无依赖	总分 100 分	ADL 能力良好，无须帮助

（二）Katz 指数

（1）Katz 指数评定内容。Katz 指数是根据人体功能发育学的规律制定的，有六项评定内容，依次为洗澡、穿衣、如厕、转移、大小便控制、进食，六项评定内容按照由难到易的顺序进行排列，不宜随意改变次序。

（2）Katz 指数评定分级。Katz 指数把 ADL 功能状态分为 A~G 七个功能等级，A 级为完全自理，G 级为完全依赖，从 A 级到 G 级独立程度依次下降，详见表 2-22。

表 2-22 Katz 指数评定分级

级别	完成能力
一级（A）	六项活动均能独立完成
二级（B）	能独立完成六项活动中的任意五项，只有一项不能独立完成
三级（C）	能独立完成四项，不能完成洗澡和其他任意一项
四级（D）	能独立完成三项，洗澡、穿衣和其他任意一项不能完成
五级（E）	能独立完成二项，洗澡、穿衣、如厕和其他任意一项不能完成
六级（F）	只能完成进食或大小便控制一项活动，其余均不能完成
七级（G）	所有六项活动均不能独立完成

（三）PULSES 评定

PULSES 评定是一种总体功能评定方法，包括躯体状况、上肢功能及日常生活自理情况、下肢功能及行动、感觉与语言交流功能、排泄功能、社会活动功能等 6 方面的内容，可信度较高。

1. PULSES 评定内容

（1）躯体状况：指内脏器官如心血管、呼吸、胃肠道、泌尿、内分泌、神经系统疾患。

（2）上肢功能及日常生活自理情况：指进食、穿衣、穿戴假肢或矫形器、梳洗等。

（3）下肢功能及行动：指步行、上下楼梯、使用轮椅、身体从床移动至椅或从椅移动到床、如厕的情况等。

（4）感觉与语言交流功能：指与语言交流（听、说）和视力有关的功能。

（5）排泄功能：指大小便自理和控制程度。

（6）社会活动功能：指精神和情感状况对家庭和社会环境的适宜能力。

2. PULSES 评定标准

PULSES 评定标准见表 2-23。

表 2-23　PULSES 评定标准

项目	1分	2分	3分	4分
躯体状况	内科情况稳定，只需每隔 3 个月复查一次	内科情况尚属稳定，每隔 2~10 周复查一次	内科情况不太稳定，最低限度每周复查一次	内科情况不太稳定，每天要严密进行医疗监护
上肢功能及日常生活自理情况	生活自理，上肢无残损	生活自理，但上肢有一定残损	不能自理，需别人辅助或指导，上肢有残损或无残损	生活完全不能自理，上肢有明显残损
下肢功能及行动	独立步行移动，下肢无残损	基本能独自行动，下肢有一定残损，需使用步行辅助器械、支具或假肢，或利用轮椅能在无梯级的地方充分行动	在扶助下才能行动，下肢有或无残损，利用轮椅能做部分活动	完全不能独自行动，下肢有严重残损
感觉与语言交流功能	能独自进行语言交流，视力无残损	基本能进行语言交流，视力基本无障碍，但感官及语言交流功能有一定缺陷	在别人帮助下能进行语言交流，视力严重障碍	聋、盲、哑，不能进行语言交流，无有用视力
排泄功能	大小便完全自控	基本上能控制膀胱括约肌和直肠括约肌，可参加社交活动，或虽插导尿管，但尚能自理	在别人的帮助下，能处理好大小便排泄问题，偶尔有尿床或溢粪	大小便失禁，常有尿床或溢粪
社会活动功能	能完成日常任务，并能尽家庭及社会职责	基本上适应，但需要在环境、工作性质和要求上稍做调整和改变	适应程度差，需在别人帮助、指导和鼓励下，才能适应家庭和社会环境	完全不适应在家庭和社会环境下生活，需长期住院治疗或休养

3. 自理能力分级

PULSES 总分的评判标准为六项评分所得值相加。自理能力分级见表 2-24。

表 2-24　自理能力分级

自理能力等级	评定得分
自理能力情况最佳	6
独立生活能力轻度受限	6~12
生活自理能力重度受限	12~16
有严重残疾	>16

（四）功能活动问卷

功能活动问卷由 Pfeffer 于 1982 年提出，原用于研究社区老人的独立性和轻症老年性痴呆的分级（询问患者家属）。

（1）功能活动问卷内容见表 2-25。

表 2-25　功能活动问卷表

姓名＿＿＿＿＿　性别＿＿＿＿＿　年龄＿＿＿＿＿＿　诊断＿＿＿＿＿＿＿

项目	正常或从未做过，但能做（0分）	困难但可单独完成或从未做（1分）	需要帮助（2分）	完全依赖他人（3分）
1.每月平衡收支的能力，算账的能力				
2.工作能力				

续表

项目	正常或从未做过，但能做（0分）	困难但可单独完成或从未做（1分）	需要帮助（2分）	完全依赖他人（3分）
3.能否到商店买衣服、杂货和家庭用品				
4.有无爱好，会不会下棋和打扑克				
5. 会不会做简单的事，如点炉子、泡茶等				
6.会不会准备饭菜				
7.能否了解最近发生的事件（时事）				
8.能否参加讨论和了解电视、书或杂志的内容				
9.能否记住约会时间、家庭节目和吃药				
10.能否拜访邻居，自己乘公共汽车				
总分				

（2）评分标准。从评分可知，分数越高障碍越重，低于 5 分为正常，大于 5 分为异常。

六、案例分析

患者男性，67 岁，因左侧脑基底节出血导致右侧偏瘫和失语 1 个月入院。患者大小便可控制，但穿脱衣裤及便后处理依赖家人，两人扶持下可坐起，可用左手抓匙吃饭，但不能自己盛饭，可用家人递上的毛巾擦脸，自己不会拧干，不能步行，情绪低落。

问题：

（1）用 PULSES 评定、Bathel 指数两种方法评定该患者总分。

（2）简述上述两种方法的具体分级、评分标准。

分析：

PULSES 评定评分：躯体状况，4 分；上肢功能及日常生活自理情况，3 分；下肢功能及行动，4 分；感觉与语言交流功能，4 分；排泄功能，1 分；社会活动功能，4 分。总分 20 分，提示有严重残疾。

Bathel 指数评分：修饰，0 分；进出厕所，0 分；进食，10 分；大便控制，10 分；小便控制，10 分；床椅转移，5 分；行走，0 分；穿脱衣服，0 分；上下楼梯，0 分；洗澡，0 分。总分 35 分，为重度依赖，全部需他人照护。

PULSES 评定评分分级：分四级，分别为自理能力情况最佳 6 分，独立生活能力轻度受限 6~12 分，生活自理能力重度受限 12~16 分，有严重残疾大于 16 分。

Bathel 指数评分分级：分四级，重度依赖，总分≤40 分；中度依赖，总分 41~60 分；轻度依赖，总分 61~99 分；无依赖，总分 100 分。

（李育梅）

第五节　营养风险评估

一、营养风险的概念

营养风险是指现存的或潜在的与营养因素相关的导致患者出现不利临床结局的风险。

二、营养风险筛查的概念

营养风险筛查是发现患者是否存在营养问题和是否需要进一步全面营养评估的过程。营养风险筛查是一个快速而简单的过程，通过营养风险筛查，如果发现患者存在营养风险，即可制订营养计划，如果患者存在营养风险但不能实施营养计划或不能确定患者是否存在营养风险时，需进一步进行营养评估。

三、营养风险筛查的实施

大多数的营养风险筛查工具都包含了四个问题：①近期的体重变化；②近期的膳食摄入状况；③近期的 BMI；④近期的疾病状况或其他导致营养不良的危险因素。目前，在临床工作中应用的营养评定工具有 10 余种之多，包括使用单一指标和复合指标两类。近年来主要研究集中在探讨复合指标的筛查工具，以提高筛查的敏感性和特异性。目前常见的筛查工具有营养风险筛查 2002（nutritional risk screening 2002，NRS 2002）、营养不良通用筛查工具（malnutrition universal screening tools，MUST）、主观全面评定法（subjective global assessment，SGA）、特殊人群的营养评估等。

1. 营养风险筛查 2002

营养风险筛查 2002（表 2-26），是由 ESPEN（European Society of Parenteral and Enteral Nutrition，即欧洲肠内肠外营养学会）2002 年提出的，并推荐使用的营养风险筛查工具。该评估方法建立在循证医学基础上，适用于一般成年住院患者，简便易行，具体步骤包括初步营养风险筛查及再次营养风险筛查，评估内容包括人体测量、近期体重变化、营养状况、疾病严重程度 4 个方面。

表 2-26　营养风险筛查 2002

第一步：初步营养风险筛查			
序号	筛查项目	是	否
1	BMI > 20.5 千克/米^2（中国人应该 BMI > 18.5 千克/米^2）		
2	患者在过去 3 个月有体重下降吗？		

续表

第一步：初步营养风险筛查

序号	筛查项目	是	否
3	患者在过去1个月有体重下降吗？		
4	患者有严重的疾病吗（如在重症监护室治疗）？		

如果以上任一问题回答“是”，则直接进入再次营养风险筛查；如果所有的问题回答“否”，应每周重复调查 1 次。例如，患者计划接受腹部大手术治疗，可以制订预防性营养支持计划，以降低营养风险

第二步：再次营养风险筛查

营养状况			疾病严重程度（≈需要量的增加）		
无	0分	正常营养状态	无	0分	
轻度	1分	3个月内体重丢失大于5%，或前1周的食物摄入量低于正常食物需求的50%~75%	轻度	1分	髋骨折、慢性疾病有急性并发症；肝硬化、慢性阻塞性肺病、长期血液透析、糖尿病、恶性肿瘤
中度	2分	2个月内体重丢失大于5%，或者BMI在18.5~20.5千克/米^{2}且基本营养状况差，或前1周的食物摄入量为正常食物需求量的25%~60%	中度	2分	腹部大手术、卒中、重症肺炎、血液系统恶性肿瘤
严重	3分	1个月内体重丢失大于5%（3个月内大于15%），或BMI小于18.5千克/米^{2}且基本营养状况差，或前1周的食物摄入量为正常食物需求量的0%~25%	严重	3分	头部损伤、骨髓移植、重症监护的患者（APACHEⅡ[1)]>10）
分数			分数		
年龄	如果年龄≥70岁，在总分基础上加1分		总分		

1）APACHEⅡ为急性生理学及慢性病健康状况评分Ⅱ

注：表中疾病严重程度的定义如下。

（1）1分：慢性疾病患者因出现并发症而住院治疗。患者虚弱但不需卧床，蛋白质需要量略有增加，但可以通过口服来补充。

（2）2分：患者需要卧床，如腹部大手术，蛋白质需要量相应增加，但大多数人仍可以通过人工营养得到恢复。

（3）3分：患者在重症病房中靠机械通气支持，蛋白质需要量相应增加而且不能被人工营养所补充，但是通过人工营养可以使蛋白质分解和氮丢失明显减少。对于营养风险筛查评分≥3分的患者应设定营养支持计划，包括：严重营养状态受损（≥3分），严重疾病（≥3分），中度营养状态受损+轻度疾病（2+1分），轻度营养状态受损+中度疾病（1+2分）

国内外多项研究证明了营养风险筛查 2002 的可信度和效度，适用于 99%以上的中国住院患者。营养风险筛查 2002 的不足之处在于患者卧床无法测量体重，或有水肿、腹水等影响体重测量，以及意识不清无法回答评估者的问题，该工具的使用受到限制。同时，使用者也需经过一定的培训。

2. 营养不良通用筛查工具

营养不良通用筛查工具（图 2-7）是由英国肠外肠内营养协会提出的，适用于不同医疗机构、不同专业人员（如护士、医师、营养师、社会工作者和学生等）使用，是所有住院患者的营养风险筛查工具。该工具主要用于蛋白质-热量营养不良及其风险的筛查，包括三方面评估内容：①BMI；②体重减轻；③急性疾病影响。通过以上三部分的评分最终得出总分，营养不良整体性风险分为低度风险、重度风险、高度风险。

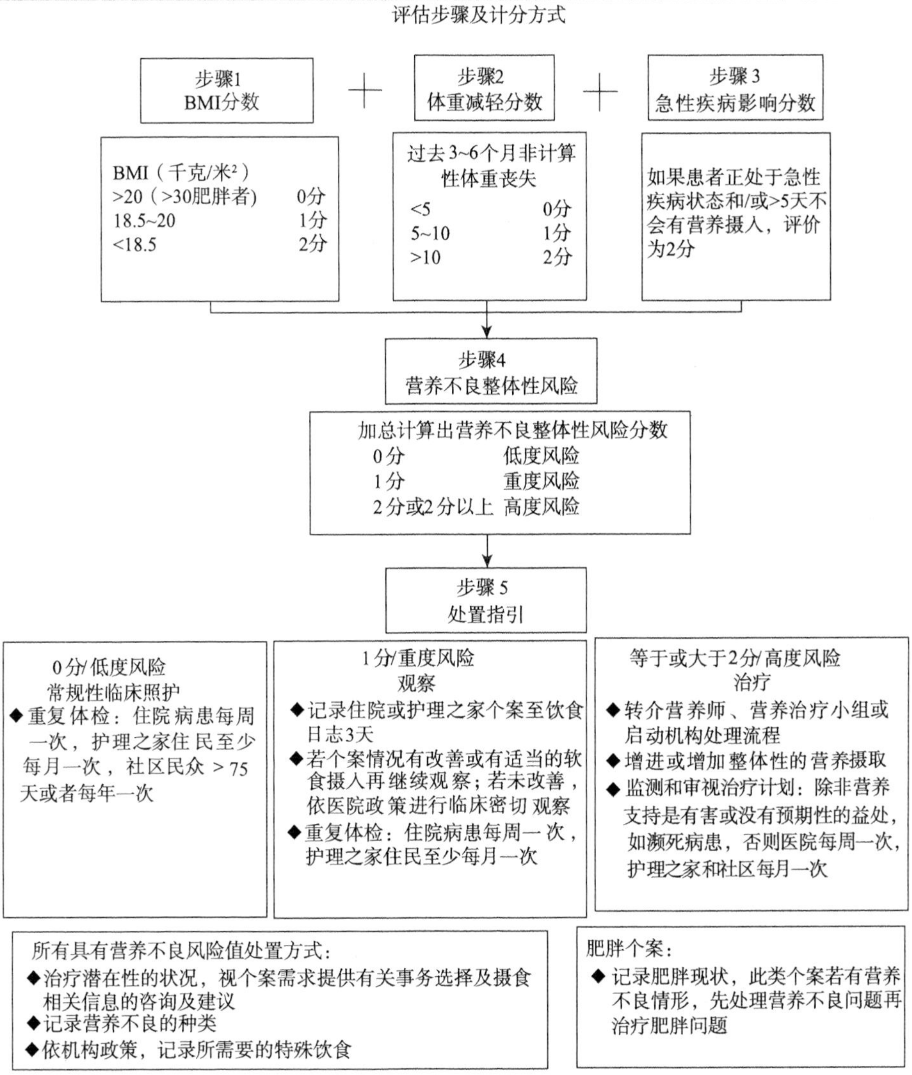

图 2-7 营养不良通用筛查工具

营养不良通用筛查工具是新近发展的营养风险筛查工具，需进一步的研究证明其预测性和有效性。

3. SGA

SGA（表 2-27~表 2-29）是由 ASPEN（American Society for Parenteral and Enteral Nutrition，即美国肠外肠内营养学会）推荐的营养状况的评估工具，其评估项目包含详细的病史与人体学测量指标。

（1）病史：主要包括体重的变化、进食情况的变化、胃肠道症状、运动能力的改变、疾病状态下的代谢需求五方面。

（2）人体学测量：主要包括皮下脂肪的丢失、肌肉的消耗、踝部水肿、骶部水肿、腹水五方面。

表 2-27 SGA 内容

项目	评估内容				评估结果
1.体重的变化	您目前的体重是多少?				千克
	与您 6 个月前的体重相比有变化吗?				A B C
	近 2 周体重变化了吗? 不变—增加—减少				A B C
2.进食情况的变化	您的食欲? 好—不好—正常—非常好				进食情况的变化
	您的进食量有变化吗? 不变—增加—减少				A B C
	这种情况持续多久?				进食情况发生的时间
	您的食物类型有变化吗? 没有变化—半流食—全流食—无法进食				A B C
3.胃肠道症状	近 2 周以来您经常出现下列问题吗?				A B C
	(1)没有食欲:从不—很少—每天—每周 1~2 次—每周 2~3 次				
	(2)腹泻:从不—很少—每天—每周 1~2 次—每周 2~3 次				
	(3)恶心:从不—很少—每天—每周 1~2 次—每周 2~3 次				
	(4)呕吐:从不—很少—每天—每周 1~2 次—每周 2~3 次				
4.运动能力的改变	您现在还像往常那样做以下的事吗?				A B C
	(1)散步:没有—稍减少—明显减少—增多				
	(2)工作:没有—稍减少—明显减少—增多				
	(3)室内活动:没有—稍减少—明显减少—增多				
	(4)在过去的 2 周内有何变化:有所改善—无变化—恶化				
5.疾病状态下的代谢需求	疾病诊断 代谢应激				A B C
人体学测量	皮下脂肪	良好	轻至中度	重度营养不良	A B C
	下眼睑				
	二/三头肌				
	肌肉消耗	良好	轻至中度	重度营养不良	A B C
	颞部				
	锁骨				
	肩				
	肩胛部				
	骨间肌				
	膝盖				
	股四头肌				
	腓肠肌				
	水肿	良好	轻至中度	重度营养不良	A B C
	腹水	良好	轻至中度	重度营养不良	A B C

表 2-28 SGA 病史

项目	评估内容
1.体重的变化	6 个月内体重变化：A=体重变化＜5%，或 5%~10%但正在改善
	B=持续减少 5%~10%，或由 10%升至 5%~10%
	C=持续减少＞10%
	2 周内体重变化：A=无变化，正常体重或恢复到 5%内
	B=稳定，但低于理想或通常体重；部分恢复但不完全
	C=减少/降低
2.进食情况的变化	进食变化：A=好，无变化，轻度，短期变化
	B=正常下降，但在减少；差，但在增加；差，无变化
	C=差，并在减少；差，无变化
	进食变化的时间：A=＜2 周，变化少或无变化
	B=＞2 周，轻至中度低于理想进食量
	C=＞2 周，不能进食，饥饿
3.胃肠道症状	A=少有，间断
	B=部分症状，＞2 周；严重、持续的症状，但在改善
	C=部分或所有症状，频繁或每天，＞2 周
4.运动能力的改变	A=无受损，力气/精力无改变或轻至中度下降但在改善
	B=力气/精力中度下降但在改善；通常的活动部分减少；严重下降但在改善
	C=力气/精力严重下降，卧床
5.疾病状态下的代谢需求	A=无应激
	B=低水平应激
	C=中度~高度应激

表 2-29 SGA 人体学测量

皮下脂肪	要旨	良好	轻至中度	重度营养不良
下眼睑		轻度凸出的脂肪		黑眼圈，眼窝凹陷，皮肤松弛
二/三头肌	臂弯曲，不能捏起肌肉	大量的脂肪组织		两指间空隙很少，甚至紧贴
肌肉消耗	要旨	良好	轻至中度	重度营养不良
颞部	直接观察，让患者头侧向一边	看不到明显的凹陷	轻度凹陷	凹陷
锁骨	看锁骨是否凸出	男性看不到，女性可看到但不凸出	部分凸出	凸出
肩	看骨是否凸出，形状，手下垂	圆形	肩峰轻度凸出	肩锁关节方形，骨骼凸出
肩胛部	患者双手前推，看骨是否凸出	不凸出，不凹陷	骨轻度凸出，肋、肩胛、肩、脊柱间轻度凹陷	骨凸出，肋、肩胛、肩、脊柱间凹陷
骨间肌	手背，前后活动拇指和示指	肌肉凸出，女性可平坦	轻度	平坦和凹陷

续表

肌肉消耗	要旨	良好	轻至中度	重度营养不良
膝盖：下肢变化不明显	患者坐着，腿支撑在矮板凳上	肌肉凸出，骨不凸出		骨凸出
股四头肌	不如上肢敏感	圆形，无凹陷	轻度凹陷，瘦	大腿内部凹陷，明显消瘦
腓肠肌		肌肉发达		瘦，无肌肉轮廓
水肿/腹水	活动受限的患者检查骶部	无	轻至中度	明显

注：皮下脂肪 A=大部分或所有部分减少；B=大部分或所有部分轻至中度减少或部分部位中至重度减少；C=大部分或所有中至重度减少。肌肉消耗 A=大部分肌肉改变少或无变化；B=大部分肌肉轻至中度改变，一些肌肉中至重度改变；C=大部分肌肉重度改变。水肿 A=正常或轻微；B=轻至中度；C=重度。腹水 A=正常或轻；B=轻至中度；C=重度

SGA 评分等级：A=营养良好（大部分是 A，或明显改善）；B=轻至中度营养不良；C=重度营养不良（大部分是 C，明显的躯体症状）。

研究证实了 SGA 的可信性和有效性，通过 SGA 发现的营养不良患者并发症的发生率是营养良好患者的 3~4 倍，但也有一定的局限性，SGA 侧重于筛查出慢性的或已经存在的营养不良，而不能很好地体现急性的营养状况的变化。

4. 特殊人群的营养评估

（1）微型营养评定（mini nutrition assessment，MNA）。微型营养评定（表 2-30）是一种用于老年患者营养风险评估的工具，更适合于发现 65 岁以上的严重营养不良的患者，不仅适用于住院患者，也可用于出院在家的老年患者，还可用于预测健康结局、社会功能、病死率、就诊次数和住院费用等。微型营养评定表使用快速、简单、易操作，一般仅需要 10 分钟即可完成。其第一部分为营养风险筛查，第二部分为营养评估。

表 2-30 微型营养评定表

整体评价		得分
1.BMI/（千克/米^2）	0=BMI＜19 1=BMI≤19~21 2=BMI≤21~23 3=BMI≥23	
2.上臂肌围/厘米	0.0 = AMC＜21 0.5 = AMC21~22 1.0 = AMC＞22	
3.小腿周径/厘米	0=CC＜31 1=CC≥31	
4.近 3 个月来体重减少	0=体重减少＞3 千克 1=不知道 2=体重减少 1~3 千克 3=体重无减少	
总体评价		得分
5.生活自理	0=否 1=是	
6.每天服用 3 种以上处方药	0=是 1=否	
7.近 3 个月来患有心理疾患或急性疾病	0=是 1=否	
8.活动能力	0=卧床或坐椅子 1=能离床或离椅子但不能出门 2=能出门	
9.神经心理问题	0=严重痴呆或抑郁 1=轻度痴呆 2=无心理问题	
10.皮肤溃疡	0=是 1=否	
饮食评价		得分
11.每天几餐?	0=1 餐 1=2 餐 2=3 餐	

续表

饮食评价		得分
12.每天2次或以上食用蔬菜或水果?	0=否 1=是	
13.蛋白质摄入的指标 是否每天至少一次摄入牛奶、奶酪或酸奶? 是否每周2次或以上摄入豆类或蛋类食品? 是否每天摄入肉、鱼、活禽类?	0.0=0~1个是 0.5=2个是 1.0=3个是	
14.近3个月来是否因厌食、消化、咀嚼或吞咽困难致摄入减少?	0=严重食欲不振 1=中度食物不振 2=轻度食物不振	
15.每天饮水量/杯	0.0≤3 0.5=3~5 1.0≥5	
16.进食情况	0=进食需要别人帮助 1=进食需要帮助但较困难 2=进食困难	
	自身评价	得分
17.是否自认为有营养问题	0=严重营养不良 1=中度营养不良或不知道 2=轻度营养不良	
18.与同龄人相比较自身的营养状况	0.0=不很好 0.5=不知道 1.0=一样好 2.0=更好	
微型营养评定满分30分	≥24分为营养状态良好；17~24分为存在营养风险；≤17分为营养不良	

注：上臂肌围（arm muscle cirumference，AMC）；小腿周径（circumferential diameter of the calf，CC）

（2）儿科营养不良评估筛查工具（screening tool for the assessment of malnutrition in pediatrics，STAMP）。儿科营养不良评估筛查工具由McCarthy等于2008年提出，并于2012年修正，主要用于2~17岁患儿的营养风险筛查，内容包括生长情况、膳食摄入情况、与营养相关的疾病或诊疗计划3部分。该工具只适用于2岁以上患儿，对于2岁以下患儿的应用还需要进一步研究。该工具的营养异常风险评估内容见表2-31，营养不良指标判定标准见表2-32。

表2-31 营养异常风险评估

项目	评估内容
评估时间	A—入院；T—转入；D—出院；F—禁食禁水3天及以上；P—手术后3天及以上；0—其他
营养不良（表2-32）	0=不存在
	2=可能存在
	3=肯定存在
营养摄入	0=营养摄入良好
	2=最近摄入减少一半以上
	3=无摄入
生长情况	0=相似的百分位数/栏
	1=>2个百分位数/栏
	3=>3个百分位数/栏或体重小于第2个百分位
总分	
评分者签字	

注：年龄别体重、体重别身高参见WHO（World Health Organization，即世界卫生组织）儿童生长发育曲线。若总评分≥4分，提示高度风险；请注明营养风险干预的预防措施

表 2-32 营养不良指标判定标准

肯定存在营养不良指标	可能存在营养不良指标	不存在营养不良指标
烧伤及严重创伤	心脏病、脑瘫	门诊小手术
肠衰竭/顽固性腹泻	饮食行为问题	营养调查
克罗恩病	糖尿病、精神病	
囊性纤维化	唇裂和腭裂	
吞咽困难	腹腔疾病	
肝脏疾病	住院小手术	
大手术	胃食道反流	
多种食物过敏/不耐受	神经肌肉病	
积极治疗中的肿瘤	呼吸道合胞病毒	
多种食物过敏/不耐受	神经肌肉病	

（3）营养风险指数（the nutrition risk index，NRI）。营养风险指数是由美国退伍军人协会肠外营养研究协作组于 1991 年开发的，主要用于临床腹部大手术和胸外科术前患者全肠外营养支持效果的评价。该工具根据血清蛋白浓度、体重减少百分比进行营养风险评估，计算公式为

营养风险指数=1.519×清蛋白浓度+41.7×目前体重/既往体重

营养风险指数的敏感性和特异性很好，可预测患者的并发症，不足之处是需要知道患者目前和既往体重，患者由于疾病原因出现水肿，会影响测量结果。此外，应激对血清蛋白浓度的影响也使营养风险指数筛查方法应用受到限制。

四、案例分析

患者，男性，73 岁，因“胃部不适、偶感隐痛半年”拟“胃窦部腺癌”收住入院。4 月前起常感胃部不适，时有隐痛；近 2~3 个月食量明显减少，消瘦，体重减轻近 5 千克。近日常感胃胀，有时呕吐宿食，无呕血和黑便。既往有“慢性胃病”史，通常自服“胃复安”或制酸类药物后有所改善。体格检查：体温 37.2℃，心率 90 次/分，血压 140/88 毫米汞柱，身高 170 厘米，体重 55 千克。神清，消瘦，腹平，无明显压痛，肠鸣音少，皮肤弹性略差，两下肢轻度凹陷性水肿。

问题：选择何种营养风险筛查工具进行营养风险筛查、营养评估？

分析：对于该患者可以选择营养风险筛查 2002 进行营养风险筛查。

（1）营养风险筛查 2002 第一步见表 2-33。

表 2-33 营养风险筛查 2002 第一步

序号	筛查项目	是	否
1	BMI＞20.5 千克/米^2（中国人应该 BMI＞18.5 千克/米^2）		
2	患者在过去 3 个月有体重下降吗？		
3	患者在过去 1 个月有体重下降吗？		
4	患者有严重的疾病吗（如重症监护治疗）？		

注：以上任一问题回答“是”，则直接进入第二步

（2）营养风险筛查 2002 第二步见表 2-34。

表 2-34 营养风险筛查 2002 第二步

营养状况			疾病严重程度（≈需要量的增加）		
无	0分	正常营养状态	无	0分	
轻度	1分	3 个月内体重丢失大于 5%，或前 1 周的食物摄入量低于正常食物需求的 50%~75%	轻度	1分	髋骨折、慢性疾病有急性并发症；肝硬化、慢性阻塞性肺病、长期血液透析、糖尿病、恶性肿瘤
中度	2分	2 个月内体重丢失大于 5%，或者 BMI 在 18.5~20.5 千克/米 ^{2} 且基本营养状况差，或前 1 周的食物摄入量为正常食物需求量的 25%~60%	中度	2分	腹部大手术、卒中、重症肺炎、血液系统恶性肿瘤
严重	3分	1 个月内体重丢失大于 5%（3 个月内大于 15%），或 BMI 小于 18.5 千克/米 ^{2} 且基本营养状况差，或前 1 周的食物摄入量为正常食物需求量的 0%~25%	严重	3分	头部损伤、骨髓移植、重症监护的患者（APACHE Ⅱ > 10）
分数			分数		
年龄	如果年龄≥70 岁，在总分基础上加 1 分		总分		

胃癌，1 分，近 2~3 个月食量明显减少，消瘦，体重减轻近 5 千克，2 分；年龄为 73 岁，1 分。总分：1 分+2 分+1 分=4 分（存在着营养风险）。

（蔡月丽 林海玉）

第六节 管道评估

临床常用的管道有很多，它们分别具有不同的功能，常作为治疗和观察病情的手段和判断预后的依据。管道评估和管道护理的准确，直接关系到疾病的转归乃至患者生命。

一、管道的分类

1. 按置管的目的分

管道按置管的目的可分为供给性管道、排出性管道、监测性管道、综合性管道。

（1）供给性管道：通过管道将氧气、能量、水分或药液源源不断补充到体内。在危重患者抢救时，这些管道被称为“生命管”，如给氧管、鼻饲管、输液管、输血管等。例如，创伤性失血性休克的患者，血容量明显不足，心、脑、肾等重要脏器缺血缺氧，通过通畅的管道及时补充液体进行扩充血容量和供给氧气，抢救患者生命。

（2）排出性管道：通过专用性管道引流出液体、气体等，常作为治疗、判断预后的有效指标，如胃肠减压管、留置导尿管、各种引流管等。例如，留置导尿管不仅排出尿液，消除代谢的产物，而且通过尿量测定，计算液体平衡，量出为入，指导输液，还可借助尿量来评估抗休克的效果。

（3）监测性管道：放置在体内的观察哨和监护站，不少供给性或排出性管道也兼有此作用，如上腔静脉导管、中心静脉测压管等。例如，上腔静脉导管既可快速大量补液，也可测中心静脉压，表明右心前负荷，对指导补液有意义。

（4）综合性管道：具有供给性、排出性、监测性，在特定的情况下发挥特定的功能。例如，胃管有三重作用：①在昏迷或下颌骨折时，可通过胃管进食。②在胃肠大手术后，肠胀气、胃液滞留可通过胃管减压，减轻腹部压力和不适。③当上消化道出血时，胃管可监测出血的速度和量或根据医嘱通过胃管注入止血药，达到治疗的目的。

2. 按管道风险程度分

管道按风险程度可分为高危风险管道、中危风险管道、低危风险管道。

（1）高危风险管道：（口/鼻）气管插管、气管切开套管、T 管（2 周以内）、脑室外引流管、胸腔引流管（粗管）、动脉留置管、吻合口以下胃管（食管、胃、胰十二指肠切除术后）、胰管、腰大池引流管、漂浮导管、心包引流管、鼻肠管、前列腺及尿道术后的导尿管。

（2）中危风险管道：三腔二囊管、鼻胆管、各类造瘘管、腹腔引流管、深静脉置管、PICC 管、T 管（2 周以后）、心包穿刺置管（间断引流）、透析管等。

（3）低危风险管道：导尿管、普通氧气管、普通胃管、气管切开套管（长期带管生活）、胸腔引流管（用深静脉留置管引流的胸腔闭式引流）、外周浅静脉留置管。

二、管道标识要求

（1）凡中危风险或以上的管道应用专用标签做好标记，低危风险管道根据科室的需要决定是否标记，易混淆的低危风险管道做好标识。高危风险管道用红色的专用标签标记；中危风险管道用黄色的专用标签标记；低危风险管道用绿色的专用标签标记。

（2）置管后在专用标签上标记。“日期”栏写上置管日期，需要有效期的管道加写到期日期，日期具体到年/月/日—年/月/日。“名称”栏写管道的具体名称。“备注”栏写管道的置管深度（有深度要求的管道）或外露长度等其他信息。

三、管道评估

1. 评估频次

根据管道的风险程度和病情状况适时评估。

（1）高危风险管道：至少每 4 小时评估一次，病情变化时随时评估。

（2）中危风险管道：至少每班评估一次，病情变化时随时评估。

（3）低危风险管道：至少每天评估一次，病情变化时随时评估。

2. 评估内容

（1）管道标识正确，各种管道标识明显，记录清晰。

（2）留置时间无过期，部位和深度正确。

（3）妥善固定，安全放置。

（4）保持通畅，经常检查各管道是否扭曲、移位、堵塞、脱落、受压。

（5）按要求观察记录，观察记录引流物的颜色、量、性质或气味。

（6）保持局部清洁，经常观察管道有无松脱，有无液体外渗，有无被血液污染。

（7）参照《护理病历书写规范》记录，发生管道滑脱必须及时记录。

3. 管道意外滑脱防范和处理

（1）护士每班评估是否存在管道滑脱危险因素，若存在危险因素，应加强巡视，落实防范措施，并做好交接班。

（2）护士对置管患者及家属做好宣教，使其充分了解预防管道滑脱的重要性。

（3）护士长定期评估护士管道护理的有效性。

（4）护士要熟练掌握管道滑脱的紧急处理方法，当发现患者管道滑脱时，迅速采取有效措施，使患者的危害降低至最低限度。

（5）当患者发生管道滑脱时，护士需及时汇报主管医师及护士长。

（6）护士长应组织科内护士认真讨论管道滑脱的原因和相关因素，提出有效的整改措施并落实，必要时邀请医师参加。

（7）对于中危及以上管道意外滑脱，护士长将意外拔管经过、患者评估状况、整改措施等及时按照《不良事件与近似错误无责任报告制度》上报。

（8）护理部定期组织护理质量与安全管理委员会人员进行分析，制定防范措施，不断完善管道管理制度。

（倪乐丹）

第七节 水电解质评估

一、概述

1. 体液的量、分布及组成

体液是指体内的液体，包括细胞内液和细胞外液。成年男性体液占体重的 60%（女性占 50%）。液体的成分为水、电解质。小儿因为脂肪少故而体液比例高，新生儿体液占体重的 80%，大于 14 岁与成年人相仿。

2. 体液的代谢——水代谢

（1）水的摄入：成人需水 2 000~2 500 毫升/天，其中直接摄入水 1 700~2 200 毫升，体内氧化生成水 200~400 毫升。

（2）水的排出：2 000~2 500毫升/天。

（3）水的流动：水总是由低渗透压处流到高渗透压处。

3. 体液平衡的调节

体液平衡包括以下两个调节系统。

（1）下丘脑-神经垂体-血管升压素系统：渗透压升高时，通过调节使之正常。

（2）肾素-血管紧张素-醛固酮系统：血容量下降时，通过调节使之恢复正常。血容量大量丧失时，机体将牺牲渗透压，优先保证血容量。

二、水电解质代谢紊乱的临床表现

水电解质体液平衡失调有容量失调、浓度失调、成分失调三种表现。容量失调是指等渗性体液的减少或增加，只引起细胞外液量的变化，而细胞内液容量无明显变化。等渗性缺水就是典型的容量失调。浓度失调是指细胞外液渗透压发生改变，常表现为低钠血症或高钠血症。而细胞外液中其他离子的浓度改变，因渗透微粒的数量小，不会造成对细胞外液渗透压的明显影响，仅造成成分失调，如低钾血症或高钾血症。

（一）水与钠的代谢紊乱

（1）等渗性缺水，又称急性缺水或混合性缺水，外科患者最易发生。在纠正缺水后，排钾量会有所增加，应注意预防低钾血症的发生，一般在血容量补充时尿量达40毫升/小时后，补钾即应开始。

缺水症状：口渴不明显，甚至不口渴；尿量减少，尿比重增高；恶心、乏力、厌食、唇舌干燥、皮肤弹性降低、眼球下陷。

缺钠症状：以血容量不足的症状为主。当体液丧失达到体重的5%时，就有血容量不足的表现；当体液丧失达到体重的6%~7%时，休克表现明显常伴代谢性酸中毒；若因大量胃液丧失所致的等渗性缺水，可并发代谢性碱中毒。

（2）低渗性缺水，又称慢性缺水或继发性缺水。

低渗性缺水根据缺钠程度，可分为三度：①轻度缺钠者血钠浓度在135毫摩尔/升以下；②中度缺钠者血钠浓度在130毫摩尔/升以下；③重度缺钠者血钠浓度在120毫摩尔/升以下。

低渗性缺水的补钠量计算公式为

需补充钠量（毫摩尔）=［血钠的正常值（毫摩尔/升）-血钠测得值（毫摩尔/升）］×体重（千克）×0.6（女性为0.5）

此公式作为补钠安全剂量的估计。一般当日先补1/2量，其余的1/2量第2日补给。此外，注意补给每日的氯化钠，正常需要量为4.5克。

（3）高渗性缺水，又称原发性缺水，缺水程度不同，症状也不同。高渗性缺水可分为三度：①轻度缺水，缺水量占体重的2%~4%，病人除口渴外，无其他临床症状。②中度缺水，缺水量占体重的4%~6%，病人极度口渴、烦躁、乏力、口舌干燥、皮肤弹性差、眼窝凹陷、尿少、尿比重增高。③重度缺水，缺水量大于体重的 6%，病人除上述症状外，还可出现脑功能障碍的表现，如躁狂、幻觉、谵妄，甚至昏迷。

（4）水过多（水中毒或稀释性低血钠）。钠不少，水过多（与低渗性缺水鉴别），较少发生。水进入组织内，使细胞内、外液渗透压下降。

不同类型缺水的特征详见表 2-35。

表 2-35 不同类型缺水的特征

缺水类型	丢失成分	典型病症	临床表现	实验室检查
等渗性缺水	Na、H_2O 等比	肠瘘	舌干，不渴	血浓缩，血 Na 正常
低渗性缺水	Na > H_2O	慢性肠梗阻	神志差，不渴	血 Na↓
高渗性缺水	H_2O > Na	食道癌梗阻	口渴	血 Na↑

（二）体内钾的异常

1. 低钾血症

低钾血症的临床表现：低钾三联征（肌无力、腹胀/肠麻痹、心律失常），具体如下。

（1）肌无力为最早表现，严重者有腱反射减弱、消失或软瘫。

（2）恶心、厌食，肠蠕动减弱，肠鸣音减弱，腹胀，麻痹性肠梗阻及绞痛，便秘。

（3）传导阻滞和节律异常。

（4）意识混乱，易受刺激，急躁不安，嗜睡，抑郁。

（5）夜尿多、尿潴留。

（6）反常性酸性尿。

诊断检查：血清钾浓度低于 3.5 毫摩尔/升；尿量增多，尿比重下降；缺钾时典型的心电图改变为 *T* 波降低、增宽、双相或倒置，随后出现 *ST* 段降低、*QT* 间期延长和 U 波。

补钾原则：不宜过浓、不宜过多、不宜过快、见尿补钾、禁止推注，具体如下。

（1）尽量口服钾：常选 10%氯化钾溶液或枸橼酸钾为佳，对不能口服者可经静脉滴注。

（2）禁止静脉推注：常用针剂 10%氯化钾，应稀释后经静脉滴注，严禁静脉推注，以免血钾突然升高，导致心脏骤停。

（3）见尿补钾：一般以尿量必须在 40 毫升/小时时方可补钾。

（4）限制补钾总量：补钾量应为 60~80 毫摩尔/天。

（5）切忌滴注过快，补钾速度不宜超过 20~40 毫摩尔/小时。

（6）控制补液中钾浓度：补液中钾浓度不宜超过 40 毫摩尔/升。

2. 高钾血症

高钾血症的临床表现：轻度高钾血症为神经—肌肉兴奋性升高，重度高钾血症为神经—肌肉兴奋性降低，表现为四肢无力、腱反射消失，甚至弛缓性麻痹、神志淡漠或恍惚。高度高钾血症胃肠道症状为恶心、呕吐、小肠绞痛、腹胀、腹泻；严重者出现皮肤苍白、湿冷、青紫及低血压心动过缓、心律不齐，甚至出现舒张期心搏骤停。

诊断检查：血清钾浓度高于 5.5 毫摩尔/升。血清钾浓度大于 7 毫摩尔/升者，几乎都有异常心电图的表现，早期为 *T* 波高而尖、*QT* 间期延长，随后出现 *QRS* 波增宽、*PR* 间期延长。

纠正高钾血症的主要原则为禁钾、抗钾、转钾和排钾。

（1）降低血清钾浓度的方法如下。

禁钾：立即停给一切带有钾的药物或溶液，避免进食含钾量高的食物。

转钾：使钾离子暂时转入细胞内。转钾方法有：①静脉输注 5%碳酸氢钠溶液促进 Na^+—K^+交换。②25%葡萄糖 100~200 毫升，每 3~4 克糖加入 1 单位胰岛素静脉滴注。③肾功能不全，可用 10%葡萄糖酸钙溶液 100 毫升、11.2%乳酸钠溶液 50 毫升、25%葡萄糖溶液 400 毫升、胰岛素 30 单位，24 小时静脉持续滴注，每分钟 6 滴。

排钾：将钾离子排出体外。排钾方法有：①应用阳离子交换，树脂口服或保留灌肠，每克可吸附 1 毫摩尔钾，也可口服山梨醇或甘露醇导泻以及呋塞米（速尿）静脉推注排钾。②腹膜透析或血液透析。

（2）对抗心律失常（即心脏骤停的抢救）：可用钙离子对抗钾离子对心肌的毒性作用，临床上常用的是 10%葡萄糖酸钙静脉注射。

（3）积极治疗原发病。

（4）改善肾功能。

（三）酸碱平衡的失调

1. 代谢性酸中毒的临床表现

（1）呼吸深而快，呼出的气体带有酮味（烂苹果气味）。

（2）表情淡漠、疲乏无力、嗜睡、精神错乱、定向感丧失、木僵、昏迷。

（3）酸中毒时常伴有高钾，可引起肌张力降低、腱反射减弱或消失，骨骼肌无力，弛缓性麻痹。

（4）心跳减慢，心音降低，心律失常，血压低。

2. 呼吸性酸中毒的临床表现

（1）呼吸困难，无效型呼吸、换气不足、气促、发绀，如哮喘、呼吸困难。

（2）头痛、胸闷、嗜睡、定向力丧失、木僵、谵妄，甚至昏迷。

（3）腱反射降低，骨骼肌无力，弛缓性麻痹。

（4）CO_2 过量积贮，除引起血压下降外，可出现突发心室纤颤。

（吴朝晖）

第八节 健康教育评估

健康教育是指通过一系列有计划、有组织、有系统的社会教育活动，使人们自觉地采纳有益于健康的行为和生活方式，减轻或消除影响健康的危险因素，预防疾病，促进健康，提高生活质量，并对教育效果做出评价。健康教育的核心是教育人们树立健康意识，促使人们改变不健康的行为生活方式，养成科学、文明、健康的生活习惯，同时能帮助人们了解哪些行为是影响健康的，并能自觉地选择有益于健康的行为生活方式。

患者健康教育评估是系统地收集患者学习需求资料以及生理、心理、社会、文化、精神等健康相关信息，通过收集、分析、整理这些资料，确定患者的学习需求及健康教育的护理问题。

一、评估的内容

1. 身体状况评估

身体状况评估内容包括患者的年龄、身高、体重、营养状况、过敏史、活动和锻炼等一般状况，以及对视力、听力、疾病状态等的评估。在评估时除了对患者的听、说、视、读等感知能力，意识和定向力，睡眠状态，疼痛状态等评估以外，还需要从护士的每日系统评估中找出影响患者学习的相关因素，并加以克服，以此来提高患者的学习能力。

2. 心理状况评估

心理状况评估内容包括患者对疾病的心理适应模式、心理感受、情感表现、学习需求等。根据患者所处的心理适应期（否认期、怀疑期、调整期、转变期、适应期、成功期），以及患者的个人经历、疾病特征、治疗因素、心理情绪、学习能力等综合判断患者的学习需求。

3. 精神状况评估

精神状况评估内容包括患者的学习态度、信仰、健康观念等，重点评估患者有无学习愿望，对健康教育是否接受，在行动上是否做好了学习的准备，通过教育是否产生行为改变的效果，患者宗教信仰的程度和信仰习惯，患者的健康观念，等等。通过以上评估增强患者学习的意愿及效果。

4. 支持系统评估

支持系统评估重点评估患者家属、陪护人员对患者健康和学习需求的满足能力和态度；评估患者家属、陪护人员的学习需求，知识缺乏程度，学习能力和家庭、社会的支持情况；等等。通过以上评估有助于健康教育计划的制订与实施。

5. 文化与智能评估

文化与智能评估重点评估患者的思维能力、判断和接受知识的能力以及患者的倾向性学习方式。评估中了解患者的实际学习、思维和判断能力及患者所倾向的学习方式，使健康教育达到更好的效果。

二、评估的方法

1. 资料收集

主要通过患者自诉、问卷等获得患者对学习的需要、感受和愿望等主观资料；通过护士观察、检查、阅读病历，与医护、陪护等交流收集客观资料。

2. 资料处理

资料获取后需要进行整理、分析、核实，筛选出有参考价值的信息，根据这些信息分析并确定患者健康教育的护理问题。

三、评估的注意事项

（1）健康教育的评估是一个动态的过程，护士要有意识、连续不断地进行健康教育评估，了解患者对疾病的认识及对治疗、护理、检查、手术、用药的态度与反应，有目的的为各项宣教内容获取需求信息。

（2）评估内容应全面、系统。评估方法应灵活多样，力求科学、可靠。

（3）及时整理、归类、综合分析评估资料，确定患者健康教育的护理问题。

（4）应提高护士发现问题、解决问题、评判性思维能力及沟通水平，从而提高护士的评估能力。

（王爱霞）

第九节 糖尿病患者评估

糖尿病患者的评估，可以帮助我们更有计划、有程序地进行健康教育，确保教育效果。现对目前临床常见的糖尿病患者的评估进行介绍。

一、糖代谢状态的评估

糖代谢状态的评估见表 2-36。

表 2-36　糖代谢状态的评估（WHO，1999）

糖代谢分类	静脉血浆葡萄糖/（毫摩尔/升）	
	空腹血糖（FPG）	餐后 2 小时血糖（2hPG）
正常血糖	<6.1	<7.8
空腹血糖受损（IFG）	6.1~<7.0	<7.8
糖耐量低减（IGT）	<7.0	7.8~<11.1
糖尿病	≥7.0	≥11.1

注：空腹血糖（fasting plasma glucose，FPG），餐后血糖（post-prandial glucose，PG），空腹血糖受损（impaired fasting glucose，IFG），糖耐量低减（impaired glucose tolerance，IGT），IFG 和 IGT 统称为糖调节受损，也称为糖尿病前期

二、糖尿病控制目标的评估

糖尿病控制目标的评估见表 2-37。

表 2-37　糖尿病控制目标的评估

项目		理想	良好	差
血糖/（毫摩尔/升）	空腹	4.4~6.1	≤7.0	>7.0
	非空腹	4.4~8.0	≤10.0	>10.0
HbA1c/%		<6.5	6.5~7.5	>7.5
血压/毫米汞柱		<130/80	130~140/80~90	≥140/90
BMI/（千克/米 ^{2}）	男	<25	<27	≥27
	女	<24	<26	≥26
TC/（毫摩尔/升）		<4.5	≥4.5	≥6.0
HDL-c/（毫摩尔/升）		≥1.1	0.9~1.1	<0.9
TG/（毫摩尔/升）		<1.5	<2.2	≥2.2
LDL-c/（毫摩尔/升）		<2.5	2.5~4.0	>4.0

注：HbA1c 为糖化血红蛋白；BMI 为体质指数；TC 为总胆固醇；HDL-c 为高密度脂蛋白胆固醇；TG 为甘油三酯；LDL-c 为低密度脂蛋白胆固醇

三、糖尿病的营养评估

1. 理想体重

理想体重（千克）=身高（厘米）−105。实际体重在理想体重 ± 10%以内均属正常范围，低于理想体重 20%为消瘦，超过理想体重 20%为肥胖。

2. BMI

BMI 又译为体质指数，是一种计算身高和体重（weight for height）的指数。在判断肥胖程度时，使用这个指标的目的在于消除不同身高对 BMI 的影响，以便于人群或个体间比较。研究表明，大多数个体的 BMI 与身体脂肪的百分含量有明显的相关性，

能较好地反映机体的肥胖程度。

BMI 的具体计算方法是以体重（千克）除以身高（米）的平方，即 BMI=体重/（身高·身高）（千克/米^2）。BMI 的评估见表 2-38。

表 2-38　BMI 的评估（单位：千克/米^2）

分类	中国标准	WHO 标准	亚洲标准
偏瘦			<18.5
正常	18.5~23.9	18.5~24.9	18.5~22.9
超重	≥24	≥25	≥23
偏胖	24~27.9	25~29.9	23~24.9
肥胖	≥28	≥30	≥25

3. 腰围

腰围（waist circumference，WC）是衡量脂肪在腹部蓄积（即中心性肥胖）程度的最简单、实用的指标。腰围是指腰部周径的长度。

测量腰围的方法是让受试者直立，两脚分开 30~40 厘米，用一根没有弹性、最小刻度为 1 毫米的软尺放在右侧腋中线胯骨上缘与第十二肋骨下缘连线的中点（通常是腰部的天然最窄部位），沿水平方向围绕腹部一周，紧贴而不压迫皮肤，在正常呼气末测量腰围的长度，读数准确至 1 毫米。

男性腰围≥90 厘米，女性腰围≥85 厘米属于糖尿病高危人群。

4. 不同体力劳动的热量需求评估

不同体力劳动的热量需求表见表 2-39。

表 2-39　不同体力劳动的热量需求表

劳动强度	举例	热量/［千卡/（千克·天）］（理想体重）		
		消瘦	正常	肥胖
卧床休息		20~25	15~20	15
轻体力劳动	办公室职员、教师、售货员、简单家务，或与其相当的活动量	35	30	20~25
中体力劳动	学生、司机、外科医生、体育教师、一般农活，或与其相当的活动量	40	35	30
重体力劳动	建筑工、搬运工、冶炼工、重的农活、运动员、舞蹈者，或与其相当的活动量	45	40	35

注：每日所需要的总热量=理想体重×每千克体重需要的热量

四、糖尿病慢性并发症评估

1. 糖尿病视网膜病变

糖尿病视网膜病变依据散瞳后检眼镜可观察的指标来分级，糖尿病视网膜病变的国际临床分级标准见表 2-40。

表 2-40 糖尿病视网膜病变的国际临床分级标准（2002 年）

病变严重程度		散瞳眼底检查所见
无明显视网膜病变		无异常
非增殖期糖尿病视网膜病变（NPDR）	轻度	仅有微动脉瘤
	中度	微动脉瘤，存在轻于重度 NPDR 的表现
	重度	出现下列任何一个改变，但无 PDR 表现： 1.任一象限中有多于 20 处视网膜内出血 2.在两个以上象限有静脉串珠样改变 3.在一个以上象限有显著的视网膜内微血管异常
增殖期糖尿病视网膜病变（PDR）		出现新生血管形成、玻璃体积血或视网膜前出血一种或多种改变

注：非增殖期糖尿病视网膜病变（non-proliferative diabetic retinopathy，NPDR）；增殖期糖尿病视网膜病变（proliferative diabetic retinopathy，PDR）

2. 糖尿病肾病

糖尿病肾病最基本的检查是尿常规，检测有无尿蛋白，评价见表 2-41。

表 2-41 糖尿病肾病

分期	表现
Ⅰ期	肾小球高滤过，肾体积增大
Ⅱ期	间断微量白蛋白尿，患者休息时晨尿或随机尿白蛋白与肌酐比值（ACR）正常（男 < 2.5 毫克/毫摩尔，女 < 3.5 毫克/毫摩尔），病理检查可发现肾小球基底膜（GBM）轻度增厚及系膜基质轻度增宽
Ⅲ期	早期糖尿病肾病期，以持续性微量白蛋白尿为标志，ACR 为 2.5~30.0 毫克/毫摩尔（男）、3.5~30.0 毫克/毫摩尔（女），病理检查 GBM 增厚及系膜基质增宽明显，小动脉壁出现玻璃样变
Ⅳ期	临床糖尿病肾病期，显性白蛋白尿，ACR > 30.0 毫克/毫摩尔，部分可表现为肾病综合征，病理检查肾小球病变更重，部分肾小球硬化，灶状肾小管萎缩及间质纤维化
Ⅴ期	肾衰竭期

注：白蛋白与肌酐比值（albumin creatinine ratio，ACR），肾小球基底膜（glomerular basement membrane，GBM）

3. 糖尿病周围神经病变

糖尿病神经病变是糖尿病最常见的慢性并发症之一，病变可累及中枢神经及周围神经，以后者为常见。糖尿病周围神经病变（diabetic peripheral neuropathy，DPN）是指在排除其他原因的情况下，糖尿病患者出现周围神经功能障碍相关的症状和（或）体征，目前推荐简易筛查方法为五项体征检查，见表 2-42。

表 2-42 五项体征检查

检查方法	评估内容
压力觉	常用 Semmes-Weinstein 单丝（5.07/10 克单丝）进行检测。以双足踇趾及第Ⅰ、第Ⅴ跖骨头的掌面为检查部位（避开胼胝及溃疡的部位），将单丝置于检察部位压弯，持续 1~2 秒，在患者闭眼的状况下，回答是否感觉到单丝的刺激，于每个部位各测试 3 次，3 次中 2 次以上回答错误则判为压力觉缺失，3 次中 2 次以上回答正确则判为压力觉存在，见图 2-8
振动觉	常用 128 赫兹音叉进行检测。将振动的 128 赫兹音叉末端置于双足踇趾背面的骨隆突处各测试 3 次，在患者闭眼的状况下，询问能否感觉到音叉的振动，3 次中 2 次以上回答错误则判为振动觉缺失，3 次中 2 次以上回答正确则判为振动觉存在，见图 2-9
温度觉	水杯法：在水杯中分别倒入凉水和温水，然后用杯壁接触足部皮肤，评判患者的凉热感觉 Tip-Therm（Germany）凉热感觉检查器，一头为金属凉感觉，一头为聚酯温感觉，见图 2-10
针刺痛觉	常用 40 克压力针头或大头针刺下肢和腿部的局部皮肤，以评断患者对疼痛的感觉，见图 2-11
踝反射	跪位：患者脚放置平面上，轻敲患者跟腱以造成踝反射 仰卧位：股外展，屈膝近 90°，检查者手握足，向上稍屈，叩击跟腱，见图 2-12（糖尿病中年轻患者踝反射特异性较高，老年患者踝反射可能降低，出现假阴性，此时需做膝反射加以辨别）

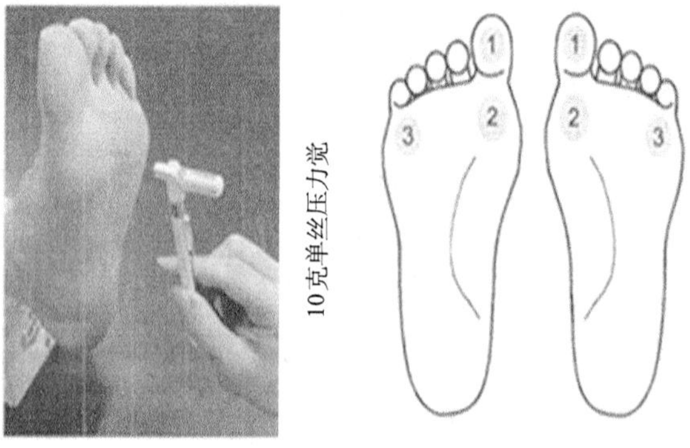

图 2-8 压力觉检查

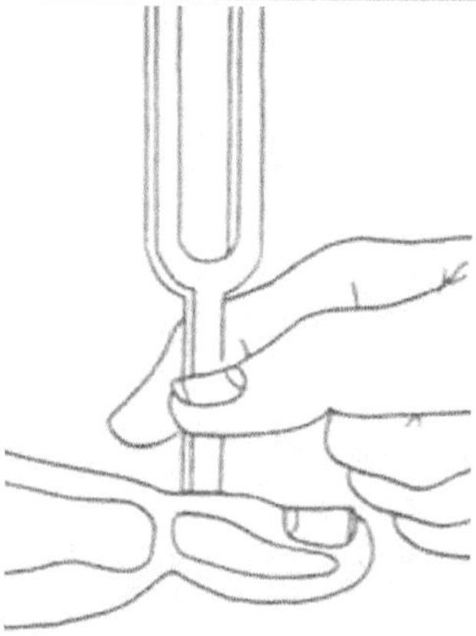

图 2-9 振动觉检查

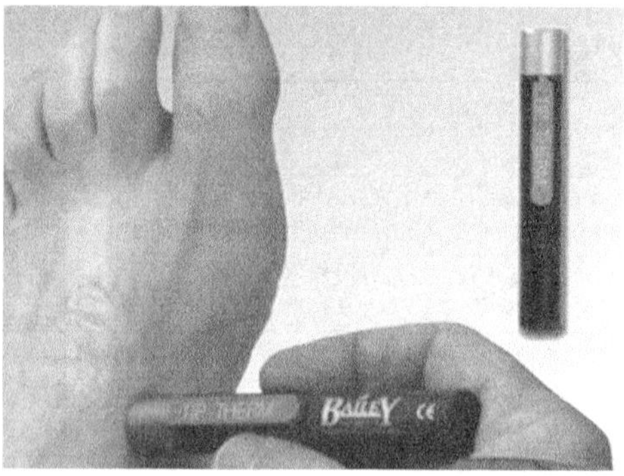

图 2-10 温度觉检查

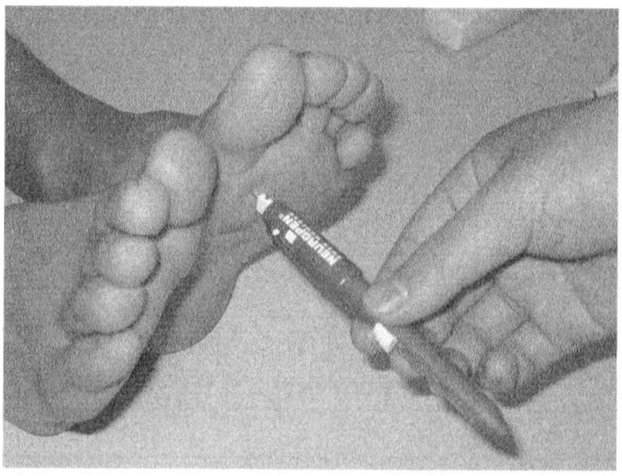

图 2-11 针刺痛觉检查

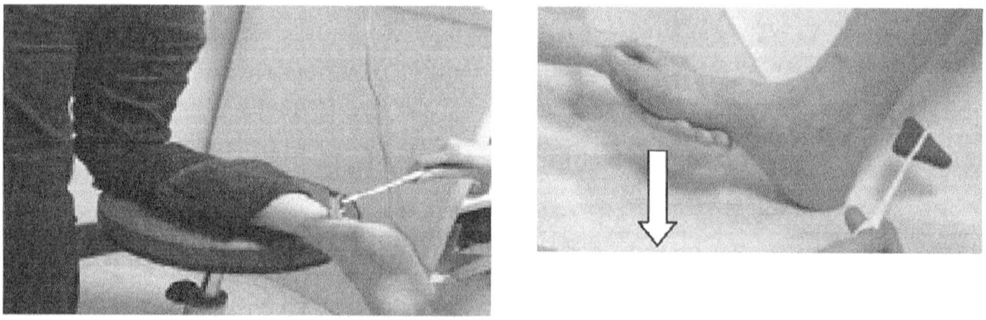

图 2-12 踝反射检查

4. 糖尿病下肢血管病变

下肢动脉病变是外周动脉疾病（peripheral artery disease，PAD）的一个组成部分，表现为下肢动脉的狭窄或闭塞。与非糖尿病患者相比，糖尿病患者更常累及股深动脉及胫前动脉等中小动脉，其主要病因是动脉粥样硬化，但动脉炎和栓塞等也可导致下肢动脉病变，因此糖尿病患者下肢动脉病变通常是指下肢动脉粥样硬化病变（lower extremity atherosclerotic disease，LEAD）。

下肢动脉病变的评估见表 2-43。

表 2-43　下肢动脉病变的评估

检查方法	评估内容
皮肤温度测定	常用患处与健处、治疗前后的皮肤温度对比
血管触诊	足背动脉、胫后动脉、腘动脉触诊可评估动脉狭窄水平
踝肱指数（ABI）	ABI=踝血压/上臂血压 ＞1.3　动脉没有弹性，需足趾血压 1.0~1.3　正常 0.4~0.9　轻到中度外周动脉疾病 0.0~0.4　严重的外周动脉疾病
经皮氧分压测定（$TcPO_2$）	通过测定皮肤组织中氧含量来了解皮肤组织的血液灌注情况，无创伤，低成本，可重复使用 $TcPO_2 \geq 50$ 毫米汞柱　正常 $TcPO_2 < 40$ 毫米汞柱　提示周围组织动脉灌注不足 $TcPO_2 < 30$ 毫米汞柱　提示溃疡难以愈合

注：踝肱指数（ankle-brachial index，ABI）

5. 糖尿病足危险因素评估

Gavin's 糖尿病足危险因素加权值积分表见表 2-44。

表 2-44　Gavin's 糖尿病足危险因素加权值积分表（危险程度评估表）

危险因素	加权值/分
血管病变	1
足结构畸形	2
保护性感觉缺失	3
心脏疾病和（或）吸烟	1
糖尿病病史≥10 年	2
糖尿病神经病变或视网膜病变	1
以前有足溃疡或截肢史	3

注：低度危险，1~3 分（随访频率：6 个月 1 次）；中度危险，4~8 分（随访频率：3 个月 1 次）；高度危险，9~13 分（随访频率：1~3 个月 1 次）

6. 糖尿病足的 Wagner 分级法

糖尿病足的 Wagner 分级法见表 2-45。

表 2-45　糖尿病足的 Wagner 分级法

分级	临床表现
0 级	有发生足溃疡危险因素，目前无溃疡
1 级	表面溃疡，临床上无感染
2 级	较深的溃疡，常合并软组织炎，无脓肿或骨的感染
3 级	深度感染，伴有骨组织病变或脓肿
4 级	局限性坏疽（趾、足跟或前足背）
5 级	全足坏疽

五、低血糖

低血糖是由多种原因引起的血糖浓度过低状态；血糖降低并出现相应的症状及体征时，称为低血糖症。根据美国糖尿病学会、加拿大糖尿病学会和欧洲药品管理局对低血糖最新的诊断标准，结合我国糖尿病治疗最新指南，糖尿病患者血糖水平≤3.9 毫摩尔/升（70 毫克/分升）即可诊断为低血糖，表现为交感神经兴奋（如心悸、焦虑、出汗、饥饿感等）和中枢神经症状（如神志改变、认知障碍、抽搐和昏迷等）。低血糖的分类见表 2-46。

表 2-46　低血糖的分类

类别	临床表现
严重低血糖	需旁人帮助，常有意识障碍，低血糖纠正后神经系统症状明显改善或消失
症状性低血糖	血糖≥3.9 毫摩尔/升，且有低血糖症状
无症状性低血糖	血糖≤3.9 毫摩尔/升，但无低血糖症状
可疑症状性低血糖	出现低血糖症状，但没有检测血糖
相对性低血糖	有低血糖症状，但血糖 > 3.9 毫摩尔/升

六、案例分析

王某，男性，63 岁，退休工人，诊断 2 型糖尿病 11 年，有吸烟史，此次因左足底近足跟处溃疡 1 月余，拟糖尿病足收住入院。入院时，双足麻木感明显，双足皮温下降，有色素沉着，足背动脉搏动减弱，足后跟出现一个 4 厘米×4 厘米较深的溃疡，创面有少许渗液，周围皮肤发红，有压痛，无异味，双下肢压力觉缺失、振动觉缺失、温度觉缺失、针刺痛觉缺失、踝反射减弱。

患者体重 77 千克，身高 164 厘米，腰围 98 厘米，血压 130/75 毫米汞柱，血生化指标为 TC 6.5 毫摩尔/升、HDL-c 1.0 毫摩尔/升、TG 4.3 毫摩尔/升、LDL-c 3.8 毫摩尔/升、空腹血糖 9.85 毫摩尔/升、HbA1c 11.3%。

问题：

（1）目前该患者营养状况如何，每日需要的热量是多少？

（2）患者糖尿病足属于哪级？出院后足部检查随访频率为多久？

分析：

（1）该患者 BMI=体重/（身高·身高）（千克/米 ^{2}）

=77 千克/1.64 米/1.64 米=28.6 千克/米 ^{2}

属于肥胖，从事轻体力劳动，体型肥胖。

理想体重（千克）=身高（厘米）−105=164−105=59 千克

每日所需热量=理想体重×每千克体重需要的热量

=59×（20~25）=1 180~1 475 千卡

（2）目前足部有较深的溃疡，创面有少许渗液，周围皮肤发红，有压痛，无化脓，按糖尿病足的 Wagner 分级法属于糖尿病足 2 级。

（3）根据 Gavin’s 糖尿病足危险因素加权值积分表，患者足背动脉搏动减弱，皮温下降（血管病变）1 分+吸烟史 1 分+糖尿病病史 11 年 2 分+双足有麻木感（糖尿病神经病变）1 分+双下肢压力觉缺失、振动觉缺失、温度觉缺失、针刺痛觉缺失（保护性感觉缺失）3 分+有足溃疡病史 3 分=11 分，属于高度危险糖尿病足，随访频率为 1~3 个月 1 次。

（蔡月丽 张 帆）

第十节 静脉炎评估

静脉炎是由于血管内壁受到不同因素的刺激，血管壁发生炎症反应等，表现为静脉局部疼痛、红肿、水肿，重者局部静脉呈条索状，甚至出现硬结的炎性改变。静脉壁内膜的炎症反应，是一种进行性的并发症。

一、评估方法

临床上根据静脉炎的临床表现、分级、分类、发生机制、预防等进行评估，具体如下。

（一）静脉炎的临床表现

患者主诉注射部位有烧痛、紧绷发胀，随着注射部位的血管会产生索状的红线，触诊有时有发硬、发热的感觉，输液流速可能不变、减慢或停止，其取决于血栓形成与否，与造成阻塞的状况。

（二）静脉炎的分级

（1）根据美国输液护理学会（Infusion Nurses Society，INS）所规定的指标，静脉炎分为 4 度。

0 度：无临床症状。

Ⅰ度：局部疼痛、红肿或水肿，静脉无条索状改变，未触及硬结。

Ⅱ度：局部疼痛、红肿或水肿，局部条索状改变，未触及硬结。

Ⅲ度：局部疼痛、红肿或水肿，静脉条索状改变，可触及硬结。

（2）化疗药物所致静脉炎分级。

0 级：无疼痛。

Ⅰ级：局部皮肤发红，轻微疼痛。

Ⅱ级：轻度肿胀，灼热，中度疼痛。

Ⅲ级：局部中度肿胀，重度疼痛，水疱形成，直径 < 1 厘米。

Ⅳ级：中度或重度肿胀，顽固性疼痛，水疱 > 1 厘米，影响肢体功能。

美国静脉炎护理实践标准：护士应根据患者人群、治疗类型、装置类型和危险因素，常规对所有血管通路（vascular access）装置是否存在静脉炎的症状和体征进行评估。它包括疼痛、触痛、红斑、发热、肿胀、硬化、化脓或者可触及静脉。在临床医生和研究人员的报道中，静脉炎表现出的症状和体征严重程度不同。

如果发生静脉炎，护士应使用标准化的量表（表 2-47）评估血管通路装置是否存在发生静脉炎的症状和体征，确定是否存在导致发生静脉炎的病因，同时对经中心和外周置入的中心导管采取适当的护理措施，拔除外周短导管，评估及记录患者对护理措施的反应。

表 2-47 静脉炎量表

等级	临床标准
0 级	没有症状
1 级	穿刺部位发红，伴有或不伴有疼痛
2 级	穿刺部位疼痛伴有发红和/或水肿
3 级	穿刺部位疼痛伴有发红
	条索状物形成
	可触摸到条索状的静脉
4 级	穿刺部位疼痛伴有发红疼痛
	条索状物形成
	可触摸到条索状的静脉，其长度 > 1 英寸（1 英寸=2.54 厘米）
	有脓液流出

（三）静脉炎的分类

（1）化学性静脉炎：药物稀释不足、液体酸碱度过高、溶质的浓度过高，都会导致血管内膜受损，管壁通透性增加，药物容易渗入皮下间隙，引起静脉毛细血管痉挛，局部供血减少，导致组织缺血缺氧，从而发生静脉炎。

（2）机械性静脉炎：穿刺部位固定不牢固，针管滑动；穿刺部位太靠近关节处，关节活动使针管与血管壁不断地摩擦而产生炎症反应；选用的留置针或输液针与血管壁摩擦引起发炎；在同一根血管上反复多次穿刺损伤静脉发生静脉炎。

（3）感染性静脉炎：在整个治疗过程中的任何尘埃、玻璃屑、细菌入血，都会使血管壁变硬发炎；穿刺部位感染或留置导管逆行感染等所致。

（4）血栓性静脉炎：血管内皮损伤导致血栓形成，或输液微粒形成栓子。

（四）静脉炎的发生机制

1. 化学性静脉炎

（1）药物的 pH 值：相关临床动物试验结果显示，当药液 pH 值等于 4.5 时，100%引起严重外周静脉血管炎；当 pH 值等于 5.9 时，50%诱发轻中度血管炎；当 pH 值等于 6.3 时，20%发生轻度血管炎；当 pH 值等于 6.5 时，即使增加输液时间也不发生血管炎。人体实验，pH 值为 7.0~7.4 的中性溶液发生静脉炎的可能性最小。

（2）药物的渗透压：人群研究，渗透压低于 450 毫渗量/升，发生输液性静脉炎的危险度低；渗透压在 450~600 毫渗量/升，属于中危险度；渗透压在 600 毫渗量/升以上，属于高危险度。稀释越多等于渗透压越低，静脉炎的发生率越低。

（3）药物自身的毒性作用：抗生素、化疗药物、注射用七叶皂苷钠（Esc-Na）等。

（4）药物浓度：药物浓度越高，刺激性也就越大，高浓度的药物短时间内大量快速进入血管内，也是诱发静脉炎发作的主要原因。

（5）静脉输液的速度：静脉用药滴速过快，或用药时间间隔不足，致使局部血管内药物浓度高，超过了其缓冲应激的能力，或在血管受损处堆积，均可使内膜受刺激，从而导致静脉炎的发生。

（6）静脉输液的时间：输液时间越长，越易发生静脉炎。

（7）静脉输液的温度：液体的温度适宜，可减小静脉炎的发生率。

2. 机械性静脉炎

（1）反复多次穿刺。

（2）选用的导管管径太粗。

（3）硅胶管在血管内留置时间太长。

（4）穿刺部位太靠近关节处。

3. 感染性静脉炎

（1）留置针：皮肤微生物定植。

（2）中心静脉导管：导管头污染。

（3）置管场所：如手术室低于急诊科室。

4. 血栓性静脉炎

血栓性静脉炎可形成四种类型的血栓阻塞。

（1）纤维末端：导管末端形成的纤维蛋白赘生物。

（2）纤维鞘：导管末端形成纤维蛋白鞘，形成活袢或袜套样鞘体。

（3）附壁血栓：附着在导管末端形成的血栓，并延伸出导管外。

（4）腔内血栓：留置的导管外血管内的血栓。

（五）静脉炎的预防

1. 避免化学性静脉炎

（1）在允许的前提下，充分稀释输注的药液，缓慢滴注。

（2）输注任何药物开始速度宜慢。

（3）注意两次用药间隔时间不少于 6 小时。

（4）对需快速滴入的高渗液体（如甘露醇），建议输注前后，静脉滴注 20 毫升 0.9%氯化钠注射液，稀释局部静脉内的残留液，使渗透压降低，同时采取局部热敷。

（5）滴注化疗性药物应严格按医嘱调节滴速，输入前后应用 0.9%氯化钠 500 毫升引路穿刺和加量冲洗。

（6）输入刺激性药物前，一定要证实针头在血管内（液体低置看回血）。

2. 避免机械性静脉炎

（1）正确选择静脉穿刺，提高穿刺技术。

（2）提倡使用留置针留置，减少对血管壁的机械刺激和损伤。

（3）避免在同一部位反复穿刺造成静脉壁的损伤。

（4）选择尺寸小、长度最短的留置针可以降低静脉炎的发生率。

国外研究还指出，生物材料输液导管可有效减少静脉炎的发生。与采用聚四氟乙烯材料的导管输液相比，采用生物材料的导管输液，静脉炎的发生率可从 49%降到 24%。

3. 避免感染性静脉炎

（1）实施输液时应使用手套。

（2）关注袖口污染。

（3）考虑设置最大的无菌屏障，预防感染。

（4）使用密闭、隔水、透气、能吸收、顺应性好的无菌透明敷料。

4. 避免血栓性静脉炎

（1）静脉输液应遵循避免选择患肢和下肢血管的原则。

（2）应严格控制微粒的输入。

（3）加药时避免反复穿刺，尽量使用侧孔针头减少橡胶微粒。

（4）使用精密过滤输液器能有效降低静脉炎的发生率。

二、案例分析

患者女性，44 岁，门诊以多发性损伤、脑挫裂伤、胸壁挫裂伤、左尺骨骨折收入入院，医嘱予以 10% GS（葡萄糖注射液）和 5% GNS（葡萄糖氯化钠注射液）补液、明可欣针抗炎、凯纷针镇痛、20%甘露醇脱水等对症和支持治疗，经右前臂浅静脉留置针静脉给药。入院第 3 天上午 9 时继续输液时患者主诉浅静脉留置针穿刺处局部发痒发痛，查看发现留置针针眼处发红，并见 2 个 2 毫米×2 毫米的水疱，穿刺点近心端上方皮肤发红，沿静脉走向可触及条索状物无硬结。立即予以拔除浅静脉留置针，局部予硫酸镁冷湿敷，下午 3 点局部皮肤颜色渐趋于正常，疼痛减轻。

分析：

（1）浅静脉留置针持续使用第 3 天，静脉给药明可欣、凯纷和 20%甘露醇，后者对血管刺激明显，主诉穿刺局部发痒、发红，穿刺点上方触及条索状物无硬结。

（2）根据上述症状和特点，可判断是化学性静脉炎Ⅱ度。

（詹　健）

第十一节　静脉药物渗出/外渗评估

我国《医疗事故分级标准（试行）》规定：局部注射造成组织坏死，成人大于体表面积 2%，儿童大于体表面积 5%，属于四级医疗事故。

一、药物渗出/外渗

（一）药物渗出/外渗的定义

（1）药物渗出（infiltration of drug）：静脉输液过程中，非腐蚀性药液进入静脉管腔以外的周围组织。

（2）药物外渗（extravasation of drug）：静脉输液过程中，腐蚀性药液进入静脉管腔以外的周围组织。

（二）药物渗出/外渗临床表现

（1）输液局部表现发红、肿胀、灼热、疼痛。

（2）外渗液体在注射部位聚集成硬结，严重者可出现疱疹、大水疱，随后出现溃疡或大斑块，溃疡或斑块下方常可见广泛组织坏死。

（3）溃疡、斑块最终出现坚硬的黑色焦痂，焦痂外周红斑肿胀。

（4）由于皮下组织受累，可出现关节僵硬、活动受限、受累部位灼痛。

（三）药物渗出/外渗的临床表现分期

药物渗出/外渗的临床表现分三期，即局部组织炎症性反应期、静脉炎反应期、组织坏死期。

（1）局部组织炎症性反应期：局部组织出现大片红肿，沿血管出现条索状的红线，局部肿痛。

（2）静脉炎反应期：局部皮肤苍白继而出现水疱。

（3）组织坏死期：严重者出现紫黑色，若不及时处理皮下组织坏死，则形成溃疡，甚至累及深层组织。

（四）药物渗出/外渗的分级及表现

根据肿胀范围，药物渗出/外渗的分级及表现见表 2-48。

表 2-48 药物渗出/外渗的分级及表现

分级	表现
0 级	没有症状
1 级	皮肤发白，皮肤发凉，水肿范围最大直径 < 2.5 厘米，伴有或不伴有疼痛
2 级	皮肤发白，皮肤发凉，水肿范围最大直径在 2.5~15 厘米，伴有或不伴有疼痛
3 级	皮肤发白，半透明状，皮肤发凉，水肿范围最小直径 > 15 厘米，轻到中等程度疼痛
4 级	皮肤发白，半透明状，皮肤紧绷，有渗出，皮肤变色，有瘀斑，肿胀，水肿范围最小直径 > 15 厘米，呈可凹陷性水肿，循环障碍，轻到中等程度的疼痛，可为任何容量的血液制品、发泡剂或刺激性的液体渗出

（五）药物渗出/外渗的因素

1. 药物因素

（1）药液的酸碱度、药物的浓度、渗透压及药物本身毒性作用，可引起血浆正常 pH 改变、血浆渗透压改变或直接的细胞毒性，使血管内膜正常代谢和正常功能受到影响，引起炎性反应，血管通透性增加，导致药液外渗。

（2）长期输入高渗性溶液、碱性药液、血管刺激性药液，可发生血管壁增厚，内皮细胞破坏，周围组织炎症及水肿。

（3）环境温度、药液温度、药液中不溶微粒、输液量、输液速度、时间、压力及输液器针头的选择。

2. 医技因素

（1）静脉穿刺时血管选择不当。

（2）静脉穿刺技术差，进针未回血、针头脱出血管、拔针后针眼按压不当。

（3）缺乏责任心，未及时巡视静脉通道及穿刺部位，固定敷贴脱落未及时发现。

3. 患者因素

（1）幼儿哭闹，不配合，血管较细不易显露，给静脉穿刺增加了难度；输液过程中幼儿好动，输液部位难以固定易发生外渗。

（2）老年人生理、心理行为功能减退，皮肤松弛、静脉血管脆性增加、情绪易出现失控，可导致针头移位，发生药液外渗。

4. 疾病因素

（1）患者血管的舒缩状态、静脉管壁是否发生痉挛、通透性是否增加等，均与药液外渗有关；外周血管疾病如血管硬化，易发生外渗。

（2）静脉压增高，如右心衰、全身静脉淤血、血管回流受阻，易发生外渗。

（3）糖尿病患者由于糖、脂肪代谢障碍，血管硬化易发生外渗。

（4）癌症患者反复接受化疗，静脉脆弱，难以穿刺，是外渗的危险因素。

二、案例分析

患者女性，80 岁，医嘱行增强 CT 检查，左手手背留置 20G 浅静脉留置针，检查前试用生理盐水 20 毫升快速推注无异常，按常规流程接造影剂 75 毫升+生理盐水 30 毫升高压泵注射（30 秒注射完毕）。检查完毕发现局部有一 5 厘米×8 厘米肿块，立即按压局部，20 分钟后以 50%硫酸镁持续冷湿敷，次日肿块消退。

分析：

（1）根据病史，该患者是行增强 CT 检查，故该药物是属于非腐蚀性高渗药液；患者年龄 80 岁，血管脆性增加，因静脉条件差，故留置针的位置是左手手背；注射前局部皮肤正常，注射后发现局部有一 5 厘米×8 厘米肿块。

（2）根据上述病史，属于药物渗出。

（詹 健）

第十二节 动静脉瘘评估

血管通路是进行维持性血液净化治疗的先决条件，永久性血管通路是慢性肾衰竭尿毒症患者赖以生存的“生命线”，一个良好的血管通路是透析质量和透析生命的最基本的保证。永久性血管通路目前分为直接动静脉内瘘（direct arteriovenous fistula，DAVF）和移植动静脉内瘘（graft arteriovenous fistula，CAVF）两大类。前者是目前临床应用最为广泛的透析血管通路，作为永久性血管通路的首选。而后者近年也发展迅速，给永久性血管通路的建立和维持带来了生机。

一、动静脉内瘘的评估内容及频率

1. 透析穿刺前对动静脉内瘘进行望、触、听三步法评估

（1）望：内瘘侧肢体有无红/肿/热/痛，肤色、肤温是否正常，内瘘血管周围皮肤及旧穿刺点有无破损、红肿等感染症状，内瘘血管走向和充盈度，有无血管瘤或明显的血管狭窄，选择新的穿刺点。

（2）触：血管震颤是否减弱或消失，内瘘血管有无压痛或局部硬结及穿刺点路径。

（3）听：内瘘杂音和血流方法是否正常。每次穿刺时用听诊器听整个瘘管的杂音，直到导管插入，留意杂音的变化。一个功能良好的动静脉瘘管的杂音应该是持续的，像机器运作的声音一样；一个狭窄的动静脉瘘管的杂音是断断续续的，像脉搏搏动的声音一样，同时声音大且尖或者像“口哨”，减弱或增强均不正常。

2. 透析间期教会患者对动静脉内瘘的自我评估

（1）教会患者用非内瘘侧手触摸内瘘侧的吻合口，若扪及震颤说明通畅，或用听诊器听诊，听到血管杂音则说明通畅。如果震颤、杂音消失，瘘侧肢体出现红/肿/热/痛/淤青，肤温异常，应及时予以处理。

（2）自我评估的频率：必须每日进行 3~4 次。因一般内瘘堵塞的时间多在傍晚和夜间，建议患者睡前或夜间醒来进行自我监测，以便及早发现问题及时处理。

3. 每月一次的血管通路检测

越来越多的资料表明流量是通路开放或血栓形成的最好预示指标，正常时，自体内瘘 > 500 毫升/分钟。异常时：①自体内瘘 < 500 毫升/分钟，四个月内流量减少 25%；②自体内瘘 > 2 000 毫升/分钟，需查找是否存在窃血综合征、高心输出量和心功能不全。目前使用的所有方法都是通过直接或间接地评估通路流量来评估瘘管情况的，常用的方法见表 2-49。

表 2-49　通路功能的评估

物理检查	通路流量
通路再循环	超声稀释法
以尿素为基础	基于血细胞比容变化的自然流量测定
稀释技术	多普勒流量超声
Kt/V 尿素清除指数不可解释的降低	磁共振血管成像（MRA）
压力	通路解剖
动态的静脉和泵前压力	多普勒超声（灰阶）
静态的动脉和静脉压力	通路内超声、CTA、MRA、DSA

注：Kt/V 中，K 是指有效尿素清除率（effective urea clearance），t 是指有效透析时间（effective dialysis time），V 是指尿素容积分布（volume of distribution of urea）；磁共振血管成像（magnetic resonance angiography，MRA）；CT 血管造影（CT angiography，CTA)；数字减影血管造影（digital subtraction angiography，DSA)

迄今，大多数用于筛选通路狭窄的有效临床技术仍然是应用再循环、低血流量时透析器静脉壶压力（P_{DC}）（动态压力）和无流量（静态）条件下瘘管内压力的方法。然而，目前联机血流测量技术的应用在递增，有可能成为标准方法。

4. 动静脉内瘘常见并发症

（1）出血与渗血：术后早期轻微渗血和晚期出血。

（2）血管非血栓性狭窄：动静脉内瘘常见并发症之一，主要表现为内瘘血流量不足，最终可导致动静脉内瘘血栓形成和闭塞。血管非血栓性狭窄易发生于吻合口，尤其在距吻合口静脉端数厘米内或反复穿刺的部位。

（3）血栓形成：引起动静脉内瘘闭塞、丧失功能的常见并发症，应用多普勒超声仪测定血栓的部位。

（4）肢体缺血——窃血综合征：指动静脉内瘘形成术后动静脉血液，向血流压力较低的静脉系统分流过多，导致肢体末端供血不足，出现苍白、麻木、发凉、疼痛、坏死等一系列缺血的表现。窃血综合征发生率较低，约 1%的动静脉内瘘患者可出现此并发症，需注意以下几点：①患者的自觉症状，包括肢体发冷、麻木、针刺样感觉、运动障碍（非手术疼痛引起）。②客观检查，包括皮肤温度、感觉功能检查、运动功能检查、远端动脉搏动，与对侧比较。③患者如果有发冷、不能运动、感觉异常应当立即报告医生。

（5）肿胀手综合征：若动脉血进入静脉引起远端静脉压增高，静脉回流受阻，导致毛细血管内压力升高，则产生持续性、进行性重度水肿，可伴疼痛、冻疮样改变或手指淤血等临床表现。

（6）动脉瘤：动静脉内瘘术后数月或数年吻合口的静脉端扩张，隆起于皮肤表面并伴有搏动。其中动脉化的静脉局部发生扩张，伴有搏动，称为真性动脉瘤或动脉瘤样扩张。动脉瘤由于穿刺出血，在血管周围形成血肿，血肿壁机化后又与内瘘相通，伴有搏动，称为假性动脉瘤。

（7）充血性心力衰竭：高输出量性心力衰竭偶见于少数原有心脏疾病的患者，包括各种心力衰竭、高血压、冠心病、动静脉短路导致过多的血流（自体动静脉内瘘自然血流量可达 800~1 200 毫升/分钟，占心输出量的 20%~50%）通过内瘘时，可增加回心血流，引起心脏前负荷增加脏舒张末期容积增大，每搏排血量随之增多。

（8）感染：一般内瘘的感染发生率较低，多与透析患者高龄、免疫功能低下、营养不良、糖尿病、无菌操作不严格等易感因素有关。感染的临床表现为：①局部表现，表浅皮肤炎症、蜂窝织炎或脓肿形成，局部可表现为红、肿、热、痛，可有脓性或血性渗出液。侵犯血管壁时可致血管破溃出血。炎症也易导致血栓形成，引起血管闭塞。②全身表现，毒血症和菌血症，常表现为透析后一过性发热，血培养阴性；败血症常表现为透析结束前发热，之后持续高热，伴有寒战和大汗，全身状况恶化，血白细胞升高，血培养阳性。

（9）瘤样扩张。

（10）其他少见并发症：血清性水肿、心内膜炎、缺血性神经改变、移植血管变性糜烂坏死、移植血管排斥反应。

二、案例分析

患者，男，75 岁，发现蛋白尿 40 年，血肌酐升高 30 年，血压升高 2 年，于 2015 年 5 月插股静脉插管开始透析治疗，于 8 月改右颈内静脉长期管，10 月 16 号行内瘘手术，于 11 月 24 号开始内瘘透析治疗，12 月 3 日自检发现局部震颤有所减弱，透析间期发现血流量变差，静脉压低，时有抽吸，杂音震颤减弱，B 超检查和血管造影显示狭窄，内瘘吻合口处予以分支结扎，于 2016 年 12 月 10 号行球囊扩张术，2017 年 1 月 10 号行内瘘重建术。

分析：患者自检发现局部震颤有所减弱。透析间期发现血流量变差，静脉压低，时有抽吸，杂音震颤减弱，B 超检查和血管造影显示狭窄。

（詹　健）

第十三节　深静脉血栓风险评估

静脉血栓栓塞症（venous thromboembolism，VTE）是指血液在静脉内不正常地凝结，使血管完全或不完全阻塞，属静脉回流障碍性疾病。其包括深静脉血栓形成（deep vein thrombosis，DVT）和肺血栓栓塞症（pulmonary thromboembolism，PTE）两种类型，即 VTE 在不同部位和不同阶段的两种临床表现形式。

DVT 约占 VTE 的三分之二，可发生于全身各部位静脉，以下肢深静脉为多，临床上常无症状。下肢近端（腘静脉或其近侧部位）DVT 是肺栓塞血栓栓子的主要来源，预防 DVT 可降低 PTE 的风险。

PTE 是指来自静脉系统或右心的血栓阻塞肺动脉或其分支导致的肺循环和呼吸功能障碍疾病，是导致住院患者死亡的重要原因之一。据报道 10%的院内死亡为 PTE 所致，所有入院患者中有 1%死于 PTE。

由于 DVT 与 PTE 在发病机制上相互关联，两者是同一疾病在不同部位的表现，也是同一疾病的不同阶段，因此统称为 VTE。

一、深静脉血栓风险评估方法

1. Caprini 血栓风险评估量表

Joseph A. Caprini 是美国的一位外科医生，于 1965 年毕业于美国德雷塞尔大学（Drexel University）医学院，现为美国埃文斯顿医院和美国西北大学范伯格医学院的教授，迄今共发表 VTE 相关研究文献 100 余篇。基于临床经验和已发表的研究结果，Caprini 等自 20 世纪 80 年代后期开始研究设计一个极为细致的个体化 VTE 风险评估量表，即 Caprini 血栓风险评估量表（模型）（表 2-50），用于内科和外科住院患者 VTE 的风险评估。该风险评估量表于 2005 年发表，2009 年又发表了修改版本。Caprini 血栓风险评估量表包含了大约 40 个不同的血栓形成危险因素，基本涵盖了外科手术和住院患者可能发生 VTE 的所有危险因素，通过这些危险因素对患者进行 VTE 风险评分。每个危险因素根据危险程度的不同赋予 1~5 不同的分数，最后根据得到的累积分数将患者的 VTE 发生风险分为低危（0~1 分）、中危（2 分）、高危（3~4 分）、极高危（≥5 分）4 个等级，不同的风险等级推荐不同的 VTE 预防措施，包括预防措施的类型及持续时间等。

表 2-50　Caprini 血栓风险评估量表（模型）

以下每项危险因素计 1 分	
年龄 41~60 岁	败血症（1 个月内）
肥胖 BMI > 25 千克/米 ^{2}	静脉曲张
异常妊娠（不明原因死产，习惯性流产≥3 次，早产伴新生儿毒血症或发育受限）	肺功能异常，慢性阻塞性肺疾病

续表

以下每项危险因素计 1 分	
妊娠期或产后（1 个月）	急性心肌梗死
口服避孕药或激素替代疗法	充血性心力衰竭（1 个月内）
下肢水肿	炎症性肠病史
卧床的内科患者	严重肺部疾病，包括肺炎（1 个月内）
计划小手术	大手术史
其他危险因素	
以下每项危险因素计 2 分	
年龄 61~74 岁	腹腔镜手术（>45 分钟）
石膏固定（1 个月内）	关节镜手术
卧床（>72 小时）	大手术（>45 分钟）
恶性肿瘤（既往或现患）	中央静脉通路
以下每项危险因素计 3 分	
年龄≥75 岁	抗心磷脂抗体阳性
肝素诱导的血小板减少症	狼疮抗凝物阳性
VTE 病史	凝血酶原 20210A 阳性
血栓家族史	血清同型半胱氨酸
以下每项危险因素计 5 分	
脑卒中（1 月内）	急性脊髓损伤（瘫痪）（1 个月内）
择期关节置换术	髋关节、骨盆或下肢骨折
多发性创伤（1 月内）	

评分后危险度及预防方案见表 2-51。

表 2-51　评分后危险度及预防方案

风险因素总分	风险等级	DVT 发生率	推荐预防方案
0~1 分	低危	<10%	早期活动
2 分	中危	10%~20%	药物预防或物理预防
3~4 分	高危	20%~40%	药物预防和/或物理预防
≥5 分	极高危	DVT 发生率 40%~80%，死亡率 1%~5%	药物预防和物理预防

入院、手术、分娩、病情变化时评估，每一项得分，分值累积，评分后危险度及预防方案如下。

0~1 分（低危）：基础预防，尽早活动。

2 分（中危）：报告医生，基础预防+物理预防。

3~4 分（高危）：报告医生，基础预防+物理预防+药物预防。

5~7 分（超高危）：报告医生，基础预防+物理预防+药物预防。

（1）基础预防：术后卧床休息或抬高下肢 20 度，膝下不能垫枕，不能屈髋过度以免影响静脉回流，术后做深呼吸动作，每分钟 12~15 次，每天 3~5 次。家属给予由跟腱从下而上的比目鱼肌和腓肠肌的挤压运动，每日 3 次，每次 3~5 分钟，足趾运动每日 3 次，每次 3~5 分钟。

（2）物理预防：正确使用弹力袜，选择合适的型号，术前开始使用，最佳时间为早上起床时，一直到夜间上床时，或使用气压泵，早期下床活动。

（3）药物预防：遵医嘱给予低分子肝素或华法林等抗凝药物。

2. Wells 量表

Wells 量表是目前临床上运用最为广泛的静脉血栓风险评估方法，包括 Wells DVT 评分（表 2-52）和 Wells PTE 评分两个独立的量表，美国内科医师学会和美国家庭医师学会将 Wells 量表作为 VTE 诊断指南中预测 VTE 可能性的评估方法。

表 2-52　Wells DVT 评分量表

临床特征	分值
活动性恶性肿瘤（患者在过去 6 个月内接受过抗肿瘤治疗或者目前正接受肿瘤姑息治疗）	1
下肢麻痹、瘫痪或近期下肢石膏固定	1
近期卧床≥3 天或 12 周内有需要全身或局部麻醉的大手术史	1
沿深静脉系统走行区域的压痛	1
整个下肢水肿	1
与无症状的下肢比，周径差≥3 厘米（胫骨粗隆下 10 厘米测量）	1
压陷性水肿（限于患肢）	1
浅静脉扩张（非静脉曲张）	1
深静脉血栓史	1
存在与深静脉血栓诊断可能性相当的其他诊断	−2

注：如果双侧下肢均有症状，则以症状较重的一侧为准

（1）Wells 评分二级可能性评估：<2 分，不大可能诊断 DVT；≥2 分很有可能诊断 DVT。

（2）Wells 评分三级可能性评估：≤0 分，低度可能诊断 DVT；1~2 分中度可能诊断 DVT；≥3 分高度可能诊断 DVT。

3. Padua 预测量表

Padua 预测量表（表 2-53）是 Barbar 等于 2010 年基于 Kucher 评分改进开发的一个针对内科住院患者的 VTE 预防评估工具，2012 年 ACCP9（American College of Chest Physicians，即美国胸科医师协会）中采用此量表来评估非手术住院患者发生 VTE 的基线风险水平，在此基础上推荐预防干预措施。

表 2-53　Padua 预测量表

临床特征	分值
活动性癌症（患者有局部扩散或远处转移和/或在近 6 个月内接受过放化疗）	3
既往 VTE 病史（不包含浅表性静脉血栓）	3
活动减少（由于患者活动受限或遵医嘱，卧床至少 3 天）	3
已知的易栓症（遗传性抗凝血酶缺乏症、遗传性蛋白 C、蛋白 S 缺乏症、因子 V Leiden 突变、凝血酶原 G20210A 突变、抗磷脂综合征）	3
近期（1 个月内）发生创伤和/或手术	2
年龄≥70 岁	1
心衰和/或呼吸衰竭	1

续表

临床特征	分值
急性心肌梗死或缺血性卒中	1
急性感染和/或风湿性疾病	1
肥胖（BMI≥30 千克/米 ^{2}）	1
目前正接受激素治疗	1

判定标准：<4 分，低度危险，不采取预防措施 VTE 发生率为 0.3%；≥4 分，高度危险，不采取预防措施 VTE 发生率为 11%。

尽管该模型存在不足之处（样本量小，验证不是最充分的），但它仍是目前最好的可以用来评估非手术住院患者 VTE 风险的模型，前瞻性验证研究证实能有效预测内科住院患者的 VTE 发生风险，简单易操作。其不足是不便于根据风险等级选择相应的预防措施。

2015 年我国更新发布的《内科住院患者 VTE 预防的中国专家建议》也采用了 Padua 预测量表，同时进行了归纳总结，指出以下患者均属于 VTE 高危，需采取 VTE 预防措施，详见附件 2-3。

4. 门诊 Khorana 评估量表（DVT 风险评估工具）

在 2008 年，Alok Khorana 博士和他的同事共同设计，评估化疗相关的门诊患者 VTE 风险。2013 年，调整后被美国临床肿瘤学会（American Society of Clinical Oncology，ASCO）采用，评估化疗相关 VTE 风险，详见表 2-54。

表 2-54　2013 年 ASCO 推荐的修改的 Khorana 评估量表用药化疗相关的 VTE 风险评估

患者特征	分值
癌症发生的位置：	
非常高风险的癌症类型：胃、胰腺、脑	2
高风险的癌症类型：肺、淋巴、消化道、膀胱、睾丸、肾	1
化疗前的血小板计数≥350 000/微升	1
血红蛋白水平<10 克/分升，或在使用红细胞生长因子	1
化疗前白细胞计数>11 000/微升	1
BMI≥35 千克/米 ^{2}	1
高危险：≥3 分 中等风险：1~2 分 低风险：0 分	

5. Rogers 评估量表

该量表（表 2-55）由美国布莱根妇女医院外科医学博士 Selwyn O. Rogers Jr.在 2007 年建立，并发表于《美国外科医师学会杂志》（*Journal of the American College of Surgeons*）。

表 2-55　Rogers 评估量表（DVT 风险评估工具）

风险因素	得分	风险因素	得分
除外内分泌手术外的手术类型		女性	1
呼吸系统及血液系统	9	男性	0

续表

风险因素	得分	风险因素	得分
胸膜动脉瘤，栓子清除术/血栓切除术静脉重建及血管内修复	7	癌症广泛转移	2
动脉瘤	4	围手术期 30 天内接受化疗	2
口腔、上颚手术	4	术前血钠＞145 毫摩尔/升	2
胃肠	4	术前 72 小时内输注红细胞悬液＞4 个单位	2
体表手术	3	机械通气	2
疝气	2	切口分级（清洁/污染）	2
美国麻醉医师学会身体状况分级		术前红细胞压积≤38%	1
3，4，5	2	术前胆红素＞1.0 毫克/分升	1
2	1	呼吸困难	1
1	0	白蛋白水平≤3.5 毫克/分升	1
评分		急诊	1
总分＞17	3		
总分 10~17	2		
总分＜10	0		

第 9 版《抗栓治疗及预防血栓形成指南》（ACCP9）对 Rogers 风险预测评估模型（表 2-56）的评价：不够简单易用，模型建立的数据来源本身有缺陷，纳入分析的患者并不全是未采取预防措施的患者，包含了部分已经接受 VTE 预防措施的患者；模型建立后没有充分的临床验证。另外该模型也不适合中国临床应用。

表 2-56 Rogers 风险预测评估模型

ACCP9 VTE 分级	普外科大手术，胸部手术或血管手术 Rogers 评分
非常低危	＜7
低危	7~10
中危	＞10
高危	

综上所述，对于外科住院患者，建议使用 Caprini 评估量表评估 VTE 风险；对于内科住院患者，建议使用 Padua 预测量表评估 VTE 风险，Caprini 评估量表也可以用于内科 VTE 风险，但 Padua 预测量表用于内科更为简单；对于门诊患者，建议使用 Khorana 评估量表（表 2-57）。

表 2-57 Khorana 评估量表

量表名称	针对人群	针对疾病及主要目的	指南推荐	前瞻性验证研究
Wells 量表	DVT 或 PTE 疑似患者	DVT 或 PTE 的早期诊断与排除诊断	美国内科医师学会与美国家庭医师学会 VTE 诊断指南	有

续表

量表名称	针对人群	针对疾病及主要目的	指南推荐	前瞻性验证研究
Padua 预测量表	内科住院患者	VTE 发生风险预测及 VTE 预防	ACCP9-内科住院患者	有
Caprini 评估量表	内、外科住院患者	VTE 发生风险预测及 VTE 预防	ACCP9-非骨科手术患者	暂缺

二、案例分析

患者男性，60 岁，身高 170 厘米，体重 65 千克，胃癌根治术后第 4 天禁食，经颈内静脉置管输液。

分析（用 Caprini 评估量表评估）：

（1）患者深静脉血栓的风险因素：①年龄 41~60 岁，1 分；②大手术（＞45 分钟），2 分；③卧床（＞72 小时），2 分；④恶性肿瘤，2 分；⑤中央静脉通路，2 分。

（2）计算患者的风险评分：1+2+2+2+2=9 分。

（3）判断患者的风险等级：总分＞5 分，为 VTE 极高危人群。

（4）相应的推荐预防方法：药物预防和物理预防。

（詹　健）

第十四节　常用检验正常参考值

（1）血常规检验正常值见表 2-58。

表 2-58　血常规检验正常值

血常规项目	性别	年龄/岁	正常值参考范围
白细胞计数	男/女		4.0×10^9~10.0×10^9 个/升
血红蛋白	男	＜70 ≥70	120~160 克/升 94~122 克/升
	女	＜70 ≥70	110~150 克/升 87~112 克/升
红细胞计数	男		4.0×10^9~5.5×10^{12} 个/升
	女		3.5×10^9~5.0×10^{12} 个/升
血小板计数	男/女		100×10^9~300×10^9 个/升
平均红细胞体积	男/女		80~100 飞升
平均红细胞血红蛋白浓度	男/女		310~350 克/升
血小板压积	男/女		0.11~0.28
血小板体积分布宽度	男/女		16.3%~19.3%
红细胞体积分布宽度	男/女		11%~14.5%
红细胞压积	男		0.4~0.54
	女		0.37~0.47

续表

血常规项目	性别	年龄/岁	正常值参考范围
血小板平均体积	男/女		6.5~12 飞升
血沉	男		0~15 毫米/小时
	女		0~20 毫米/小时
人体血液总量			80~85 毫升/千克

（2）一般生化检验正常值见表 2-59。

表 2-59 一般生化检验正常值

生化指标项目	性别	年龄/岁	正常值参考范围
谷丙转氨酶	男		9~50 单位/升
	女		7~40 单位/升
谷草转氨酶	男		15~40 单位/升
	女		13~35 单位/升
碱性磷酸酶	男/女	0~1	0~1 107 单位/升
	男/女	1~12	0~500 单位/升
	男	12~15	40~750 单位/升
	女	20~49	35~100 单位/升
	女	50~79	50~135 单位/升
谷氨酰转肽酶	男		10~60 单位/升
	女		7~45 单位/升
总蛋白	男/女		65.0~85.0 单位/升
白蛋白	男/女		40.0~55.0 单位/升
球蛋白	男/女		20.0~40.0 克/升
白球比	男/女		1.2~2.4
前白蛋白	男/女		180~320 毫克/升
总胆红素	男/女		6.8~34.2 微摩尔/升
直接胆红素	男/女		1.7~8.6 微摩尔/升
间接胆红素	男/女		4.8~25.0 微摩尔/升
空腹血糖	男/女		3.90~6.10 毫摩尔/升
尿素	男/女		2.5~6.5 毫摩尔/升
肌酐	男		53.0~106.0 微摩尔/升
	女		45.0~84.0 微摩尔/升
尿素/肌肝	男/女		0.03~0.15
前列腺特异抗原	男		<4 微克/升
尿酸	男/女		89~3 570 微摩尔/升
电解质	性别	年龄/岁	正常值参考范围/（毫摩尔/升）
血清钠	男/女		135.0~145.0
血清钾	男/女		3.5~5.3

续表

电解质	性别	年龄/岁	正常值参考范围/（毫摩尔/升）
血清氯	男/女		96.0~106.0
血清钙	男/女	<15 ≥15	2.25~2.8 2.1~2.7
血清镁	男/女		0.7~1.1
血清磷	男/女		1.0~1.6

（3）血脂正常值参考范围见表 2-60。

表 2-60　血脂正常值参考范围

血脂指标	性别	年龄/岁	正常值参考范围/（毫摩尔/升）
甘油三酯	男/女	<15 ≥15	0.56~1.70 0.7~1.70
总胆固醇	男/女		2.82~5.95
高密度脂蛋白胆固醇	男/女		1.03~2.07
低密度脂蛋白胆固醇	男/女		2.07~3.20

（4）凝血功能正常值见表 2-61。

表 2-61　凝血功能正常值

检验项目	性别	正常值参考范围
凝血酶原时间测定	男/女	11.00~13.00 秒
国际标准化比率	男/女	0.85~1.15
活化部分凝血活酶	男/女	30.00~45.00 秒
凝血酶时间		16.00~18.00 秒
纤维蛋白原		2.00~4.00 克/升
D-二聚体		0~0.5 微克/毫升

（5）心肌酶谱检验正常值见表 2-62。

表 2-62　心肌酶谱检验正常值

检验项目	性别	正常值参考范围
谷草转氨酶	男/女	13~35 单位/升
磷酸肌酸激酶	男/女	26~140 单位/升
乳酸脱氢酶	男/女	109~245 单位/升
肌钙蛋白-Ⅰ	男/女	0~0.034 单位/升
N 末端脑钠肽原（NT-proBNP）		0~738 皮克/毫升

（6）甲状腺功能检验正常值见表 2-63。

表 2-63 甲状腺功能检验正常值

检验项目	性别	正常值参考范围
总 T_3	男/女	0.60~1.81 纳克/毫升
游离 T_3	男/女	2.30~4.20 皮克/毫升
总 T_4	男/女	4.50~10.90 微克/分升
游离 T_4	男/女	0.89~1.76 纳克/分升
促甲状腺激素	男/女	0.55~4.78 微单位/毫升

（7）动脉血气分析检验正常值见表 2-64。

表 2-64 动脉血气分析检验正常值

检验项目	惯用单位	国际单位
pH 值	7.35~7.45	36~45 微摩尔/升
PO_2	75~100 毫米汞柱	10.0~13.3 千帕
PCO_2	35~45 毫米汞柱	4.7~6.0 千帕
HCO_3^-	22~27 毫摩尔/升	22~26 毫摩尔/升
碱剩余（base excess，BE）	（−2）~（+2）毫克当量/升	（−2）~（+2）毫摩尔/升
CO_2	19~24 毫克当量/升	19~24 毫摩尔/升
SaO_2	95%~100%	0.95~1.00

（8）身体对酸碱失衡的反应见表 2-65。

表 2-65 身体对酸碱失衡的反应

酸碱失衡类型	pH	HCO_3^-	PCO_2	肌体代偿作用
呼吸性酸中毒	↓	↑	↑	肾脏保留 HCO_3^-，并排出 H^+以升高 pH 值
呼吸性碱中毒	↑	↓	↓	肾脏排出 HCO_3^-，并保留 H^+以下降 pH 值
代谢性酸中毒	↓	↓	↓	过度换气以呼出多余的 CO_2，并保留 HCO_3^-
代谢性碱中毒	↑	↑	↑	换气减少使 CO_2 升高，肾脏保留 H^+，并排出 HCO_3^-

（9）酸碱不平衡的常见原因见表 2-66。

表 2-66 酸碱不平衡的常见原因

类型	常见原因
呼吸性酸中毒	窒息、呼吸抑制、中枢神经抑制
呼吸性碱中毒	过度换气、焦虑、糖尿病酮症酸中毒
代谢性酸中毒	腹泻、肾功能衰竭、水杨酸过量
代谢性碱中毒	高血钙、碱性药物过量

（李育梅）

本章附件

附件 2-1 跌倒/坠床预防告知书

尊敬的患者（或家属）：

我们依据跌倒/坠床危险因子评估表对您的身体状况进行评估，认为您目前属于跌倒/坠床高危人群。若不采取相关的预防措施，易发生跌倒/坠床，造成意外皮肤损伤、骨折等其他严重后果。为了您的安全希望您与家人配合，敬请做到但不局限于以下注意事项。

（1）您下床活动应有专人陪护。

（2）您卧床时应使用护栏，请家属勿与患者挤睡一张病床。

（3）您外出检查，应告知医护人员，需有陪护一起陪同。

（4）请穿着合适长度的衣裤，穿防滑鞋子，以免绊倒或滑倒。

（5）请勿将水泼洒地面，若发现地面湿滑，请立即告诉卫生人员及时清理或绕开行走。湿性拖地后避免不必要的走动。

（6）请随时将床栏拉起，若需下床应先将床栏放下，切勿翻越。

（7）患者如厕时请勿将门反锁，以免发生意外时，影响及时施救。

（8）陪护人员请勿随意打开床脚刹，以免床体晃动，导致患者坠床。

（9）不能下床患者，请学会正确使用便盆。

（10）请您将眼镜、杂志、卫生纸等私人常用物品放在随手易取之处。当您需要任何帮助而无家属在旁协助时，请及时按呼叫铃呼叫医护人员。

（11）如果您有头晕，服用镇静、安眠药物、降压药，卧床时间较长等情况，请不要翻身马上起床，下床前先坐于床沿休息片刻，再由陪护者扶下床。

（12）改变体位应遵守“三部曲”，即平躺 30 秒，坐起 30 秒，站立 30 秒，再行走。避免突然改变体位（尤其是夜间），导致晕厥跌倒。

（13）如果您在行走时出现头晕、双眼发黑、下肢无力、步态不稳和不能移动，立即原地坐（蹲）下或靠墙，呼叫他人帮助。

（14）请将物品尽量收入柜中，凳子定位放置，保持过道宽敞。

患方声明：

医务人员已详细向我们说明跌倒/坠床防范的重要性及其发生的后果，我们已完全了解本告知书的内容。我们在完全知情同意的情况下，自愿做好相应防范措施，并签署本风险告知书。

医方谈话者名______________　　　　　　患者家属签字：

与患者关系：

年　　月　　日　　　　　　　　　　　　年　　月　　日

附件 2-2 糖尿病患者自我管理能力知识的调查量表

以下是对糖尿病患者自我管理能力知识的调查量表，请您根据自己的理解进行判断，并在“正确”或“错误”框中画“√”，若您对该问题不理解，或不知道正确答案，请在“不知道”框中画“√”。

条目	请在相应的□内画“√”		
	正确	错误	不知道
1.下列有关糖尿病的说法，您认为：			
A.糖尿病通过治疗是可以控制的	□	□	□
B.尿中出现少量的葡萄糖是正常的	□	□	□
C.糖尿病过段时间有可能会自愈	□	□	□
D.情绪紧张可影响血糖水平	□	□	□
E.血糖水平不会影响发生糖尿病并发症的风险	□	□	□
2.应用口服药治疗糖尿病时，您认为口服药：（此项用于口服药物治疗的糖尿病患者）			
A.帮助降低血糖水平	□	□	□
B.不需要每天服用	□	□	□
C.如果尿中查出没有葡萄糖则可以停止用药	□	□	□
D.有时会导致低血糖	□	□	□
3.如果您采用口服药降糖药物治疗，当您生病出现食欲不振未进食时，进行下列活动：（此项用于口服药物治疗的糖尿病患者）			
A.检测血糖	□	□	□
B.继续吃药	□	□	□
C.如果血糖水平过低则停止服药	□	□	□
D.如果您口渴得厉害，不得不大量饮水，则需要看医生	□	□	□
4.如果您采用胰岛素治疗，当您生病出现食欲不振未进食时，进行下列活动：（此项用于胰岛素治疗的糖尿病患者）			
A.减少胰岛素的用量	□	□	□
B.经常监测血糖和尿酮水平	□	□	□
C.如果尿酮阳性则增加额外的速效胰岛素	□	□	□
D.如果您口渴得厉害，不得不大量饮水，则需要看医生	□	□	□
5.有关低血糖的描述：			
A.血浆中葡萄糖很少	□	□	□
B.血浆中葡萄糖较多	□	□	□
C.体力活动增加可引起低血糖	□	□	□
D.酒精可引起低血糖	□	□	□
E.胰岛素过量过多可引起低血糖	□	□	□
6.下列哪些是低血糖的症状：			
A.言语含糊不清	□	□	□
B.口渴	□	□	□

续表

条目	请在相应的□内画“√”		
	正确	错误	不知道
C.出汗	□	□	□
D.眩晕	□	□	□
E.意识混乱	□	□	□
F.多尿	□	□	□
7.如果您发生低血糖：			
A.立刻喝含糖的饮料	□	□	□
B.立即进食一块巧克力或者饼干	□	□	□
C.处理低血糖后，休息 15 分钟	□	□	□
8.运动的作用：			
A.降低血糖水平	□	□	□
B.升高血糖水平	□	□	□
C.增加尿中的葡萄糖水平	□	□	□
D.不改变血糖水平	□	□	□
9.如果您采用胰岛素治疗，运动前 1 小时，进行下列活动：（此项用于胰岛素治疗的糖尿病患者）			
A.测血糖	□	□	□
B.进食量不变，则减少胰岛素用量	□	□	□
C.胰岛素用量不变，则进食较平常多的食物	□	□	□
D.减少食物量，并增加胰岛素用量	□	□	□
E.如果发生低血糖，则加速进食含糖食品	□	□	□
10.如果您采用胰岛素治疗，进行下列活动：（此项用于胰岛素治疗的糖尿病患者）			
A.如果您在两餐之间进食了一块巧克力，则需要增加胰岛素用量	□	□	□
B.如果您在餐前 1 小时内进食了点心，则可以等到下餐前，不需要增加胰岛素用量	□	□	□
C.加餐都需要增加胰岛素用量	□	□	□
11.下列食物对于血糖的影响：			
A.甜食会影响血糖水平	□	□	□
B.含淀粉多的食物（如土豆、面包等）会影响血糖水平	□	□	□
C.含蛋白质多的食物（如肉、奶酪等）会影响血糖水平	□	□	□
D.全脂食物对血糖的影响高于低脂食物	□	□	□
E.75 克葡萄糖比含 75 克葡萄糖的 2 两馒头需要更多的胰岛素	□	□	□
F.柚子等对血糖影响较小，因此可以随便吃	□	□	□
G.新鲜、不甜的果汁可以随便饮用	□	□	□
12.有关食物的描述：			
A.糖尿病患者应该避免进食任何含糖的食物	□	□	□
B.含蛋白质食物可以大量进食	□	□	□
C.油炸食物通常含有较高脂肪	□	□	□
D.糕点和蛋糕含脂肪较高	□	□	□
E.瓜子和花生等坚果类食物可以不限量地吃	□	□	□

续表

条目	请在相应的□内画“√”		
	正确	错误	不知道
F.无糖食品如无糖的月饼或无糖点心可以多吃	□	□	□
G.限制盐的摄入可以降低血压	□	□	□
H.高脂肪食物增加糖尿病慢性并发症的风险	□	□	□
I.为糖尿病患者特质的食物可以不根据体重目标随意吃	□	□	□
13.酒精制品通常:			
A.几小时后将降低血糖水平	□	□	□
B.最初将导致血糖上升	□	□	□
C.不含热量	□	□	□
14.如果您采用胰岛素治疗，进行下列活动：（此项用于胰岛素治疗的糖尿病患者）			
A.如果多喝了啤酒，则需要增加胰岛素的用量以控制血糖	□	□	□
B.如果一顿饭中喝了一杯白酒（或啤酒），则不需要调整胰岛素用量	□	□	□
C.如果在晚上喝 6 个单位或以上的酒精制品，则需减少胰岛素用量以免发生夜间低血糖。（注：1 单位啤酒=半瓶啤酒，1 小杯白酒）	□	□	□
15.长期坚持控制血糖可以降低对如下哪些器官的损害风险:			
A.足部神经	□	□	□
B.肾脏	□	□	□
C.眼睛	□	□	□
16.定期检查包括:			
A.足部神经	□	□	□
B.血压	□	□	□
C.眼睛	□	□	□
D.胆固醇水平	□	□	□
E.仅检查您发生问题的方面	□	□	□
17.使用检眼镜（检查眼底的特殊仪器）进行眼部检查:			
A.即使糖尿病患者血糖控制很好，也需要进行此检查	□	□	□
B.对于仅采取饮食控制的糖尿病患者，不需要做此检查	□	□	□
C.推荐检查，因为早期发现眼底疾病并治疗可以预防失明	□	□	□
18.如果糖尿病患者吸烟:			
A.增加糖尿病严重足病截肢的风险	□	□	□
B.增加心脏疾病的发病风险	□	□	□
C.增加中风的发病风险	□	□	□
D.与吸烟的非糖尿病患者相比，不会增加疾病风险	□	□	□
E.是一种控制体重的好方法	□	□	□
19.患糖尿病后，双脚需要检查是否温暖、变色、感染、胼胝或受伤等:			
A.您或者其他人每天常规检查一遍	□	□	□
B.当穿新鞋的时候需要检查	□	□	□
C.当您感觉不舒服的时候需要检查	□	□	□

续表

条目	请在相应的□内画“√”		
	正确	错误	不知道
D.仅仅当您发生脚部病变的时候才检查	□	□	□
20.关于足部问题:			
A.最好选择比实际鞋码大一码的鞋子	□	□	□
B.浸泡脚有好处	□	□	□
C.您的脚可能受伤了，但是您没有感觉到	□	□	□
D.足部受伤后，治愈时间将比非糖尿病患者长	□	□	□
E.如果不采取正确的护理方法，伤口容易感染	□	□	□
21.修剪脚趾甲时建议您:			
A.修剪成尖形	□	□	□
B.修剪成脚趾尖的形状（带圆形）	□	□	□
22.足部问题如水泡、胼胝等通过____进行安全治疗			
A.专业的足病医生	□	□	□
B.修脚师	□	□	□
C.您自己	□	□	□
D.任何人	□	□	□
23.推荐糖尿病患者使用的鞋型:			
A.系带的鞋	□	□	□
B.软的跑鞋	□	□	□
C.高跟鞋	□	□	□
D.露趾鞋	□	□	□
E.尖头鞋	□	□	□
24.糖尿病患者足部皮肤干燥，建议:			
A.搓脚	□	□	□
B.脚部涂抹保湿霜	□	□	□
C.不用管它	□	□	□
D.看专业的足病医生	□	□	□
25.关于糖化血红蛋白:			
A.可发现您是否发生低血糖	□	□	□
B.反映过去 8~12 周的平均血糖水平	□	□	□
C.反映过去 8~12 天的平均血糖水平	□	□	□
D.反映过去 24 小时的平均血糖水平	□	□	□
26.我国糖尿病指南规定的糖化血红蛋白目标值:			
A.最高值为 6.5%	□	□	□
B.最高值为 7.0%	□	□	□

附件 2-3 《内科住院患者 VTE 预防的中国专家建议》

对下列内科住院患者需要进行 VTE 预防：40 岁以上因急性内科疾病住院患者，卧床≥3 天，同时合并下列病症或危险因素之一：

呼吸衰竭

慢性阻塞性肺疾病

急性加重

急性脑梗死

心力衰竭（NYHA Ⅲ级或Ⅳ级）

急性冠脉综合征

VTE 病史

恶性肿瘤

炎性肠病

慢性肾脏疾病

下肢静脉曲张

肥胖（BMI > 30 千克/米^2）

年龄 > 75 岁

第二篇

特殊人群评估工具

第三章　孕产妇评估

第一节　产 前 评 估

一、询问

1. 健康史

（1）个人资料。

（2）目前健康状况。

（3）过去史：疾病史和有无食物、药物过敏史。

（4）月经史：有助于准确推算预产期。

（5）家族史：询问家族史，有无高血压、糖尿病、双胎、结核病等病史，丈夫健康情况，了解孕妇的丈夫有无烟酒嗜好及遗传性疾病等。

2. 孕产史

（1）既往孕产史：了解既往的孕产史及其分娩方式，有无流产、早产、难产、死胎、死产、产后出血史。

（2）本次妊娠经过：了解本次妊娠早孕反应出现的时间、严重程度，有无病毒感染史及用药情况，胎动开始时间，妊娠过程中有无阴道流血、头痛、心悸、气短、下肢水肿等症状。

（3）预产期的推算：问清末次月经（last menstrual period，LMP）的日期，推算预产期。

3. 高危因素评估

重点评估孕妇是否存在下列高危因素：年龄＜18 岁或≥35 岁；残疾；遗传性疾病史；既往有无流产、异位妊娠、早产、死产、死胎、难产、畸胎史；有无妊娠合并症，如心脏病、肾病、肝病、高血压、糖尿病等；有无妊娠并发症，如妊娠期高血压疾病、前置胎盘、胎盘早剥、羊水异常、胎儿生长受限、过期妊娠、母儿血型不合等。

4. 心理社会评估

（1）孕妇心理状况：询问孕妇对此次妊娠的态度及接受程度，有哪些影响因素，有无焦虑、恐惧等心理。

（2）评估支持系统：询问准父亲对此次妊娠的态度；产妇的家庭经济情况、居住环境、宗教信仰以及孕妇在家庭中的角色等。

二、身体检查

1. 全身检查

观察发育、营养、精神状态、身高及步态。身材矮小者（145 厘米以下）常伴有骨盆狭窄。检查心肺有无异常，乳房发育情况，脊柱及下肢有无畸形。测量血压和体量，计算 BMI，BMI=体重（千克）/身高（米）^{2}。评估孕妇身体质量增长是否合理。

2. 产科检查

检查腹形及大小，腹部有无手术瘢痕及水肿，腹壁肌肉紧张度，有无腹直肌分离，子宫肌的敏感度。检查胎产式、胎方位、胎先露及先露是否衔接，测量宫高腹围，估计胎儿大小。听胎心，胎心监护，了解胎儿储备及宫缩情况。骨盆测量，了解骨产道情况，结合胎儿大小初步判断是否可以经阴道分娩。检查是否有破水、见红等症状。

三、辅助检查

查看胎儿系统超声筛查（妊娠 18~24 周）结果，评估胎儿大小、胎位、羊水量、胎盘成熟度和脐动脉血流速率之比（*S/D* 比值）等。进行无应激试验（non stress test，NST），妊娠期糖尿病（gestational diabetes mellitus，GDM）筛查结果［行 75 克口服葡萄糖耐量试验（oral glucose tolerance test，OGTT）其正常上限为空腹血糖 5.1 毫摩尔/升，餐后 1 小时血糖为 10.0 毫摩尔/升，餐后 2 小时血糖为 8.5 毫摩尔/升］，血常规，出凝血时间，尿常规，血型，肝功能，肾功能，空腹血糖，乙肝表面抗原，梅毒螺旋体，HIV（human immunodeficiency virus，即人类免疫缺陷病毒）检查。

四、评价健康教育效果

评价孕妇数胎动及胎儿宫内自我监护情况分娩相关知识（临产的症状、分娩方式指导、分娩镇痛）及母乳喂养知识掌握情况。

（全小珍　李一美）

第二节 产 程 评 估

一、产程护理评估

1. 询问

询问产妇的感受、口渴、进食、排尿、排便、疼痛及耐受度，提供产程进展信息，给予支持和鼓励。

2. 身体检查

检查体温、脉搏、呼吸、血压、胎心音、胎方位、宫口扩张和容受程度、子宫收缩持续和间隔时间、宫缩强度、先露下降程度，了解胎膜是否破裂及羊水的颜色、量、性状，胎儿监护结果。

3. 观察要点

（1）注意产妇的生理及心理状态和行为反应。产时严密观察宫缩、胎心及羊水性状，观察产程进展、膀胱充盈度，是否不自主地向下用力。置合适体位，注意保暖，协助进食、擦汗等生活护理。

（2）第一产程潜伏期 1~2 小时听胎心 1 次，进入活跃期后 15~30 分钟听胎心 1 次。第二产程胎心音每 5~10 分钟听 1 次，必要时用胎心监护仪监测。观察宫缩持续时间和间歇时间、强度、节律、腹部形状、子宫压痛等，发现异常及时报告。若第二产程 1 小时胎头无下降，应通知医生做好胎方位及头盆相称的评估。

（3）正确评估产妇及胎儿情况，适时地按常规外阴消毒，铺巾，准备接生，台上台下双人清点核对纱布，并做好记录。正确掌握分娩机转，按接生操作规程助产，掌握会阴切开指征，做好新生儿复苏准备。

（4）胎头娩出后即清理呼吸道、保暖、Apgar 评分、断脐，让产妇确认新生儿性别，系腕带标明其身份，记录新生儿的身长、体重。

（5）胎盘娩出后检查胎盘胎膜是否完整，会阴及阴道裂伤者常规缝合。产妇分娩后留产房观察 2 小时，常规测血压脉搏，注意保暖。新生儿早接触、早吸吮。观察宫底高度、收缩强度，观察阴道出血量及性质。

4. 评价健康教育效果

评价孕妇母乳喂养知识，新生儿护理知识，新生儿疾病筛查和免疫接种时间，产褥期基本知识等掌握情况。

二、骨盆大小的评估

骨盆大小及其形状与分娩密切相关，它的大小决定着胎儿能否顺利经阴道娩出。临床上可通过骨盆外测量和内测量两种方法进行评估。

1. 骨盆外测量

骨盆外测量虽然未能精确反映骨盆各平面的大小，但由于其简便、无伤害性，仍具有一定的参考价值，是产前检查了解骨盆的重要手段，见表 3-1。

表 3-1 骨盆外测量

径线名称	测量点	正常值	意义
髂棘间径（图 3-1）	测量两髂前上棘外缘间的距离	23~26 厘米	
髂嵴间径（图 3-2）	测量两髂嵴外缘最宽的距离	25~28 厘米	
骶耻外径（图 3-3）	测量第 5 腰椎棘突下至耻骨联合上缘中点的距离	18~20 厘米	
坐骨结节间径（图 3-4）	测量两坐骨结节内侧缘的距离	8.5~9.5 厘米	
出口后矢状径（图 3-5）	测量坐骨结节间径中点至骶骨尖端的长度	8~9 厘米	当出口后矢状径与坐骨结节间径之和 > 15 厘米时，表明骨盆出口狭窄不明显
耻骨弓角度（图 3-6）	左右耻骨降支的夹角	90°	< 80° 为异常

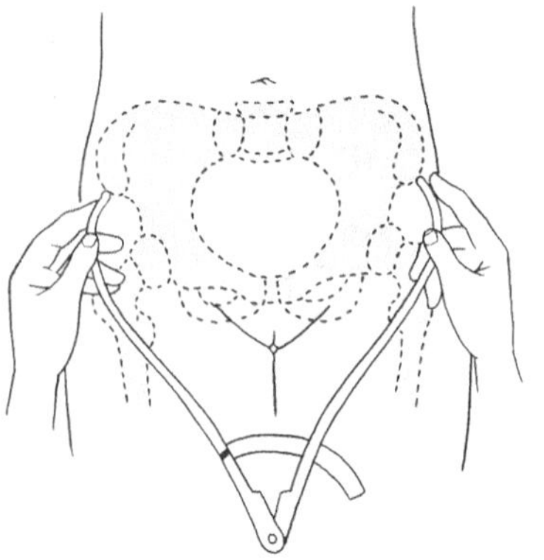

图 3-1 髂棘间径

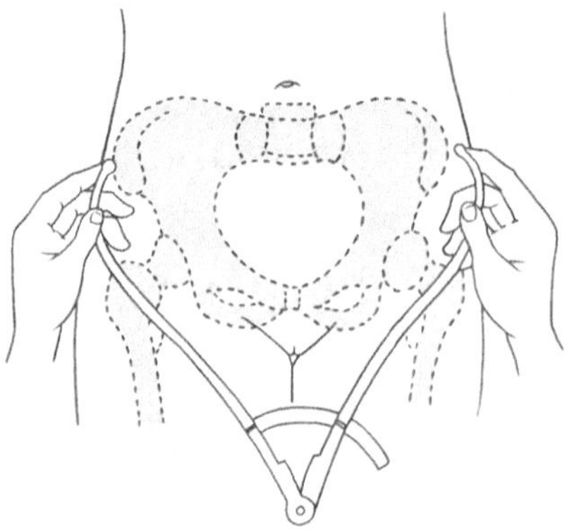

图 3-2 髂嵴间径

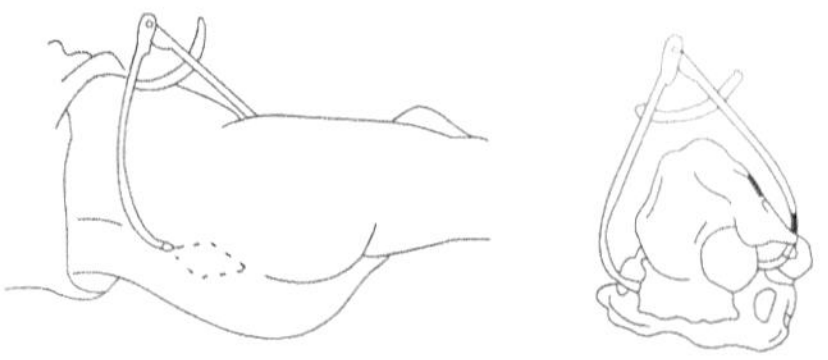

图 3-3 骶耻外径

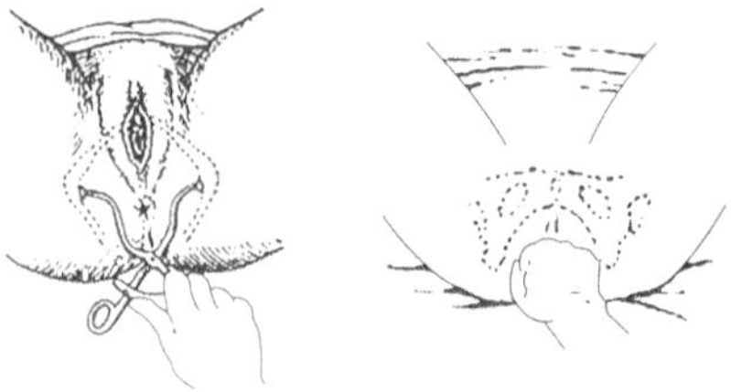

图 3-4 坐骨结节间径

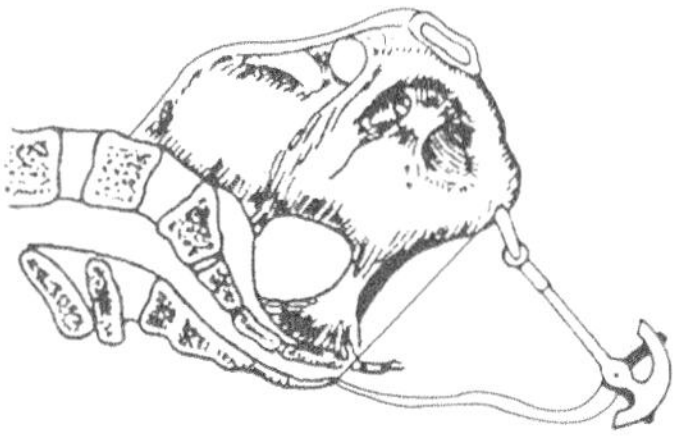

图 3-5　出口后矢状径

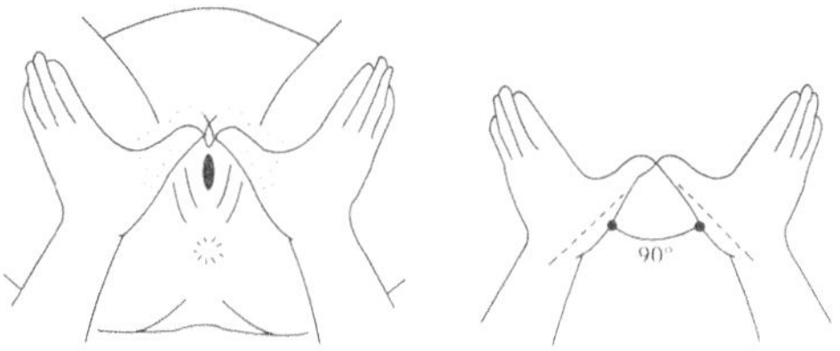

图 3-6　耻骨弓角度

2. 骨盆内测量

骨盆内测量较外测量意义更大，每个产妇在妊娠晚期、临产后或产程进展异常时应进行骨盆内测量，临床常通过肛查或阴道检查的方法了解骨盆的情况。

肛查：主要了解骨盆后下半部情况，了解骶骨下半段的弧度、骶尾关节活动度及骶骨末端的形状。

阴道检查：比较全面的骨盆内诊检查，按骨盆入口平面至出口平面、骨盆前部至后部的程序逐项进行检查，见图 3-7~图 3-9。

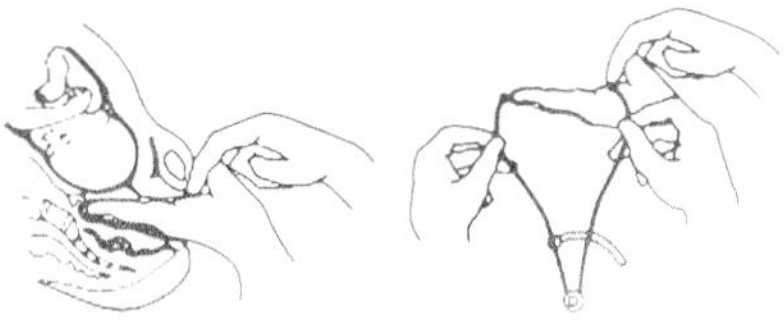

图 3-7　对角径

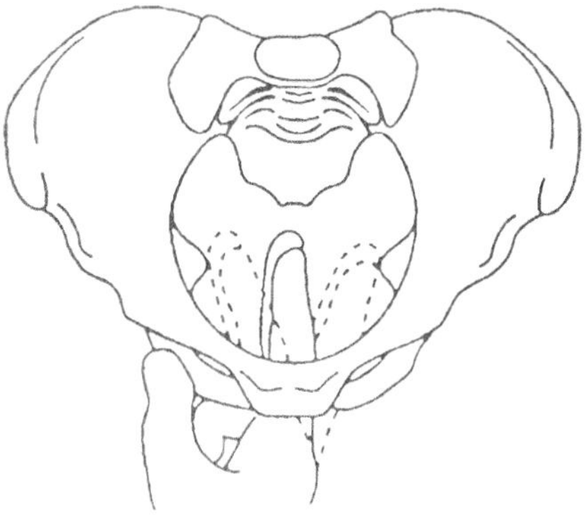

图 3-8　坐骨棘间径

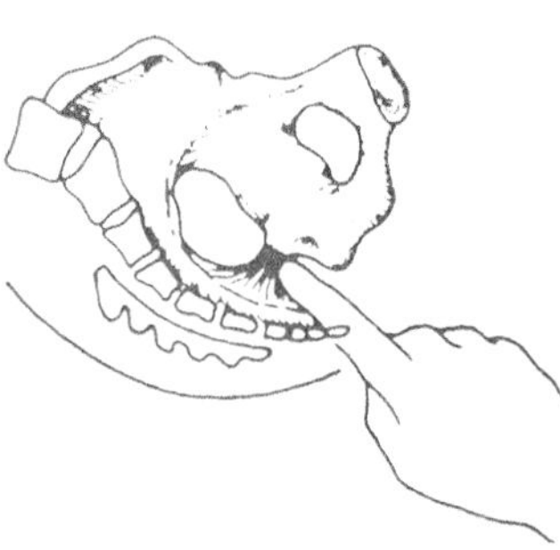

图 3-9　坐骨切迹宽度

（1）对角径：也称骶耻内径，即耻骨联合下缘至骶岬上缘中点的距离。检查者将一手示指、中指伸入阴道，用中指尖触到骶岬上缘中点，示指上缘紧贴耻骨联合下缘，另一手示指标记此接触点，抽出阴道内的手指，测量其中指尖至此接触点的距离，此径可以间接估计骨盆入口前后径，正常值为 12.5~13 厘米。测量时中指尖触不到骶岬缘表示对角径 > 12.5 厘米。

（2）坐骨棘间径：两坐骨棘间的距离，正常值为 10 厘米。测量方法为一手示指、中指置入阴道内，分别触及左右两侧坐骨棘，估计其间的距离。此径线是骨盆最短的横径，过小会影响分娩时胎头的下降。

（3）坐骨切迹宽度：坐骨棘与骶骨下部间的距离，即骶棘韧带宽度。将阴道内的示指置于韧带上移动，能容纳 3 横指（5.5~6 厘米）为正常，否则属于中骨盆狭窄。

（4）骨盆侧壁的触诊：两侧坐骨切迹底部检查后，继续触诊骨盆的两侧壁，有无高度变形突出或肿瘤及其他病理改变。

三、头位分娩评分法

头位分娩评分法是由凌萝达教授提出的，主要根据骨盆大小、胎儿体重、胎头位置及产力强弱加以评分，见表 3-2。以总分多少估计分娩的难易程度，评分高者有利于分娩。

表 3-2　头位分娩评分法

评分	骨盆大小	胎儿体重/克	胎头位置	产力
6	> 正常			
5	正常			
4	临界狭窄	2 500 ± 250		
3	轻度狭窄	3 000 ± 250	枕前位	强
2	中度狭窄	3 500 ± 250	枕横位	中（正常）
1	重度狭窄	4 000 ± 250	枕后位	弱

初产妇临产后，先从骨盆外测量及胎儿体重的估计进行头盆两项评分（简称头盆评分），根据头盆评分判断头盆是否相称：①头盆相称（头盆评分为 8 分），骨盆正常（5 分）加胎儿体重正常（3 分）。②临界头盆相称（头盆评分为 7 分），骨盆正常（5 分）加胎儿体重偏大 3 500 克（2 分）；胎儿体重正常（3 分）加骨盆临界狭窄（4 分）。③轻度头盆相称（头盆评分为 6 分），胎儿体重偏大 3 500 克（2 分）加骨盆临界狭窄（4 分）；胎儿体重正常 3 000 克（3 分）加骨盆轻度狭窄（3 分）；胎儿巨大 4 000 克（1 分）加骨盆正常（5 分）。④中度头盆相称（头盆评分为 5 分）。⑤重度头盆相称（头盆评分为 4 分）。

临床应用时常将临界头盆相称和轻度头盆相称（头盆评分 6~7 分）归为轻微不称，中度和重度头盆相称（头盆评分 4~5 分）归为严重不称。在妊娠 38 周以后，最晚在临产开始即应进行头盆评分，判定头盆关系，若严重头盆不称，应考虑剖宫产，而头盆评分≥6 分均应试产。试产过程中若出现产程进展异常，应重新进行阴道检查、骨盆检查，并行内测量，结合胎位和宫缩进行头位分娩四项评分。临床上，头位评分在 12 分及以上均能阴道分娩，总分在 10 分以下需考虑剖宫产，总分为 10 分可在严密监护下短期试产，10 分以上可以大胆试产。在评分时遇到枕横位或枕后位，如果产力好可转成枕前位或徒手转胎头，或在产力异常的情况下通过催产素静滴加强产力，其评分就可以加分，自然分娩的机会就会增加。

（1）骨盆大小评分。骨盆异常是造成难产的重要原因，采用能代表骨盆入口及出口平面、临床可以测量的径线为指标，骨盆狭窄的标准及评分见表 3-3。

表 3-3　骨盆狭窄的标准及评分

骨盆大小	骶耻外径/厘米	坐骨结节间径/厘米	坐骨结节间径+后矢状径/厘米	出口面前后径/厘米	评分
＞正常	＞19.5	＞9.0	＞18.0	＞12.0	6
正常	18.5~19.5	8.0~9.0	15.5~18.0	11.0~12.0	5
临界狭窄	18.0	7.5	15.0	10.5	4
轻度狭窄	17.5	7.0	14.0	10.0	3
中度狭窄	17.0	6.5	13.0	9.5	2
重度狭窄	16.5	6.0	12.0	9.0	1

（2）胎儿体重评分：胎儿体重评分分 4 级，从 2 500 克开始，体重每增减 500 克时增减 1 分。临床上常采用孕妇的宫高和腹围来估算胎儿体重，常用公式及符合度见表 3-4。随着超声诊断技术在产科的广泛应用，B 超检查已成为胎儿体重预测的重要手段。临床上最常用的是单参数估计法，包括双顶径（biparietal diameter，BPD）、头围（head circumference，HC）、腹围（abdominal circumference，AC）及股骨长（femur length，FL）。应用单参数估计胎儿体重有时误差较大，而多项参数联合应用则相对较为准确。多项参数估计胎儿体重方法较多，常用的有双顶径＋腹围、头围＋腹围、腹围＋股骨长度及双顶径＋腹围＋股骨长。

表 3-4　采用孕妇宫高和腹围估计胎儿体重的几种常用公式

公式	符合度/%
宫底高度（厘米）×100%	54.7
宫底高度（厘米）×腹围（厘米）＋500 克	52.2
胎头衔接者，宫底高度（厘米）×腹围（厘米）＋200 克	88.8
胎头浮动或臀位者，宫底高度（厘米）×腹围（厘米）	79.0

（3）胎头位置评分。枕前位是正常的胎位，在分娩过程中俯屈良好，以枕下前囟径通过骨盆，最有利于分娩。枕横位时以枕额径通过骨盆、中高直前位及面位，其他条件均有利时，仍可经阴道分娩，但分娩预后较枕后位更差，但额位、高直后位或前不均倾位即使其他 3 项条件均好，经阴道分娩仍然极为困难，几乎无阴道分娩的可能。

（4）产力评分。目前国内对产力的测定大多凭观察或检查到的宫缩程度及其有效程度判定，将产力分为“强”“中”“弱”。“中”代表正常产力，“强”代表正常协调的强产力，是极有效的子宫收缩，与“强直性子宫收缩”不同。因产力减弱可以通过静脉滴注缩宫素增强产力，评分从 1 分增加至 2 分。

四、宫颈成熟度评分法——Bishop 评分法

晚期引产前首先需评估宫颈成熟度，Bishop 评分法是评估宫颈成熟度最常用的方法，通过对宫口开大、宫颈管消退、胎先露的位置、宫颈硬度、宫口位置进行综合评价，得出分值，见表 3-5。评分≥6 分提示宫颈成熟，评分越高，引产的成功率越高；评分＜6 分提示宫颈不成熟，需要促宫颈成熟。

表 3-5 宫颈成熟度评分法（Bishop 评分法）

指标	分数			
	0	1	2	3
宫口开大/厘米	0	1~2	3~4	≥5
宫颈管消退/%（未消退为 3 厘米）	0~30	40~50	60~70	≥80
胎先露的位置（坐骨棘水平=0）/厘米	−3	−2	−1~0	+1~+2
宫颈硬度	硬	中	软	
宫口位置	后	中	前	

五、新生儿阿普加评分法

新生儿阿普加评分（Apgar score）法是目前判断新生儿窒息及严重程度的常用方法。该评分法是以新生儿出生后每分钟心率、呼吸、肌张力、喉反射及皮肤颜色 5 项体征为依据，每项为 0~2 分，满分为 10 分，见表 3-6。8~10 分为正常新生儿，简单清理呼吸道就可；4~7 分为轻度窒息，需清理呼吸道、人工呼吸、吸氧、用药等措施才能恢复；0~3 分为重度窒息，缺氧严重需紧急抢救，行喉镜在直视下气管内插管并给氧。对缺氧较严重的新生儿，应在出生后 5 分钟、10 分钟时再次评分。1 分钟评分反映新生儿在宫内的情况；5 分钟及以后评分反映复苏效果，与预后关系密切。

表 3-6 新生儿阿普加评分

体征	0 分	1 分	2 分
每分钟心率/次	0	＜100	≥100
呼吸	0	浅慢，不规则	佳
肌张力	松弛	四肢稍屈曲	四肢屈曲，活动好
喉反射	无反射	有些动作	咳嗽，恶心
皮肤颜色	全身苍白	躯干红，四肢青紫	全身红润

（全小珍 李一美）

第三节　产 后 评 估

一、产后护理评估

（1）询问：了解分娩或剖宫产经过，评估既往病史。

（2）身体检查：体温、脉搏、呼吸、血压、面色、子宫收缩情况及阴道流血量、宫底高度及膀胱充盈度、会阴或腹部切口。

（3）观察要点：产妇面色、子宫收缩、阴道流血、膀胱是否充盈及排尿情况；乳房泌乳、母乳喂养、会阴或腹部切口，以及恶露的量、色及气味；饮食及活动量、卫生、心理状态情况。

（4）评价健康教育效果：知晓产妇产后 4 小时以内排尿的重要性，能进行母乳喂养，知晓会阴部清洁、乳房护理、合理营养、适量活动，掌握新生儿的一般护理。

二、产后出血量评估

产后出血是分娩期常见的并发症，也是造成孕产妇死亡的主要原因，及时、准确估计产后出血量对救治非常重要。估计产后出血量的方法包括目测法、称重法、容积法、面积法、监测生命体征、休克指数法、测定血红蛋白值等。

（1）目测法：容易导致出血量被低估，利用目测法估计产后出血量所得到的产后出血发生率可能比实际产后出血发生率要低 30%~50%。因此，有学者甚至建议将目测法估计出血量的 2 倍作为产后实际的出血量来指导临床处理。

（2）称重法：失血量为胎儿娩出后接血敷料湿重减去接血前敷料干重除以血液比重 1.05，是较为客观估计产后出血量的方法。

（3）容积法：用产后接血容器收集血液后，放入量杯测量失血量。若有条件可使用标有刻度的产后血液收集器，直接读出产后出血的量。

（4）面积法：按事先测定的血液浸湿纱布、消毒巾的面积来计算出血量，如 10 厘米 × 10 厘米纱布浸湿后含血量为 10 毫升，15 厘米 × 15 厘米纱布浸湿后含血量为 15 毫升等。由于不同质地的纱布或消毒巾吸水能力的不同以及浸湿范围的不均匀等因素，此法测定的出血量只是一个粗略的估计值。

（5）监测生命体征：参考 Benedetti 出血程度的分级标准，见表 3-7。

表 3-7　Benedetti 出血程度分级

指标	Ⅰ级	Ⅱ级	Ⅳ级
出血量/%	15	20~25	40
脉搏/（次/分）	正常	100	140

续表

指标	Ⅰ级	Ⅱ级	Ⅳ级
收缩压/毫米汞柱	正常	正常	60
平均动脉压/毫米汞柱	80~90	80~90	50
组织灌注	体位性低血压	外周血管收缩	虚脱、无尿、缺氧

（6）休克指数法：休克指数=心率/收缩压（毫米汞柱），可以粗略估算出血量，见表 3-8。

表 3-8 休克指数与估计出血量

休克指数/毫米汞柱	估计出血量/毫升	占总血容量比例/%
＜0.9	＜500	＜20
1.0	1 000	20
1.5	1 500	30
2.0	≥2 500	≥50

（7）测定血红蛋白值：血红蛋白每下降 10 克/升，失血 400~500 毫升。但是在产后出血早期，由于血液浓缩，血红蛋白值常不能准确反映实际出血量。

临床上需注意失血速度，它也是反映病情轻重的重要指标，重症产后出血包括失血速度＞150 毫升/分钟，3 小时内出血量超过血容量的 50%，24 小时内出血量超过全身血容量。

（全小珍 李一美）

第四节 胎儿健康状况评估

一、胎心听诊

胎心率（fetal heart rate，FHR）听诊，是临床上评估胎儿宫内安危的传统而简便的监护方法，已应用了两个世纪，大量的研究表明，产程中定时、规范地听取胎心，与胎心持续监护的效果一样可靠。

胎心音使用听诊器听取，有普通听诊器、木制胎心听诊器和多普勒胎心听诊器 3 种，目前常用后者。胎儿心音通常在胎儿背侧部听诊清晰和响亮；枕先露时胎心音在孕妇脐部的左下或右下方；枕后位时则偏孕妇腹壁外侧或在胎儿肢体侧；臀先露时胎心音在孕妇脐部的左或右上方；肩先露时胎心音在靠近脐部下方最清楚。

产程中胎心听诊不仅要在宫缩间隙时观察胎心，而且在宫缩前、宫缩时和宫缩后都应连续听诊，连续三次宫缩，以便有胎心减速时，能初步区别早期、晚期和变异等不同类型的减速。听诊时机可依据宫缩强度和产程阶段而定。一般情况下第一产程中，潜伏期应每隔 1~2 小时听胎心一次；活跃期宫缩转频繁时，应每 15~30 分钟听诊一次，每次听诊时间为 1 分钟。第二产程中，每隔 5~10 分钟听诊一次。胎心听诊应在宫缩消失后 30 秒开始，每次需听诊 60 秒。产程中的胎心听诊，正常情况下，胎心率应在 110~160 次/分，如排除药物、感染或产程中操作的影响，观察 10 分钟持续胎心率≥160 次/分为心动过速，胎心率≥180 次/分为重度心动过速，而持续胎心率＜110 次/分为心动过缓，胎心率＜100 次/分为重度心动过缓。

胎心音听诊的临床价值是：简便易行，节省经费，重复性强，对母胎无损伤，能确定胎儿是否存活，能辨别胎心率是否正常，能听出心律不齐及辨别是真正胎心音还是杂音，是临床上评估胎儿宫内安危的传统而简便的监护方法。但胎心音听诊具有一定的局限性，易遗漏或中断，尤其在宫缩时听不到胎心音，不能确切说明减速与宫缩的关系，不能识别微小的迟发减速，只有当胎心变化较明显时，才能发现胎儿宫内缺氧，一般适用于产程早期。当听到胎心变慢时，需与子宫胎盘杂音、母体腹主动脉音相鉴别，子宫胎盘杂音为血流流经扩大的子宫血管时出现的吹风样音响，腹主动脉音则为咚咚样的强音响，两种杂音均与母体心率一致。脐带杂音为脐带血流受阻出现的，与胎心率一致为吹风样低音响。

二、胎动计数

胎动监测是通过孕妇自测评价胎儿宫内情况最简便有效的方法之一。初孕妇于妊娠 18~20 周能感到胎动，经产妇感觉略早于初孕妇，随着孕周增加，至妊娠 32~34 周胎动最活跃，38 周后胎动又因羊水量减少和空间减少而逐渐减弱。已有较多的资料证明，胎儿的醒睡周期一般为 20~60 分钟，在胎儿觉醒时胎动多而强；睡眠期则胎动少而弱或完全没有胎动。若胎动计数≥6 次/2 小时为正常，＜6 次/2 小时或减少 50%者提示胎儿有缺氧可能。胎动与胎盘功能状态关系密切，胎盘功能低下时，胎动较前期有所减少。

三、胎儿电子监护预测胎儿宫内储备能力的评估

（一）胎儿电子监护

胎儿电子监护（electronic fetal monitoring，EFM），是指应用胎心率电子监护仪将胎心率曲线和宫缩压力波形持续地描记成供临床分析的图形，即胎心宫缩图（cardiotocography，CTG），是目前评估宫内状况的首选监测手段。近年来，大量循证医学证明，胎儿电子监护在降低新生儿抽搐率的同时，增加了剖宫产和阴道助产率，并对降低新生儿窒息和脑瘫发生没有明显的改善。这与缺乏有效性和一致性的胎心监护判定、观察者诠释的个体差异以及对评价系统及处理方法的认识不同有关。由此，2008 年美国儿童健康与人类发展研究院、美国妇产科医师学会（American Congress of Obstetricians and Gynecologists，ACOG）和母胎医学学会联合举办了专题研讨会，更新

了胎儿电子监护的定义和图形判读标准，对于临床研究和实践有很好的指导意义。

1. 胎心率基线水平

胎心率基线水平是指持续 10 分钟的胎心率的平均值，见图 3-10。正常胎心率在 110~160 次/分；心动过缓是指胎心率 < 110 次/分；心动过速是指胎心率 > 160 次/分。

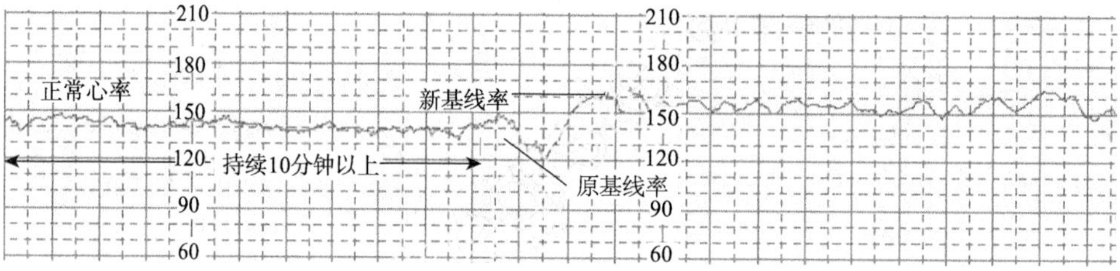

图 3-10 胎心率基线水平

2. 胎心率基线变异

胎心率基线变异是指胎心率基线上的上下周期性波动，见图 3-11。中度变异 6~25 次/分，提示胎儿健康；若变异减少 < 3~5 次/分或变异消失 < 2 次/分，提示胎儿可能缺氧，需进一步评估；若过度变异 > 25 次/分，提示存在脐带因素。

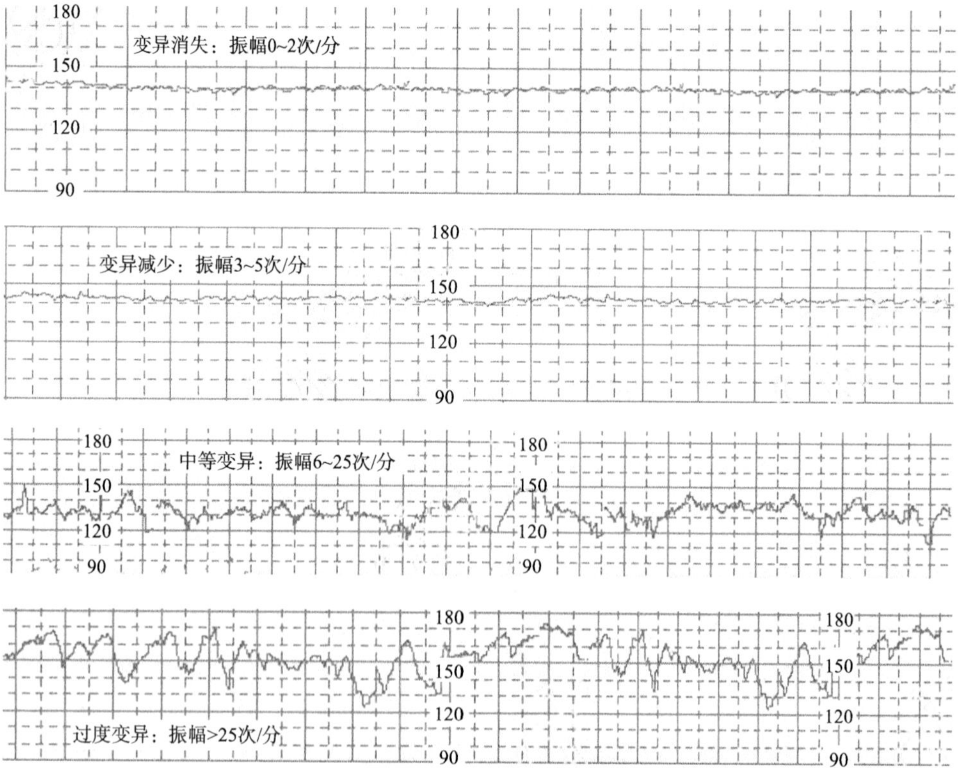

图 3-11 胎心率基线变异

3. 周期性胎心率变化

周期性胎心率变化是指与子宫收缩有关的胎心率变化，是评价子宫收缩后胎心改变的参考指标，可分为以下三种类型。

（1）无变化：子宫收缩后胎心率仍保持在原基线率上，表明胎盘功能良好，胎儿有足够的储备力。

（2）胎心率加速：胎心一过性的增速，也可伴随着宫缩的出现和消失，表示胎儿有良好的交感神经反应。足月胎儿胎心率加速表现为 15 次/分，持续 15 秒；若＜32 周的胎儿则为加速 10 次/分，持续 10 秒。

（3）胎心率减速：胎心率周期性的下降，根据与宫缩关系可分早期减速、晚期减速、变异减速等。

早期减速（图 3-12）：胎心率减速与宫缩同时出现，宫缩达最高峰，胎心同步下降到最低点，胎心率曲线最低点与宫缩的高峰相一致，即波谷对波峰，宫缩结束后胎心率回到原水平，胎心率减速幅度＜50 次/分，一般是胎头受压引起。判读要点：减速开始到最低点所需时间＞30 秒，缓慢下降，缓慢回升。

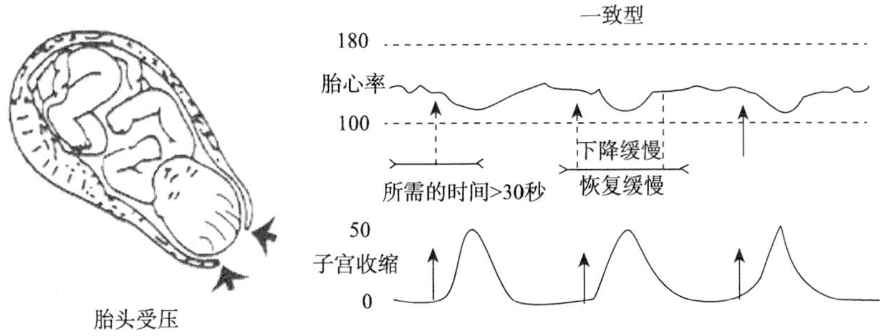

图 3-12　早期减速

晚期减速（图 3-13）：减速始于宫缩高峰后出现，即波谷落后于波峰，时间差多在 30~60 秒，下降幅度＜50 次/分。其特点为下降缓慢，恢复亦缓慢，持续时间较长，多提示子宫胎盘功能不良，胎儿缺氧。判读要点：减速开始到最低点时间＞30 秒，缓慢下降，缓慢回升。

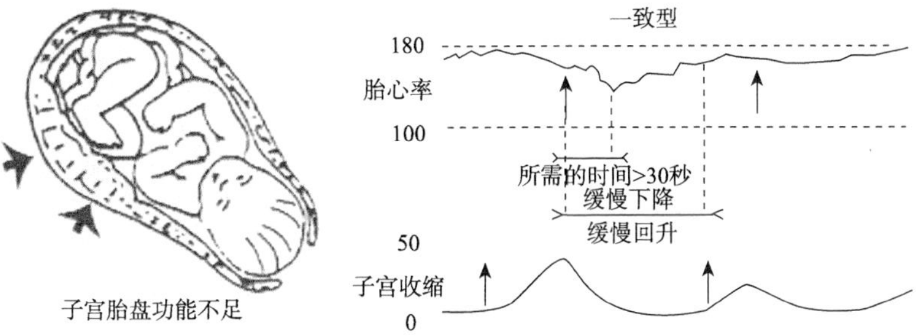

图 3-13　晚期减速

变异减速（图 3-14）：减速的出现与宫缩无关，减速幅度和持续时间长短不一，图形多变，常呈“V”形和“U”形，下降及回升较迅速，一般认为是由脐带受压所致。判读要点：减速开始到最低点所需时间 < 30 秒，快速下降，快速回升。

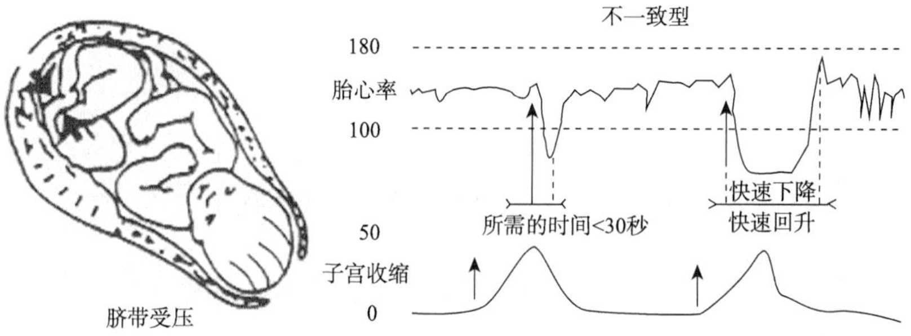

图 3-14 变异减速

（二）无应激试验

NST 是指在无宫缩、无外界负荷刺激下，对胎儿进行胎心率宫缩图的观察和记录，以了解胎儿储备能力。本试验根据胎心率基线、胎动时胎心率变化（变异、减速和加速）等分为有反应型 NST、可疑型 NST 和无反应型 NST，见表 3-9。

表 3-9 NST 的评估及处理

参数	反应型 NST	可疑型 NST	无反应型 NST
基线	110~160 次/分	100~110 次/分 > 160 次/分，< 30 分钟 基线上升	胎心过缓 < 100 次/分 胎心过速 > 160 次/分，> 30 分钟 基线不确定
变异	6~25 次/分（中等变异）	≤5 次/分 （无变异及最小变异）	≤5 次/分 ≥25 次/分，> 10 分钟 正弦型
减速	无减速或者偶发变异减速 持续短于 30 秒	变异减速持续 30~60 秒	变异减速持续时间超过 60 秒 晚期减速
加速 （足月胎儿）	20 分钟内≥2 次加速超过 15 次/分，持续 15 秒	20 分钟内 < 2 次加速超过 15 次/分，持续 15 秒	20 分钟 < 1 次加速超过 15 次/分，持续 15 秒
处理	观察或者进一步评估	需要进一步评估（复查 NST）	全面评估胎儿状况 生物物理评分 及时终止妊娠

资料来源：加拿大妇产科医师协会 SOGC 指南，2007 年

（三）缩宫素激惹试验

缩宫素激惹试验（oxytocin challenge test，OCT）又称为宫缩应激试验（contraction stress test，CST），其原理为诱发宫缩，并用胎儿监护仪记录胎心率变化，了解胎盘于宫缩时一过性缺氧的负荷变化，测定胎儿的储备能力。有两种方法可以诱导宫缩产生：一是静脉内滴注缩宫素；二是乳头刺激法，透过衣服摩擦乳头 2 分钟直到产生宫缩。CST/OCT 的评估及处理（美国妇产科医师学会，2009 年），见表 3-10。

表 3-10　CST/OCT 的评估及处理

Ⅰ类	满足下列条件：
	胎心率基线 110~160 次/分
	基线变异为中度变异
	没有晚期减速及变异减速
	存在或者缺乏早期减速、加速
提示：观察时胎儿酸碱平衡正常，可常规监护，不需采取特殊措施	
Ⅱ类	除了第Ⅰ类和第Ⅲ类胎心监护的其他情况均划为第Ⅱ类。尚不能说明存在胎儿酸碱平衡紊乱，但是应该综合考虑临床情况、持续胎儿监护、采取其他评估方法来判定胎儿有无缺氧，可能需要宫内复苏来改善胎儿状况
Ⅲ类	有两种情况：
	1）胎心率基线无变异且存在下面之一：
	复发性晚期减速
	复发性变异减速
	胎心过缓（胎心率基线＜110 次/分）
	2）正弦波形（图 3-15）
提示：在观察时胎儿存在酸碱平衡失调即胎儿缺氧，应该立即采取相应措施纠正胎儿缺氧，包括改变孕妇体位、给孕妇吸氧、停止缩宫素使用、抑制宫缩、纠正孕妇低血压等措施，如果这些措施均不奏效，应该紧急终止妊娠	

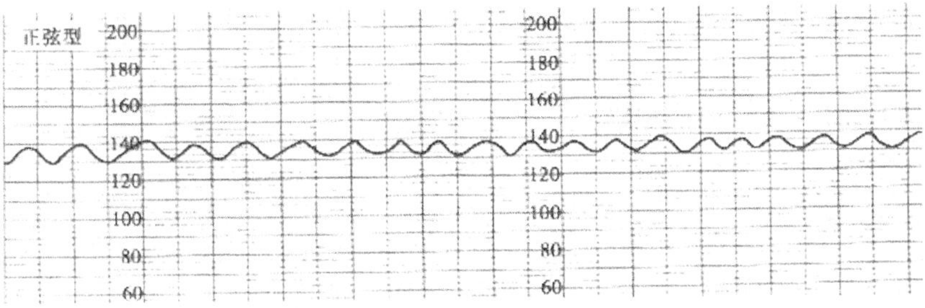

图 3-15　正弦波形

（全小珍　李一美）

第五节　女性盆底功能的评估

一、女性盆底肌肌力综合评估

女性盆底由三层肌肉和筋膜组成，封闭骨盆底的出口。这一肌肉群犹如一张“吊网”，承载腹腔和盆腔脏器并是其保持正常位置的依托。当完整的骨盆底肌肉因分娩等原因受到破坏时，可能出现女性盆底功能障碍性疾病（pelvic floor dysfunctional disease，PFD），又称盆底缺陷，可以通过妇科检查、电子仪器测试、问卷调查等方法进行综合评估。

通过听取患者的主诉，结合患者的年龄、生育史、性生活质量选用合适的评估工具对女性盆底肌进行综合评估。

1. 妇科检查

通过妇科盆腔检查及视觉判断阴道前后壁、子宫的位置，给予相应的分级标准评价。

（1）阴道前后壁膨出：由于阴道前短后宽的特点，多见阴道后壁黏膜呈球状物膨出，阴道松弛，常伴有陈旧性会阴裂伤，通过 Baden-Walker 提出的阴道半程系统分级法（表 3-11）和传统的盆底器官膨出的分级法（表 3-12）进行综合评述。

表 3-11　阴道半程系统分级法

分级	症状
Ⅰ度	阴道后壁的突出部下降到了距处女膜的半程处
Ⅱ度	阴道后壁突出部位达处女膜
Ⅲ度	阴道后壁突出部位达处女膜以外

表 3-12　传统的盆底器官膨出的分级法

分级	症状
Ⅰ度	阴道后壁达处女膜缘，但仍在阴道内
Ⅱ度	阴道后壁部分脱出阴道口
Ⅲ度	阴道后壁全部脱出阴道口外

阴道前后壁膨出的级别越高，阴道壁松弛程度越高，盆底肌肌力越差，常同时伴有压力性尿失禁、尿道膀胱膨出、直肠膨出。

（2）子宫脱垂：通过妇科盆腔检查，了解子宫颈外口与坐骨棘、处女膜缘的距离，判断子宫是否出现下垂、下移的位置，常合并有阴道壁前和（或）后壁膨出。

子宫脱垂为子宫沿阴道向下移位，根据脱垂的程度可分为 3 度见表 3-13。

表 3-13　子宫脱垂的分级标准

级别	症状
Ⅰ度	Ⅰ度轻型：宫颈外口距处女膜缘 < 4 厘米，未达处女膜缘
	Ⅰ度重型：宫颈已达处女膜缘，阴道口可见宫颈
Ⅱ度	Ⅱ度轻型 ：宫颈脱出阴道口，宫体仍在阴道内
	Ⅱ度重型 ：宫颈及部分宫体脱出阴道口
Ⅲ度	宫体与宫颈全部脱出阴道口

2. 电子仪器测试会阴盆底肌力

使用 PHENIX USB2 电刺激生物反馈治疗仪（肌电探头和压力探头），直观反映会阴一类和二类纤维的肌力情况，并进行疲劳度的测定。会阴肌肌力分为 0~5 级，肌力级别越低，肌肉越松弛，见表 3-14。在测试过程中，患者配合机器测试、了解测试的流程非常重要。

表 3-14　修改的会阴肌肉的测试

测试（肌力等级）	收缩质量	保持时间/秒	收缩次数（没有疲劳）
0	无	0	0
1	颤动	1	1
2	不完全收缩	2	2
3	完全收缩，没有对抗	3	3
4	完全收缩，轻微对抗	4	4
5	完全收缩，持续对抗	5	大于 5

3. 症状问卷调查

常用盆底功能障碍影响问卷（pelvic floor impact questionnaire-short form 7，PFIQ-7）、盆底症状影响量表（pelvic floor distress inventory-short form 20，PFDI-20）两个量表评估女性盆底肌肌力异常情况；使用改良女性自我形象评价量表（the modified body self-image scale，MBIS）评估由于 PFD 对女性自我形象的认知改变。

二、女性压力性尿失禁评估

女性压力性尿失禁（stress urinary incontinence，SUI）是女性 PFD 的典型表现，常与阴道前后壁膨出、子宫脱垂、尿道括约肌缺陷同时出现。目前有压力诱发试验、排尿日记、尿垫试验、棉签试验、国际尿失禁咨询委员会尿失禁问卷表简表（incontinence questionnaire short form，ICI-Q-SF）、尿失禁生活质量问卷（incontinence quality of life questionnaire，I-QOL）、盆腔脏器脱垂/尿失禁性功能问卷（pelvic organ prolapse urinary/incontinence sexual questionnaire-short form 12，PISQ-12）等综合评估方法。

临床上根据 SUI 患者出现的症状、症状的严重程度、生活质量、性生活质量，选择合适的评价工具，通过体检、患者笔记、问卷调查等方式进行评估，具体如下。

1. 评估工具选择

体检评估工具有压力诱发试验、1 小时尿垫试验、棉签试验等方法。

（1）压力诱发试验（表 3-15）：患者取卧位、站立位，按照试验要求增加腹压时患者是否出现漏尿症状。

表 3-15　压力诱发试验

试验结果	试验方法
阳性	患者仰卧，双腿屈曲外展，观察尿道外口，咳嗽或用力增加腹压时见尿液漏出，腹压消失后漏尿也同时消失
阴性	阴性者站立位再行检查

注意事项：检查时应询问漏尿时或之前是否有尿急和排尿感，若有则可能为急迫性尿失禁或合并有急迫性尿失禁。

压力诱发试验时，根据患者的尿失禁症状轻重，可将 SUI 分为三级，见表 3-16。

表 3-16　压力性尿失禁分级标准

级别	分级标准
轻度	一般活动及夜间无尿失禁，腹压增加时偶发尿失禁，不需佩戴尿垫
中度	腹压增加及起立活动时，有频繁的尿失禁，需要佩戴尿垫生活
重度	起立活动或卧位体位变化时即有尿失禁，严重地影响患者的生活及社交活动

（2）国际尿控协会（International Continence Society，ICS）1 小时尿垫试验（表 3-17）：ICS 推荐的 1 小时尿垫试验方法是，试验前 15 分钟让患者喝水 500 毫升，然后完成一系列的运动。1 小时尿垫试验把尿垫重量增加超过 1 克定义为结果阳性。患者无排尿，安放好已经称重的收集装置（尿垫），在 1 小时内完成试验方法中的活动内容，1 小时后去除收集装置（尿垫）并称重，根据患者的漏尿重量进行分级。

表 3-17　ICS 1 小时尿垫试验

试验方法	结果判断	症状
1.15 分钟内喝 500 毫升无钠液体，然后坐下或躺下 2.步行半小时，包括上下一层楼梯 3.起立和坐下 10 次 4.剧烈咳嗽 10 次 5.原地跑 1 分钟 6.弯腰拾小物体 5 次 7.流动水中洗手 1 分钟	阴性	1 小时漏尿 < 1 克
	轻度	1 小时漏尿≥1 克
	中度	1 克 < 1 小时漏尿 < 10 克
	重度	10 克≤1 小时漏尿 < 50 克
	极重度	1 小时漏尿≥50 克

（3）棉签试验：患者取截石位，消毒后于尿道插入无菌棉签，棉签前段应插过膀胱颈。无应力状态下和应力状态下棉签活动的角度超过 30° 则提示膀胱颈过度活动，常提示下尿路功能障碍。

2. 排尿日记表

当患者就诊主诉尿频、尿急、尿失禁、夜尿多等症状时，可能会要求患者记录排尿日记。患者在就诊前就记录好排尿日记（表 3-18），不但能帮助医生更好地了解患者的病情，还可以减少患者反复就诊的不便。连续记录 72 小时排尿情况，包括每次排尿时间、尿量、饮水时间、饮水量、伴随症状和尿失禁时间等。

表 3-18　排尿日记表

液体摄入			排尿情况			备注
时间	体积/毫升	性质	时间	尿量/毫升	伴随症状	

排尿日记的注意事项：①每天开始记录和结束记录为同一时间，如早晨 6 点起床开始，到第二天早晨 6 点结束。②记录饮水量可以通过日常饮水的杯子的容量估算，不一定要精确到几毫升，但误差尽量不超过 30~50 毫升，并记录饮水的性质，包括牛奶、稀汤、果汁、可乐、茶水等。③尿量的记录可以通过带刻度的量杯计算，量杯可以在超

市或药店买便宜的带刻度塑料杯。④1 天的排尿日记不能准确地反映排尿症状，推荐记录 3 天的排尿日记。⑤尽可能记录每次的饮水情况、排尿情况，越准确的排尿日记为诊疗提供的信息越有用。

3. 调查问卷评估

通过国际尿失禁咨询委员会尿失禁问卷表简表、尿失禁生活质量问卷、盆腔脏器脱垂/尿失禁性功能问卷三个问卷调查，综合评估 SUI 患者的发生率和时间，对患者生活质量、性生活质量的影响程度。

（1）国际尿失禁咨询委员会尿失禁问卷表简表（表 3-19）：分四个部分，记录尿失禁的发生率及其严重程度、对日常生活影响程度，用于经常漏尿的患者，调查 4 周内尿失禁的情况。

表 3-19 国际尿失禁咨询委员会尿失禁问卷表简表

<table>
<tr><td colspan="3">1.您的出生日期：</td><td colspan="5">年 月 日</td></tr>
<tr><td colspan="3">2.性别（在空格打钩）</td><td>男</td><td colspan="2"></td><td>女</td><td></td></tr>
<tr><td>问题</td><td>0 分</td><td>1 分</td><td>2 分</td><td>3 分</td><td>4 分</td><td>5 分</td><td>6 分</td></tr>
<tr><td>3.您漏尿的次数？</td><td>从不漏尿</td><td>1 星期大约漏尿 1 次或经常不到 1 次</td><td>一星期漏尿 2 次或 3 次</td><td>每天大约漏尿 1 次</td><td>1 天漏尿数次</td><td>一直漏尿</td><td></td></tr>
<tr><td>4.我们想知道您认为自己漏尿的量是多少？
在通常情况下，您的漏尿量是多少？</td><td>不漏尿</td><td></td><td>少量漏尿</td><td></td><td>中等量漏尿</td><td></td><td>大量漏尿</td></tr>
<tr><td rowspan="2">5.总体上看，漏尿对您日常生活影响程度如何？</td><td colspan="11">请在 0（表示没有影响）~10（表示有很大影响）的某个数字上画圈</td></tr>
<tr><td>0</td><td>1</td><td>2</td><td>3</td><td>4</td><td>5</td><td>6</td><td>7</td><td>8</td><td>9</td><td>10</td></tr>
<tr><td colspan="12">评分（把第 3、4、5 个问题的分数相加）</td></tr>
<tr><td>6.什么时候发生漏尿？（请在与您情况相符合的那些空格打钩）</td><td>从不漏尿</td><td>未能到达厕所就会有尿液漏出</td><td>在咳嗽或打喷嚏时漏尿</td><td>在睡着时漏尿</td><td>在活动或体育运动时漏尿</td><td>在小便完和穿好衣服时漏尿</td><td>在没有明显理由的情况下漏尿</td><td>在所有时间内漏尿</td></tr>
</table>

通过国际尿失禁咨询委员会尿失禁问卷表简表，可以知道患者漏尿发生的时机；患者得分越高，漏尿的发生率越高，对日常生活的影响程度越高。

（2）尿失禁生活质量问卷：由女性泌尿学专家 Patrick 等研制。I-QOL 量表（表 3-20）涉及 3 个领域，即行为改变（8 个问题，题目 1、2、3、4、10、11、13、20）、对心理的影响（9 个问题，题目 5、6、7、9、15、16、17、21、22）、社交尴尬（5 个问题，题目 8、12、14、18、19）。按照（总分−22）/88 × 100 换算为 0~100 分，得分越高说明尿失禁患者生活质量越高。

表 3-20 尿失禁生活质量问卷（I-QOL）

尿失禁使您有以下困扰吗？	量化评分				
	完全如此	常常如此	有时这样	很少这样	从未如此
1.我害怕不能及时赶到厕所	□1	□2	□3	□4	□5
2.我担心咳嗽/打喷嚏时会尿失禁	□1	□2	□3	□4	□5
3.担心会有尿失禁，我从座位上起立时会分外小心	□1	□2	□3	□4	□5
4.在新环境中，我特别注意厕所的位置	□1	□2	□3	□4	□5
5.尿失禁等问题使我觉得很沮丧	□1	□2	□3	□4	□5
6.尿失禁等问题使我不能外出过久	□1	□2	□3	□4	□5
7.尿失禁等问题使我放弃了很多想做的事情，感觉沮丧	□1	□2	□3	□4	□5
8.我担心旁边的人会闻到我身上的尿味	□1	□2	□3	□4	□5
9.我总担心会发生尿失禁等问题	□1	□2	□3	□4	□5
10.我经常去厕所小便	□1	□2	□3	□4	□5
11.每次做事前我都得考虑周到，避免尿失禁带来麻烦	□1	□2	□3	□4	□5
12.我担心随着年龄增长尿失禁等问题会严重	□1	□2	□3	□4	□5
13.因为尿失禁等问题，夜间我几乎没有正常睡眠	□1	□2	□3	□4	□5
14.我担心因尿失禁等问题出现尴尬场面或受到羞辱	□1	□2	□3	□4	□5
15.尿失禁等问题使我觉得自己不是一个正常人	□1	□2	□3	□4	□5
16.尿失禁等问题让我觉得很无助	□1	□2	□3	□4	□5
17.尿失禁等问题使我觉得生活乐趣变少了	□1	□2	□3	□4	□5
18.我担心尿失禁时弄湿衣物	□1	□2	□3	□4	□5
19.我觉得我没法控制膀胱了	□1	□2	□3	□4	□5
20.我很注意喝什么、喝多少，避免发生尿失禁等问题	□1	□2	□3	□4	□5
21.尿失禁等问题限制了我挑选衣物	□1	□2	□3	□4	□5
22.尿失禁等问题使我对性生活有顾虑	□1	□2	□3	□4	□5
合计分值	最后评分（合计分−22）/88×100（范围 0~100）				

（3）盆腔脏器脱垂/尿失禁性功能问卷（表 3-21）：目前国际 PFD 疾病性功能研究及治疗中应用最为广泛的问卷之一，为 ICS 推荐 B 类问卷。此问卷共 12 个问题，涉及 3 个方面，包括情感方面（1~4 题）、生理因素（5~9 题）及伴侣因素（10~12 题），每题选项按照利克特尺度将频度（一直—从没有过）分为 5 个级别对应于 0~4 分。该问卷的 12 个项目分数总和即被调查者性功能评分，满分 48 分，高得分对应更好

的性功能评价，参照患者最近六个月的性生活情况。

表 3-21 盆腔脏器脱垂/尿失禁性功能问卷

问题	一直	经常	有时	很少	从没有过
	0 分	1 分	2 分	3 分	4 分
1.你多久有一次性欲望？这种欲望可以指想做爱、计划做爱、因缺乏性生活而感到沮丧等					
2.你与伴侣性交时是否有高潮？					
3.你与伴侣进行性生活时是否感到兴奋？					
4.你对目前的性生活丰富程度感到满意么？					
5.你性交时是否感到疼痛？					
6.你性交时是否会尿失禁？					
7.是否害怕（大便或者小便的）失禁会妨碍你的性生活？					
8.你是否会因为阴道膨出（不管是膀胱、直肠还是阴道的膨出）而避免性交？					
9.当你和伴侣性交时，有没有如害怕、厌恶、害羞或者内疚这样负面的情绪？					
10.你的伴侣是否有影响你们性生活的勃起障碍？					
11.你的伴侣是否有影响你们性生活的早泄问题？					
12.与你以前曾有过的高潮相比，过去六个月你的性高潮程度如何？	远不如前	不如以前	一样	更强烈	强烈得多

（全小珍 王洪萍）

第四章 小儿评估

第一节 小儿一般评估

小儿一般评估是在护理过程中对小儿系统、连续地收集资料、分析资料及记录资料的过程，为制订护理计划及方案提供依据。小儿一般评估主要包括一般资料评估、全身评估、其他评估。

一般资料评估包括小儿姓名、性别、年龄、民族、出生地、入院时间、入院诊断、入院方式、文化程度、家庭地址、社会经济状况、父母文化程度、家族健康史、既往史、过敏史、预防接种史及小儿睡眠习惯等。同时，需要注明资料来源，因小儿资料一般来源于父母或其照护者，应注明与小儿的关系，保证资料来源的可靠性。以上资料一般采用提问法进行评估。

全身评估包括小儿生命体征、意识、视觉、听觉、皮肤颜色、皮肤完整性、皮肤弹性、口腔黏膜、末梢循环、大小便排泄物及腹部等情况，这是对小儿全身状况的概括性评价。生长发育及生命体征等评估内容详见本章第二节和第三节内容。全身评估一般通过体格检查进行评估。

其他评估包括疼痛评估、营养评估、功能评估、心理评估、健康教育评估（包括小儿接受健康教育的能力及需求评估、父母或照护者接受健康教育的能力及需求评估）等。疼痛、营养及功能评估详见本章专项评估部分。心理及健康教育评估采用其他评估方法。

一、评估方法

1. 提问法

提问法包括封闭式提问和开放式提问。

（1）封闭式提问是指提出答案唯一的、范围较小、有限制的一般疑问句式，小儿及其家长或陪护仅以“是”或“否”就可以回答。例如，“您小孩有药物过敏吗？”只要求回答“有”或“没有”。这种提问方式直接简洁、易懂、节约时间，但因要回答的内容已包含在提问中，且这种提问有较强的暗示性，所以护士难以得到问题以外更多的信息。例如，过敏史、预防接种史及睡眠习惯等都可采用封闭式提问的方法进行评估。

（2）开放式提问是指提出比较概括、广泛、范围较大的特殊疑问句式，小儿及其陪护将实际情况加以详细描述才能回答。例如，“您小孩之前有患过某种疾病吗？”不能用“是”或“否”来回答，而需要描述具体所患疾病来回答。开放式提问因内容广、复杂，要求小儿及其家长或陪护具有一定的语言表达能力，护士可以收集到较多的资料，也要花较长的时间倾听。例如，姓名、性别、年龄、社会经济状况、父母文化程度等可采用开放式提问的方法进行评估。

2. 体格检查

体格体查的基本方法有视诊、触诊、嗅诊等。

（1）视诊是通过视觉来观察小儿的全身或局部情况的评估方法，可提供重要的资料和护理诊断信息。有时仅仅用视诊就可以明确一部分疾病的诊断，但往往视诊容易被忽视，易发生视而不见的情况。例如，呼吸、意识、皮肤颜色、皮肤完整性、口腔黏膜、大小便情况等均可采用视诊的方法来获取信息。

（2）触诊是通过手与小儿局部皮肤接触后的感觉或小儿的反应，来判断有无异常的评估方法。因手的部位不同对触觉的敏感度不同，其中以指腹最为敏感，所以使用的频率最高。例如，脉搏、皮肤弹性、末梢循环、腹部情况等可采用触诊的方法获取资料。

（3）嗅诊是通过嗅觉来判断小儿的异常气味与其疾病相关的一种评估方法。一般将小儿散发出来的味道用手扇向自己的鼻腔前，然后判断气味的性质和特点。例如，呼气、胃内容物、呕吐物、脓液、大小便排泄物等可用嗅诊来收集资料。

3. 其他评估

其他评估主要是针对心理和健康教育的评估。

（1）心理评估一般采用交谈法。根据小儿的情况，有目的、有计划、有步骤地进行交谈，了解心理状况，评估是正常、恐惧还是焦虑等。

（2）健康教育评估可根据小儿及父母或照护者的情况，制订健康教育计划来进行评估。例如，小儿为学龄期，可直接对小儿进行健康教育及需求评估；小儿为婴幼儿或学龄前期，需要对其父母或照护者进行健康教育及需求评估。健康教育的内容与方式需根据小儿及父母或照护者的文化层次、接受教育的能力等情况而定，可采用讲解、示范、健康教育文字资料或视频资料等方式，进行一次或多次的教育，然后评价其效果，是部分掌握、完全掌握、了解，还是不清楚。

二、注意事项

（1）所有评估资料客观、真实、记录准确。

（2）评估过程中，保护小儿及父母或照护者的隐私，要求观察细致入微。

（3）视诊时，要求在自然条件下，在灯光下常不容易判断皮肤颜色，区别黄疸和发绀、苍白和皮疹等。

（4）触诊前，先向小儿及其家长或陪护说明目的，取得配合，尽量排空大小便，要求护士手温暖轻柔，避免因哭吵激动，影响评估效果。

（5）采取合适的位置，一般护士应站在右侧，面向小儿，以便观察其面部表情的变化。

（6）心理评估时注意倾听，不要随意打断对方的诉说，保持友好的目光进行交流，建立良好的护患关系。

（7）整个评估过程中，应注意小儿及父母或照护者文化、种族、信仰等差异，体现人文关怀。

三、案例分析

佳佳，3 岁，因一次性吃了三个冰激凌，腹痛呕吐一天，由一男一女急诊抱送入院，入院后，护士对患儿陪同人员采取开放式提问和封闭式提问的方法，收集一般评估的资料。

问题：以上评估方法正确吗？该护士能全面收集一般评估的资料吗？

分析：采用封闭式提问和开放式提问方法是正确的，通过提问能客观真实的收集姓名、性别、年龄、民族、出生地、入院时间、入院诊断、入院方式、文化程度、家庭地址、家庭状况、父母文化程度等一般资料。

该护士并不能全面收集一般评估的资料，还应通过体格检查、交谈等方法来获取，包括全身评估、心理及健康教育评估等。同时，还需要核实一男一女的身份，是否为小儿的父母或照护者，保证其资料来源的可靠性。在整个过程中及时并准确做好记录。同时，保护好小儿及家长或照护者的隐私。

（谢鑑辉）

第二节　小儿生长发育评估

生长发育是指从受精卵到成人的成熟过程，包括小儿整体及各器官的长大和功能的成熟。生长是指身体各器官、系统的长大和形态变化，是量的改变；发育是指细胞、组织和器官的分化完善与功能上的成熟，是质的改变。两者密切相关，生长是发育的物质基础，而发育成熟状况又反映在生长的量的变化。生长和发育是儿童不同于成人的重要特点。

一、小儿体格生长及评价

（一）体格生长常用指标及测量方法

1. 小儿的身高与体重关系

小儿体重不增或超重时，应连续定期监测，并追查原因。当无条件测量体重或评价体重标准时，临床上可按以下公式计算体重：

1~6 月：体重（千克）=出生体重（千克）+月龄×0.7

7~12 月：体重（千克）=6（千克）+月龄×0.25

2 岁至青春前期：体重（千克）=年龄×2+8

小儿身高（长）的增长规律与体重类似，有婴儿期和青春期两个生长高峰。出生时身长平均为 50 厘米，出生后第 1 年平均增长约为 25 厘米，第 2 年身高平均增长约 10 厘米，2~12 岁身高的估算公式为年龄×7+70（厘米），进入青春期其增长速率达小儿期的 2 倍，持续 2~3 年。

小儿的身高与体重关系见表 4-1。

表 4-1 小儿的身高与体重关系

年龄	身高/厘米	体重/千克
新生儿	50	3.6
6 个月	66	7.2
1 岁	75	9.5
2 岁	86.4	12.2
4 岁	101.6	16
6 岁	114.3	20.5
8 岁	127	25.5
10 岁	139.7	33.2
12 岁	152.4	41.8
青少年	165.1	>50

2. 身体各部的生长

身体各部的生长见表 4-2。

表 4-2 身体各部的生长（单位：厘米）

年龄	头围	胸围
新生儿	33~34	32
6 个月	44	
1 岁	46	46
2 岁	48	49
5 岁	50	54
15 岁	54~58	70

（1）前囟门为菱形，最宽处约 4 厘米；后囟门为三角形，最宽处≤1 厘米。

（2）胸围：出生时比头围小 1~2 厘米；1 岁左右胸围等于头围；1 岁以后胸围应逐渐超过头围，头围与胸围的增长曲线形成交叉。

（3）上臂围：1 周岁时平均为 13.6~14.7 厘米，城市小儿较农村小儿大 1 厘米，1~7 岁增加 1~2 厘米。1 岁以臂围超过 13.5 厘米为营养良好的表现，12.5~13.5 厘米为营养中等，小于 12.5 厘米被视为营养不良。

3. 体格生长常用指标的测量方法

（1）体重：体重测量应在晨起空腹时，将尿排出，脱去衣裤鞋袜后进行。平时于进食后 2 小时称量为佳。

（2）身高：3 岁以下婴儿用仰卧位测量身高。3 岁以上可用身高计或将皮尺钉在垂直的墙上进行测量，要求小儿直立，两眼正视前方，背靠身高计主柱或墙壁，使两足后跟、臀部及两肩三点都接触主柱或者墙壁。测上、下部量时小儿取卧位或立位。

（3）头围：采用软尺测量。小儿取立位或坐位，将软尺零点固定于头部一侧眉弓上缘，将软尺紧贴头皮（头发过多或有小辫者应将其拨开）绕枕骨结节最高点及另一侧眉弓上缘回至零点。

（4）上臂围：取立位、坐位或仰卧位，两手自然平放或下垂，一般测量左上臂，将软尺零点固定于上臂外侧肩峰至鹰嘴连线中点，沿该点水平将软尺轻沿皮肤绕上臂一周。

（二）小儿骨骼和牙齿的发育

1. 骨骼的发育

（1）头颅骨的发育（表 4-3）：颅骨缝出生时尚分离，3~4 个月时闭合。囟门早闭或过小见于小头畸形，迟闭、过大见于佝偻病、先天性甲状腺功能低下等。前囟饱满常提示颅内压增高，见于脑积水、脑炎、脑膜炎、脑肿瘤、脑出血等；而凹陷则见于极度消瘦或脱水者。

表 4-3　头颅骨的发育

项目	前囟门	后囟门
闭合时间	3~4 个月	1~1.5 岁
形状	菱形	三角形
最宽处长度	4 厘米	≤1 厘米

（2）脊柱的发育（表 4-4）：脊柱的增长主要反映脊椎骨的发育。小儿出生后第一年脊柱增长快于四肢，一岁以后则落后下肢增长。6~7 岁前是儿童的站立行走坐姿势矫正的最佳时期。

表 4-4　脊柱的发育

年龄	脊柱发育情况
新生儿 3 个月	脊柱轻微后凸，随后出现颈椎前凸
6 个月	胸椎后凸
1 岁左右	腰椎前凸

（3）长骨的发育：通过 X 线检查不同年龄阶段小儿长骨骨骺端骨化中心的出现时间、数目、形态变化，并将其标准化，称为骨龄。小儿出生时腕部无骨化中心，故 1~9 岁腕部骨化中心的数目约为其岁数加 1。

2. 牙齿的发育

出牙是婴儿的一种生理现象，人的一生有两副牙齿，即乳牙（20 个）和恒牙（32 个），2 岁以内乳牙的数目为月龄减 4~6，详见表 4-5。

表 4-5 牙齿的发育

年龄	牙齿发育情况
出生后 4~10 个月	乳牙开始萌出
2.5 岁	乳牙出齐
6 岁左右	开始萌出第一颗恒牙即第一颗磨牙
6~12 岁	乳牙逐渐被同位恒牙所代替
12 岁左右	第二磨牙出现
18 岁以后	出第三磨牙（智齿），也有人终身不出此牙
20~30 岁	恒牙出齐

（三）小儿体格生长评价的注意事项

（1）采用规范的测量工具及正确的测量方法，获取体重、身高、头围、胸围、臂围等指标的正确数据进行统计分析。

（2）选择合适的正常小儿体格生长标准参照值作为比较，并采用适当的体格生长评价方法。

（3）应定期连续地纵向观察，了解小儿的生长趋势，不可单凭一次的体格检查就做出结论。

二、小儿神经心理系统发育

小儿神经心理系统的发育大量表现为日常的行为，和小儿体格生长一样，在整个生长发育过程中，有非常重要的意义。

1. 脑与脊髓的发育

胎儿时期神经系统发育最早，尤其是脑的发育最为迅速。出生时脑的重量约为 370 克，占体重的 1/9~1/8，7 岁时可发育至成人脑重量。

脊髓的发育在出生时相对较成熟，其发育与运动功能进展平行，随年龄增长而增重。脊髓下端在胎儿时位于第 2 腰椎下缘，4 岁时上移至第一腰椎，做腰椎穿刺时要注意。

2. 感知的发育

感知的发育见表 4-6。

表 4-6 感知的发育

年龄	发育情况
新生儿	有视觉感应功能，在 15~20 厘米范围内是最清晰的；听力差；对不同味道如甜、酸、苦等可产生不同的反应

续表

年龄	发育情况
3~7 天	听觉已相当良好
2 个月	协调性地注视物体
3 个月	头眼协调较好，可随物体水平移动头部 180°，听觉出现定向反应；可区分好闻和难闻的味道
5~7 个月	眼手协调好，会追物；对食物味道的微小改变很敏感
8~9 个月	可看到小物体，出现视深度的感觉；能确定声源，区别语言的意义
18 个月	能区分各形状，喜欢看图画
2 岁	区别垂直线和横线，两眼协调好；能听懂简单的吩咐
4 岁	听觉发育完善
5 岁	区别颜色
6 岁	视深度充分发育

3. 运动功能的发育

小儿最初的运动形式就是妊娠后期出现的胎动，新生儿期的运动多为无意识的随意运动。随着大脑的迅速发育，小儿的运动功能发育越来越完善，详见表 4-7。

表 4-7 运动功能的发育

年龄	发育表现
1 个月	哭泣、反射活动、眼神接触
2 个月	咕哝音、微笑、皱眉、眼神会追踪物品、抬头
3 个月	可从背面翻向侧边、在支撑下坐起
4 个月	可从背面翻向腹面、抬头并可以前臂承受身体重量、可以将头举直、会把所有东西都放入口中、两手抓握、笑、发出相同音调的声音
5 个月	可从腹面翻向背面、单独使用双手、玩脚趾、把足放入口中
6 个月	可双手前倾单独坐着、握住瓶子、抱起时会伸出双臂、开始时会表现出害怕陌生人、开始发出像单字般的声音、找寻掉落的物品、玩
7 个月	开始爬行、有支撑时双足可以承受身体重量
8 个月	拉着可维持站姿、可单独坐着不用支撑、对陌生人惧怕增加
9 个月	沿着家具行走、爬行的发展良好、将物品相互敲击、用水杯喝水、想要自己进食、寻找藏起来的东西
10 个月	可能开始会走路或攀爬、使用单手、可能会说 1 个或 2 个有意义的字
11 个月	知道不的意义、会摇头表示不、可以遵循简单的指示、配合穿衣活动、使用汤匙
12 个月	单独行走或一手牵着、走路时常常摔跤、用一双手指头指点、用杯子喝水喝的很好、脱裤子
15 个月	自己走路、举手过肩投掷、拉或推动玩具、堆积木、用蜡笔涂鸦
18 个月	跑步不稳、双脚原地跳跃、可以说 10 个字、可能会控制肛门和尿道括约肌
2 岁	跑步的动作佳、用双脚放在同一个阶梯的方式爬楼梯、在 2~3 岁时会控制大小便、说出熟悉物品的名称、将 2~3 个字组成有意义的词
2 岁半	从椅子或阶梯跳下、短暂的单脚站立
3 岁	骑三轮车、转动门把、双脚交替爬楼梯、自己穿衣、使用短句
4 岁	单脚跳跃、接球、说出颜色
5 岁	跳跃的动作佳、跳绳、可闭眼维持平衡、使用完整的句子、知道约 2 100 个字样
6~12 岁	游泳、溜冰、绑鞋带、骑脚踏车、铅笔和蜡笔使用得很好、强烈的公平感、明白规范控制行为、用复杂的句子、阅读、计算
青春期	学会独立生活、学会有效的社会互动

4. 语言的发育

小儿语言的发育要经历三个阶段，即发音、理解和表达，见表 4-8。

表 4-8　语言的发育

年龄	发育表现
新生儿	哭叫
6 个月	发出辅音
7~8 个月	发爸爸、妈妈等语音
10 个月	有意识地叫“爸爸”“妈妈”
1 岁	说简单的单词
18 个月	能用 15~20 个字，并指认出家庭主要成员的称谓
2 岁	能指出简单的人、物名和图片
3 岁	能认出很多的物品并说出短句
4 岁	能讲述简单的故事

5. 心理活动的发展

心理活动的发展见表 4-9。

表 4-9　心理活动的发展

心理项目	心理活动的发展
注意	婴儿期以无意注意为主，5~6 岁时能很好地控制注意力，11~12 岁时儿童注意力集中、稳定，注意的范围也不断扩大
记忆	可分为感觉、短暂记忆和长久记忆。长久记忆又分为再认和重现。1 岁以内的婴儿只有再认而无重现，随着年龄的增长，重现能力也逐渐增强
思维	1 岁以后的儿童才开始产生思维，3 岁以后开始有初步的抽象思维，6~11 岁儿童逐步学会综合分析、分类比较等抽象思维方法
想象	新生儿无想象能力，1~2 岁只有想象萌芽，3 岁后想象内容增多，学龄前期儿童主要以无意想象为主，在学龄期有意想象和创造性想象迅速发展
意志	出生时无意志，婴幼儿期开始意志的萌芽，表现为有意识的行动或抑制自己某些行动。随着年龄增长及社会交往的增多，小儿意志逐渐形成并发展
性格和个性	婴儿期一切生理需要均依赖成人，幼儿期有一定自主感，学龄前期小儿主动性增强。学龄期小儿开始正规学习生活。青春期少年体格生长和性发育开始成熟，心理适应能力在增强，但是面对问题的处理上易发生性格的变化。性格一旦形成就相对稳定

（谢鑑辉）

第二节　小儿生命体征评估

生命体征是维持机体基本生命活动的支柱，主要包括体温、脉搏、呼吸和血压。小儿的生命体征与成人不同，且会随年龄不同而变化。护士要通过观察生命体征，采集有关的资料，协助临床做出诊断和治疗。小儿生命体征的正常值，见表 4-10。

表 4-10 小儿生命体征的正常值

年龄	呼吸/（次/分）	心率/（次/分）	收缩压/毫米汞柱	体温/℃
早产	50~70	140~180	40~60	36.8~37.5
新生儿	30~60	110~120	60~90	36.8~37.5
6 个月	25~35	110~180	85~105	37.5
1 岁	20~30	80~160	95~105	37.5
2 岁	20~30	80~130	95~105	37.5
4 岁	20~30	80~120	95~110	37.5
6 岁	18~24	7~115	95~110	37
8 岁	18~22	70~110	95~115	37
10 岁	16~20	70~110	95~120	37
12 岁	16~20	60~110	95~125	37
青少年	12~20	60~110	95~135	37

一、体温的评估

1. 正常体温

临床上常以口腔、直肠、腋窝等处的温度来代表体温，可根据不同年龄和病情来选择不同的测量方法，见表 4-11。

表 4-11 正常体温

类型	正常体温	测量方法
口温	36.3℃~37.2℃	口表置于舌下 3 分钟，仅适合于配合好的年长儿
腋温	36℃~37℃	体温表置于腋窝处夹紧 10 分钟，休克和周围循环衰竭者禁用
肛温	36.5℃~37.7℃，较准确	肛表插入肛门内 3~4 厘米，2~3 分钟，腹泻及肛周疾病小儿、心肌梗死患者不适用
耳温	测量数据偏差大，不稳定	耳温测定仪插入外耳内，20 秒左右就可完成，适用于各种情况下的儿童
远红外线体温计	体表温度	常用于人群聚集处的筛查

体温可随昼夜、年龄、情绪与运动、药物等因素变化而出现生理性波动，但此波动范围很小，一般不超过 0.5℃~1.0℃，见表 4-12。

表 4-12 体温的生理性波动

因素	体温的生理性波动情况
昼夜	昼夜节律：24 小时内呈周期性波动，清晨 2：00~6：00 最低，午后 1：00~6：00 最高
年龄	青少年高于成年人；体温调节中枢尚未发育完善，新生儿尤其是早产儿容易受外界环境温度的影响而变化
情绪与运动	情绪激动时、运动后体温升高
药物	麻醉药物可使体温下降

2. 异常体温的观察

（1）体温过高。腋下温度超过 37℃，口腔温度超过 37.5℃，肛温超过 37.8℃，或者一昼夜温度波动在 1℃以上者可称为发热。

体温的临床分级。以口腔温度为例，发热程度可划分为：低热，37.3℃~38.0℃；中等热，38.1℃~39℃；高热，39.1℃~41.0℃；超高热，41.0℃以上。

（2）发热过程分三期：①体温上升期，产热大于散热；②高热持续期，散热和产热在较高水平上趋于平衡；③退热期，散热大于产热，体温下降至正常水平。

（3）常见热型有稽留热、张弛热、间歇热、不规则热等。不同热型比较见表 4-13。

表 4-13 不同热型比较

热型	特点	临床意义
稽留热	体温持续在 39℃~40℃，达数天或数周，24 小时波动范围不超过 1℃	见于伤寒、肺炎链球菌肺炎等
张弛热	体温在 39℃以上，24 小时内波动超过 1℃，但体温最低时仍高于正常体温	常见于败血症、风湿热、化脓性感染等
间歇热	高热期和无热期交替有规律出现，高热期体温骤然升高至 39℃以上，无热期下降至正常或正常以下，反复发作	常见于疟疾、急性肾盂肾炎等
不规则热	发热无一定规律，且持续时间不定	常见于流行性感冒、肿瘤小儿发热等

（4）体温过低的类型和常见原因见表 4-14。

表 4-14 体温过低

类型	常见原因
散热过多	长时间暴露在寒冷的环境中
产热减少	极度衰弱、周围循环衰竭、重度营养不良等
体温调节中枢受损	中枢神经系统功能不良或使用麻醉镇静剂等

3. 体温测量的注意事项

（1）测量体温时要检查水银体温表是否有破损，体温计读数是否已经甩至 35℃以下。

（2）呼吸困难、意识不清、口鼻腔疾病及不能合作的婴幼儿禁止采用口腔测温。小儿哭吵、进食、沐浴、活动、灌肠后，需等待半小时后测量。

（3）腹泻、直肠或肛门手术等小儿，不宜采用直肠测温。

（4）发现体温与病情不符时需重新测量，必要时采用多种方法测量，一般以直肠温度为准。

（5）若小儿不慎咬破体温计，应及时清除口腔内玻璃，立即口服牛奶或蛋清，保护消化道黏膜，延缓汞吸收。

二、脉搏的评估

在每个心动周期中，动脉内的压力随着心脏的收缩和舒张而发生的周期性波动所引起的动脉管壁的搏动，称为动脉脉搏，简称脉搏。

（1）脉率。正常情况下，脉率和心率是一致的，但是当脉率微弱难以监测时，应该测心率。脉率受多种因素影响而引起变化，见表 4-15。

表 4-15 脉率

因素	具体变化
年龄	婴幼儿脉率可达 130 次/分，随年龄的增长脉率逐渐降低至平均 90 次/分
性别	同龄女性比男性脉率稍快，平均脉率相差 5 次/分
活动和情绪	运动、兴奋、恐惧、愤怒、焦虑使脉率增快；休息、睡眠则使脉搏减慢
饮食和药物	进食、使用兴奋药物、饮浓茶或咖啡能使脉率增快；禁食等可使脉率减慢

（2）脉律。正常脉律是有规则、均匀地跳动，间隔时间相等。

（3）脉搏强弱。正常时脉搏强弱一致。

（4）动脉管壁的弹性。正常的动脉管壁光滑柔软，有一定的弹性。

（5）异常脉搏的观察见表 4-16。

表 4-16 异常脉搏的观察

类型	具体变化	常见疾病
心动过速	超过正常脉率 20%	常见于发热、甲状腺功能亢进、心力衰竭、血容量不足等
心动过缓	低于正常脉率 20%	常见于颅内压增高、房室传导阻滞、甲状腺功能减退、阻塞性黄疸等

（6）脉搏的测量方法。测量时，测量者将示指、中指和无名指并拢，压在一定部位上进行，压力大小以能清楚触及脉搏为宜。脉搏规律者数 30 秒，结果乘以 2 即每分钟的脉搏。发现异常脉搏，如危重症小儿、心血管疾病小儿，应测量 1 分钟。当脉搏细弱测不出来时，应该用听诊器听心率 1 分钟代替触诊，测后记录结果。

（7）脉搏测量注意事项如下：①勿用拇指诊脉，因拇指小动脉的搏动较弱，易与小儿的脉搏相混淆。②测量脉搏时应该在小儿安静时进行，活动或哭吵时应休息 30 分钟后再测。③异常脉搏应该监测 1 分钟，脉搏细弱难以触到时，应该测心尖搏动 1 分钟。④肢体障碍小儿应选择健侧肢体测量。

三、呼吸的评估

1. 正常呼吸的生理变化

正常呼吸的生理变化见表 4-17。

表 4-17 正常呼吸的生理变化

因素	具体变化
年龄	年龄越小，呼吸频率越快；新生儿呼吸为 40~50 次/分
性别	同年龄女性比男性稍快
活动	运动之后可使呼吸加深加快，休息和睡眠状态下呼吸减慢
情绪	强烈的情绪变化使呼吸增快或屏气
血压	血压升高时，呼吸减慢减弱；血压降低时，呼吸加快加深
环境温度、海拔	环境温度升高或海拔增加，可使呼吸加深加快

2. 异常呼吸的观察

（1）频率异常的类型、特点、临床意义见表 4-18。

表 4-18　频率异常

类型	特点	临床意义
呼吸过速	超过正常值的 20%	见于发热、疼痛、甲状腺功能亢进等
呼吸过缓	低于正常值的 20%	见于颅内压增高、麻醉药过量和巴比妥类药物中毒等

（2）呼吸声音异常的类型、特点、临床意义见表 4-19。

表 4-19　呼吸声音异常

类型	特点	临床意义
蝉鸣样呼吸	表现为吸气时产生一种极高的似蝉鸣样的声音	常见于喉头水肿、喉头异物等
鼾声	表现为呼吸时发出一种粗大的鼾声	常见于昏迷小儿
犬吠样呼吸	呼气时声门处发出一种高调呈鸡鸣或犬吠样的吼声	常见于百日咳小儿
临终呼吸	呼吸呈叹息呻吟样	常见于临终小儿

（3）呼吸困难的类型、特点、临床意义见表 4-20。

表 4-20　呼吸困难

类型	特点	临床意义
吸气性呼吸困难	吸气时间延长，吸气费力，有明显的三凹征	常见于支气管堵塞、气管异物、喉头水肿小儿
呼气性呼吸困难	呼气时间延长，呼气费力	常见于支气管哮喘、阻塞性肺疾病等
混合性呼吸困难	吸气、呼气均费力，呼吸频率增加	常见于重症肺炎、广泛性肺纤维化、大面积肺不张等

（4）呼吸测量的注意事项如下：①测量呼吸时，要在环境安静，小儿情绪稳定时测量。②测量呼吸次数时，要观察小儿呼吸的节律、深浅度及气味等。③测量时间应该为 1 分钟。④婴幼儿多为腹式呼吸，可用手轻轻放在小儿腹部，感受小儿一起一伏为一次呼吸。⑤呼吸微弱不易观察时，可用少许棉花放在小儿鼻孔处，计算棉花被吹动的次数为呼吸的次数。

四、血压的评估

1. 正常血压及生理变化

因小儿动脉弹性好、血管直径大且心搏出量少，故血压偏低，随年龄的增长而升高。不同年龄的小儿应该采用不同型号的袖带，合适的袖带宽度应为 1/2~2/3 上臂长度。新生儿及小婴儿可采用监护仪测量血压。正常情况下，下肢血压比上肢血压高 20 毫米汞柱。

（1）2 岁以内小儿的收缩压平均值见表 4-21。

表 4-21　2 岁以内小儿的收缩压平均值

年龄	收缩压/毫米汞柱	收缩压/千帕
新生儿	60~70	8.0~9.3
1 岁	70~80	9.3~10.7

2 岁以上小儿的收缩压，可据以下公式计算：①收缩压（毫米汞柱）=年龄×2+80（毫米汞柱）；②收缩压（千帕）=年龄×0.26+10.7（千帕）。

（2）舒张压。舒张压（毫米汞柱/千帕）=2/3 收缩压。

2. 异常血压

异常血压的类型、特点、临床意义见表 4-22。

表 4-22　异常血压

类型	特点	临床意义
高血压	收缩压高于标准 20 毫米汞柱	多为继发性高血压，常见于肾脏疾病、心血管疾病等
低血压	收缩压低于标准 20 毫米汞柱	常见于大量失血、休克、急性心力衰竭等

3. 血压测量注意事项

（1）在测量血压时，血压计“0”点应和肱动脉、心脏处于同一水平。若肢体过低，测得的血压偏高；若肢体过高，测得的血压会偏低。

（2）定期检查血压计，其方法是：关紧气门充气，若水银柱不能上升到顶部，则表示水银量不足或漏气，该血压计不能再使用。

（3）对于血压异常小儿，应尽量做到“四定”，即定时间、定部位、定体位、定血压计，以保证血压测量的准确性。

（4）听诊血压时，应保持外界环境安静，避免干扰。当血压听不清或测量血压异常时，应将袖带内气体排尽，等汞柱下降至“0”后，稍等片刻再重新测量。

（5）打气不可过快、过高，以免水银溢出，若发现水银柱出现气泡，应该及时调节、检修。

（6）为偏瘫小儿测量血压时应选择在健侧手臂上测量，同时尽量避免在儿童输液侧肢体上测量，以免影响血液循环，不能真实反映血压的变化。

五、案例分析

（1）某小儿前囟门已近闭合，乳牙 18 颗，体重 10 千克，身高 75 厘米。

问题：该小儿最有可能的年龄是多大？

分析：根据公式计算及小儿生长发育规律，该小儿年龄最有可能是 1 岁。

（2）5 岁儿童，有遗尿，注意力不集中，吃饭挑食，有经常吸吮手指的习惯。

问题：该儿童是否需要进行心理测试？

分析：5 岁儿童仍发生不随意排尿即遗尿症，可发生于智力低下儿童，再综合 5 岁小儿注意力不集中、吃饭挑食、吸吮手指等表现，提示该小儿存在心理行为异常问题，应该进行心理测试。

（3）小儿，10 个月，手足冰凉，前额烫，测耳温 37℃，予以肛表监测，读数为 39.1℃。

问题：应该如何判断该小儿实际温度？

分析：该小儿处在体温上升期，表现为体表温度低，应以肛表重新测量后再确定。

（4）4 岁儿童，正常脉搏为 80~100 次/分。

问题：脉搏增快的标准是多少？脉搏减慢的标准是多少？

分析：超过正常值的 20%为脉搏增快，低于正常值的 20%为脉搏减慢。该患儿超过 120 次/分为脉搏增快，低于 64 次/分为脉搏减慢。

（5）小儿，男，肺炎，10 个月，哭吵不安，体温 39℃，呼吸频率 60 次/分，心率 162 次/分。

问题：应怎样正确评估小儿的呼吸频率？

分析：首先体温每升高 1℃，呼吸增加 3~4 次/分，应该积极予以退热处理。其次积极安抚小儿，保持小儿安静后，再监测呼吸频率。

（6）4 岁小儿体检，收缩压 90 毫米汞柱，舒张压 60 毫米汞柱。

问题：请问该儿童血压是否正常？

分析：4 岁小儿正常血压为收缩压=（年龄×2）+80（毫米汞柱）=88 毫米汞柱，舒张压=2/3 收缩压=58 毫米汞柱，未超过正常值的 20 毫米汞柱，所以该儿童血压是正常的。

（谢鑑辉）

第四节　小儿 Broselow 急救尺评估

Broselow 急救尺（broselow pediatric emergency tape）是根据小儿身长（厘米）估算出体重（千克），按列表所示选用各种急救用药剂量、输液量、电去颤功率以及气管插管深度等，可以提高复苏反应速度及正确性的评估工具。1986 年美国急诊医生詹姆斯·布罗塞洛在遇到几例不知体重的危重症小儿的抢救后，决心寻求一个更好的方法来处理这些紧急情况。詹姆斯·布罗塞洛与他的合作伙伴 M. D. Robert Luten 经过研究发现了体重与身长的关系，创建了 Broselow 急救尺，并进行了多次修订。Broselow 急救尺常应用于小儿急救，便于复苏急救快速给药。

一、方法

在儿科急诊，经常会遇到不同年龄、不同阶段的小儿需要紧急抢救，而儿科急救技术和用药大部分都基于体重来计算，但准确的体重并不能马上获得或者测量，儿科急诊医生往往根据小儿的年龄估算，存在一定的偏差，故选用 Broselow 急救尺来测量小儿的身长，简单、方便又快捷。

二、主要用途

Broselow 急救尺双面狭长、有刻度，可测量小儿的身长，根据小儿的身长估算出大致的体重，再根据体重确定各种抢救物品和药物的选择原则。Broselow 急救尺有正反两面，正面分以下三个区域。

（1）上方是七种不同颜色的标记区域，对应不同小儿的身长，每个颜色区域设置了根据小儿身长所确定的急救物品的选择指南，包括与气道、呼吸、循环等相关的抢救物品，如气管导管、静脉留置针、不同类型的喉镜片、面罩、吸痰管、胸腔引流管等。

（2）中间区域为根据小儿身长估算出的体重以及与此相关的抢救药物的指南，如癫痫或颅内压增高等常见疾病相关药物的剂量、除颤时的能量选择、复苏时肾上腺素以及其他抢救药物的用法等。

（3）下方为相应身长小儿进行心肺复苏时的标准参考范围，如心脏按压时的部位选择与方法，按压的深度、频率以及与人工呼吸的比例等。

Broselow 急救尺的反面列出了抢救时给氧与通气的指南、复苏用药的计算方法、儿童创伤评分与其病情严重程度关系的表格，以及不同体重用药的指南，如静脉输液使用的肾上腺素、多巴胺的剂量，液体复苏时液体种类的选择与补液速度的指南，气管插管时镇静、肌松剂的选择与剂量等。

三、使用方法

小儿仰卧膝盖伸直，将 Broselow 急救尺红色箭头放置在孩子头部的顶部（“红色到头部”，见图 4-1），展开到孩子的脚跟，脚跟所对应的颜色和刻度即正确的颜色区域，再根据相应的颜色区域选择相应的指南实施抢救。Broselow 急救尺能够快速的指导抢救用药的剂量，且避免了在抢救过程中计算体重和剂量出现差错，有效提高医疗护理质量。

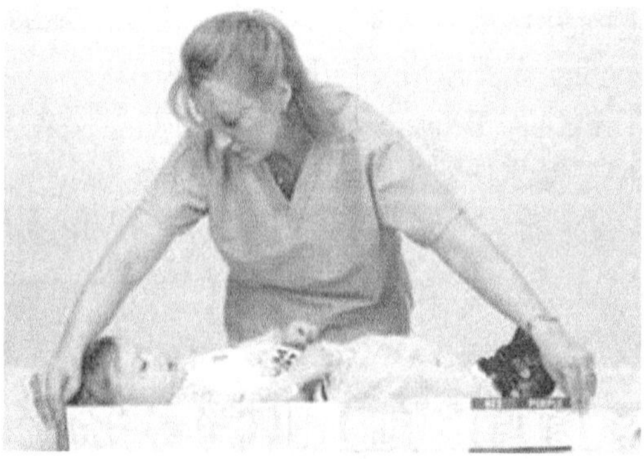

图 4-1　Broselow 急救尺测量图

四、注意事项

（1）使用 Broselow 急救尺时，红色箭头放置在小儿头部，从头顶部测量到小儿脚跟的长度，而不是从头顶到脚趾的长度。

（2）小儿的体位必须是仰卧完全伸展，切勿在小儿侧卧时估算小儿的身长。

五、案例分析

急诊科由交警紧急抱送来一名交通事故导致急诊腹部创伤已经休克的小儿，年龄、体重不详，因小儿腹壁有伤口，呈屈曲状，急诊接诊医生将小儿置于抢救床上，用 Broselow 急救尺根据小儿的弯曲状态测量出小儿的身长颜色区域。

问题：该急诊接诊医生选择的评估工具对吗？使用过程中有何不当之处？

分析：

（1）该小儿由交警送到急诊科，对于小儿的年龄、体重均不清楚，无法估算出体重而选择准确的药物剂量与抢救用物型号，选用 Broselow 急救尺测量小儿身长简单、方便，评估工具选择正确。

（2）小儿腹壁有伤口呈屈曲状，该急诊医生用 Broselow 急救尺根据小儿的弯曲状态测量出小儿的身长，这种测量方法不对，应该让小儿仰卧，压迫腹部止血的同时测量小儿头顶到脚跟的垂直长度。

（谢鑑辉）

第五节　小儿 Braden-Q scale 评估

儿童压疮评估量表（Braden-Q scale）是儿童压疮预见性评估的实用工具。通过量表评分及时干预以减少非难免压疮的发生。

一、评估方法

临床上根据小儿移动能力、活动能力、感知、潮湿、摩擦力和剪切力、营养、组织灌注与氧合等进行压疮评分，评估工具见表 4-23。

表 4-23　评估工具

项目	4 分	3 分	2 分	1 分
移动能力：控制躯体位置的能力	不限制 独立完成经常性的大幅度体位改变（<6 月小儿评 4 分）	轻度受限 能经常独立的改变躯体或四肢的位置，但变动幅度不大	严重受限 偶尔能轻微的移动肢体或四肢，但不能独立完成经常的或显著的躯体位置变动	完全受限 没有帮助的情况下不能完成轻微的躯体或四肢的位置变动

续表

项目	4分	3分	2分	1分
活动能力：躯体活动的能力	经常行走 每日至少2次室外行走，白天醒着的时候至少每2小时步行1次（<1岁不能步行者评4分）	偶尔步行 白天在帮助或无须帮助下偶尔可以走一段路。每天大部分时间在床上或椅子上度过	限制座椅 行走能力严重受限或没有行走能力	限制卧床 绝对卧床小儿
感知：机体对压力引起的不适感的反应能力	无损伤 对讲话有反应，无感觉缺失，对疼痛、不适有反应	轻度受限 对讲话有反应，但对不适的表达能力有限，或者一侧或双侧的肢端感觉受损	严重受限 半身以上的疼痛或不适感觉受损；只对疼痛刺激有反应，表现出呻吟或烦躁	完全受限 绝大部分机体对疼痛的感觉受损，或者对疼痛刺激没有反应，没有呻吟、退缩或紧握
潮湿：皮肤处于潮湿状态的程度	很少潮湿 皮肤保持干燥，常规更换尿布或每24小时更换床单	偶尔潮湿 皮肤偶尔潮湿，每天需要12小时更换床单	很潮湿 皮肤经常潮湿，需要每8小时更换床单	持续潮湿 皮肤持续受汗液、尿液、引流液等浸渍，每当移动小儿或给小儿翻身时就可发现皮肤是湿的
摩擦力和剪切力	无明显问题 改变体位时身体可完全抬离床面；卧床或座椅时可独立移动或抬起肢体。卧床或座椅时体位固定良好	存在潜在问题 身体移动时稍需协助，偶尔产生床单、椅子、约束带等的摩擦。卧床或座椅时一般能保持良好体位，偶尔下滑	存在问题 移动时需他人协助，肢体移动时出现床面摩擦。卧床或座椅时经常下滑，需要频繁辅助摆正体位	存在严重问题 存在强直、挛缩、瘙痒或躁动等问题，导致持续的滑动或摩擦
营养：食物摄入的模式	良好 正常饮食，热量和矿物质摄入能满足年龄的需要	适当 管饲或TPN，热量和矿物质摄入能满足年龄需要；进食超过规定量的一半	贫乏 流食或管饲/全肠外营养，热量和矿物质摄入不能满足年龄需要；白蛋白<30毫克/升；进食规定量的一半	极度贫乏 禁食和（或）持续流质饮食；静脉输液持续5天以上；白蛋白<25毫克/升；不能正常进餐
组织灌注与氧合	良好 血压正常；氧饱和度>95%；血红蛋白正常；毛细血管再充盈<2秒	正常 血压正常；氧饱和度<95%或血红蛋白<100毫克/升；毛细血管再充盈>2秒；血清pH正常	不足 血压正常；氧饱和度<95%；血红蛋白<100毫克/升；毛细血管再充盈>2秒；血清pH<7.40	极度不足低血压（MAP<50毫米汞柱，新生儿MAP<40毫米汞柱）；氧饱和度<95%；血红蛋白<100毫克/升；无法耐受体位改变

注：16~23分为低危；13~15分为中危；10~12分为高危；小于9分为极高危

TPN（total parenteral nutrition，即全胃肠外营养）

二、注意事项

（1）评估对象为重症监护、脊髓损伤、长期卧床、因医疗护理措施限制活动、肥胖、消瘦、大手术、休克、昏迷、水肿、大小便失禁等住院小儿。

（2）评估时机为入院、入重症监护室、脊髓损伤、大手术后、气管插管、持续镇静、人工冬眠、昏迷、休克等小儿。

（3）Braden-Q scale 评分为16~23分每周评估1次；评分<16分每日评估1次；

评分≤12 分时告知家长并确认签字并上报护理部，护理部接到报告后到科室评估检查指导护理。

三、案例分析

小儿，女，10 个月，全麻气管插管体外循环下行室间隔缺损修补术，术后回 CICU（cardiac intensive care unit，即心脏病加强监护病房）监护，小儿镇静状态，机械通气、绝对卧床休息，四肢末梢凉，心电监测下血流动力学不稳定，双肺闻及明显哮鸣音，血氧饱和度为 90%。小儿留置有左侧肱动脉置管、右侧颈内静脉置管及左侧股静脉置管、心包引流管和胸腔引流管、导尿管、胃管。禁食，营养情况差体重低于 3 个标准差。责任护士评分为 11 分。

问题：评估分数是否准确？该小儿出现何种状况需要适时复评分？

分析：

（1）镇静状态，移动能力完全受限（1 分），绝对卧床休息（1 分），活动力及感知力完全受限（1 分），留置有多管道皮肤偶尔潮湿（3 分），摩擦力和剪切力存在问题（2 分），营养极度缺乏（1 分），组织灌注及氧合不足（2 分）。综合评分为 11 分，为压疮高风险。

（2）该小儿在评分小于 16 分时应当每天进行评估一次。意识状态改变有自主活动、饮食状态改变、组织灌注及血气结果改变时均需要即时进行评估。

（谢鑑辉）

第六节　小儿窒息风险评估

窒息是指气流进入肺脏受阻或吸入气体缺氧导致的呼吸停止或衰竭状态。一旦发生窒息，可迅速危及生命，应立即采取措施，判明原因，积极抢救。

一、评估方法

（一）病因评估

引起窒息的原因各异，但其主要发病原因是机体的通气受限或吸入气体缺氧导致肺部气体交换障碍，引起全身组织、器官缺氧，进而导致体内酸碱失衡、各脏器功能不全、衰竭而死亡。

（1）新生儿窒息：①产前因素有产妇有糖尿病，妊娠高血压或先兆子痫，慢性高血压，孕妇感染，孕妇心、肺、肾、甲状腺或神经系统疾病，羊水过多或过少，过期妊娠，多胎妊娠，产妇年龄＞35 岁等。②产时因素有诊剖宫产、臀先露或其他异常先露、早产、羊水胎粪污染、脐带脱垂、胎盘早剥、前置胎盘、明显的产时出血、产程中药物（镇静剂、麻醉剂、催产药）使用不当等。

（2）儿童窒息：①气道阻塞，呼吸道分泌物部分或完全堵塞呼吸道或人工气道管腔、喉阻塞、气道异物、颈部被缠、淹溺、食物或出血等阻塞气道。②意外事故，如接触氰化物、一氧化碳中毒、溺水、电击伤、颅脑外伤等。

（二）病理生理评估

1. 新生儿窒息

（1）缺血缺氧改变，窒息初期，由于低氧血症和酸中毒，引起体内血液重新分布，即各器官间血液分流，肠、肾、肺、肌肉、皮肤等处血管收缩，血流量减少，从而保证心、脑、肾等各器官的供血。若缺氧继续，无氧代谢使酸性产物增加，导致重度代谢性酸中毒，此时体内储存糖原耗尽，血流代偿机制丧失，心功能受损，心率下降，重要器官供血减少，脑损伤发生；其他已处于缺血情况下的器官，则因血含氧量的进一步下降而更易受到缺血缺氧的损害。

（2）血液生化和代谢改变，缺氧导致血 $PaCO_2$ 升高，pH 和 PaO_2 降低。在窒息应激状态下，儿茶酚胺及胰高糖素释放增加，使早期血糖正常或增高；若持续缺氧，糖原消耗增加、贮存空虚，遂出现低血糖。应激情况下，血游离脂肪酸增加，促进了钙离子与蛋白结合而导致低钙血症。此外，窒息酸中毒可抑制胆红素与白蛋白的结合，降低肝内酶的活力而导致高胆红素血症。

（3）各器官受损表现：①心血管系统，轻者心肌受损，严重者出现心源性休克和心衰；②呼吸系统，易发生羊水或胎粪吸入综合征、肺出血及持续肺动脉高压，低体重儿易发生肺透明膜病、呼吸暂停等；③泌尿系统，性肾衰时有蛋白尿、少尿、血尿素氮肌酐增高，肾静脉栓塞时可见肉眼血尿；④中枢神经系统，主要表现为缺血缺氧性脑病和颅内出血；⑤代谢方面常见低血糖、电解质紊乱如低钠、低钙血症等；⑥消化系统，有应激性溃疡和坏死性小肠结肠炎等。

2. 儿童窒息

（1）生化的改变，缺氧导致糖原进入无氧酵解，大量乳酸堆积，即代谢性酸中毒。同时二氧化碳潴留致高碳酸血症，即呼吸性酸中毒。

（2）血流动力学改变，窒息开始时，血液重新分配，肠、肺、肾、皮肤、肌肉血管收缩，血压和心排出量基本正常，保持了心、脑、肾的血液供应。随着窒息持续，缺氧、酸中毒、低血糖等代谢紊乱造成心、脑等重要脏器损伤，心率、血压下降，加重缺氧、酸中毒及各器官的损伤，形成恶性循环。

（3）重要脏器损伤：①脑缺氧最敏感，主要改变是脑水肿、出血、脑白质软化和脑实质坏死；②心脏，肌受损可致血压、心率、心排出量下降；③肾脏，出现血尿、少尿、蛋白尿和管型尿，少数可致肾衰竭；④肝脏，全面影响肝功能；⑤胃肠道，可导致应激性溃疡并诱发或出现坏死性小肠结肠炎；⑥肺脏，缺氧使肺血管及血管活性介质释放，从而导致持续肺动脉高压等。

（三）病情评估

1. 新生儿窒息

（1）原发性呼吸暂停：初起 1~2 分钟呼吸深快，若未及时纠正缺氧，随即转为反射性心率减慢和呼吸抑制。此时小儿血管轻微收缩，血压升高，肌张力存在，循环尚好，但有发绀，若予以适当刺激或及时给氧，有时甚至在无外界帮助下仍能恢复呼吸。

（2）继发性呼吸暂停：若缺氧持续存在，则心率继续减慢，出现喘息样呼吸，面色苍白，血压开始下降，肌张力消失，呼吸运动减弱，最终出现深度喘息而进入继发性呼吸暂停，若无外界正压呼吸帮助则无法恢复呼吸最终导致死亡。

2. 儿童窒息

儿童窒息根据气道阻塞引起窒息的严重程度分为四级。

（1）Ⅰ度，安静时无呼吸困难，当活动或哭闹时出现轻度的呼吸困难，可有轻度的吸气性喘鸣及胸廓周围软组织凹陷。

（2）Ⅱ度，安静时有轻度呼吸困难、吸气性喉喘鸣及胸廓周围软组织凹陷，活动或哭闹时加重，但不影响睡眠和进食，无烦躁不安等缺氧症状，脉搏尚正常。

（3）Ⅲ度，呼吸困难明显，喉喘鸣音重，吸气性胸廓周围软组织明显凹陷，并出现缺氧症状，如烦躁不安、不愿进食、不易入睡、脉搏加快等。

（4）Ⅳ度，呼吸极度困难，小儿面色苍白或发绀、血压下降、脉搏细弱、大小便失禁等，进而昏迷、心力衰竭。若不及时抢救，则可因窒息导致呼吸心跳停止而死亡。

二、注意事项

（1）预防并积极治疗孕妇疾病。

（2）当评估新生儿娩出后有窒息风险时，应充分做好准备工作，包括人员、物品、仪器等。

（3）气道阻塞或气道异物引起的窒息，若条件允许，即使Ⅲ度、Ⅳ度呼吸困难，也可把握好时机，有效清理呼吸道或将异物取出后即可解除阻塞，而不必首先行气管插管或气管切开术。

三、案例分析

一位 34 周的新生儿娩出后，面色青紫，弹足底反应差，呼吸微弱，医务人员进行快速评估后立即行初步复苏。

问题：医务人员评估的正确性?

分析：根据病因、病情评估，小儿系早产儿，肌张力差、呼吸弱均为新生儿窒息的风险因素，应立即畅通气道，实施初步复苏，医务人员评估正确。

（谢鑑辉）

第七节　小儿营养评估

营养状况是影响小儿生长发育的重要因素，正确评估小儿营养状况可及早发现问题并寻找原因加以处理，以保证小儿正常生长发育（图 4-2）。

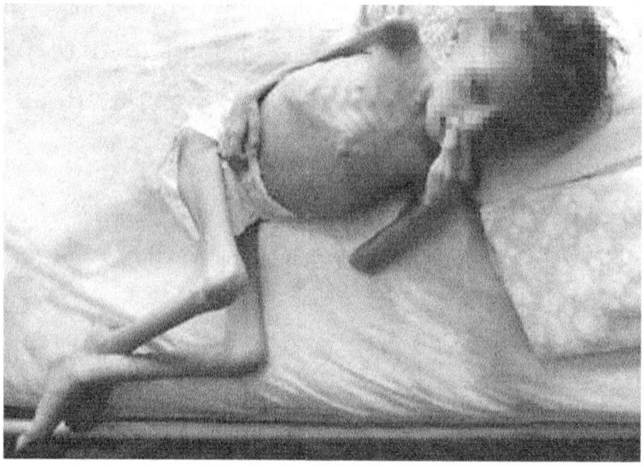

图 4-2　重度营养不良患儿

一、评估方法

常用的小儿营养评估方法有健康史询问和营养调查，营养调查包括膳食调查、体格检查及体格发育评估和实验室检查。

（一）健康史询问

通过询问了解小儿是否存在营养不良指征，如是否为早产儿，是否有顽固性腹泻、吞咽困难、多种食物过敏/不耐受、肿瘤等，了解婴幼儿喂养指数（infant and child feeding index，ICFI）。ICFI 是用于评估婴幼儿的喂养状态的指标，即是否母乳喂养、有无奶瓶使用、食物多样性评分、食物组（主食、牛奶、鸡蛋、水果、蔬菜、肉类等）食用频率、辅食添加频率五个变量。此外，还要了解是否有营养缺乏症状，如消瘦、活动无耐力、盗汗、面色苍白、夜惊等。

（二）营养调查

1. 膳食调查

膳食调查是了解小儿摄入食物组成、计算每人每日饮食中各种营养素的摄入量是否能满足个体每日所需。参照同年龄小儿每日饮食推荐摄入量及体格发育指标参考值和实验室检查正常值来整体评估膳食是否均衡合理。

（1）调查方法：膳食调查方法最常用的三种方法是称重法、记账法和询问法。称重法：实际称量各餐进食量，依据比例计算实际摄入量，查“食物成分表”得出今日主要营养素的量（人均量）。此方法适用于集体单位，也可对个人进行膳食调查，调查期限一般为 5 天，若每天食谱变化不大，期限也可以缩短为 3 天。称重法准确但复杂，需要详细称重和记录每天所摄入的食物种类及量，常以平均数法分析结果，即从每日摄入食物种类、数量计算各种食物中营养素的总量，用日人数算出人平均摄入量。日人数为三餐人数的平均数。记账法：采取记录食物出入库的量来计算。此法适用于集体小儿膳食调查，简单但结果不准确，对记录时间要求较长，结果分析同称重法。询问法：通过开放式提问方式了解小儿近 1~3 日内的饮食情况，从而分析其营养状况。此方法适用于个人膳食调查，简单，易于临床使用。

（2）结果评价：将膳食调查结果与国际推荐量进行比较，从而分析小儿营养状况。宏量营养素供能比例，宏量营养素指糖类、蛋白质、脂肪三大类营养素。饮食中宏量营养素比例要求适当，即蛋白质产能应占总能量的 10%~15%，7 岁以上小儿脂肪类占总能量的 25%~30%，碳水化合物占总能量的 50%~60%；营养素摄入，当能量小于推荐摄入量的 70%说明摄入量不足，达到 85%以上时，表示摄入量足够；蛋白质、矿物质、维生素达到 90%以上为正常。饮食能量分配，一日三餐供能应适当，早餐应占一日总能量的 25%~30%，中餐占 35%~45%，晚餐占 25%~30%，加餐占 10%。

2. 体格检查及体格发育评估

（1）体格检查：对小儿进行全面查体，注意有无营养素缺乏的早期体征。例如，体重不增是营养不良的早期表现；微量元素缺乏会导致夜惊、枕秃、眼睛干涩等症状。

（2）体格发育评估：体格发育指标可反映小儿营养状况及健康水平。根据年龄测体重、根据年龄测身高、根据身高测体重 3 项指标来综合或间接评价小儿的营养水平，及时发现生长有问题和营养不良的小儿。详见中国 0~18 岁儿童青少年生长标准（附件 4-1）。

（3）辅助检查：包括血清蛋白测定、酶活性测定、胆固醇及微量元素测定及生长激素测定等。通过辅助检查了解机体某种营养素贮存、缺少水平，进而分析食物中营养素的吸收利用情况，对疾病做出早期诊断。

二、注意事项

（1）根据小儿年龄、理解能力（或家属的理解能力）、病情按照最优原则选择合适的评估方法。

（2）使用不同的评估方法进行营养评估。

（3）对小儿进行营养筛查评估并记录，记录内容包括营养状况、营养不良性质、程度、相关因素、措施及结果。

（4）当小儿体重达标，身高低于或高于中值时，需考虑遗传因素。

（5）当小儿出现新的营养不良症状或行为学出现有营养不良表现时，需要及时进行营养评估。

三、案例分析

某男童，2 岁，家住偏远农村，体质较弱，常生病，由母亲照顾，母亲小学文化。评估其身高 80 厘米，体重 9.1 千克。护士询问其母亲认为孩子发育怎样？母亲回答觉得还可以，看上去不算瘦，只是比同龄孩子矮了一点点。护士采用体格检查法记录为营养良好，身高偏矮。

问题：评估工具选择合理吗？评估方法正确吗？

分析：

（1）生长发育期小儿，来自偏远农村，孩子母亲文化程度低，该护士仅使用了体格检查法，未对其进行体格发育评估，建议除上述两个方法外同时使用膳食调查法。

（2）膳食调查由小儿母亲来回答，了解饮食营养供给是否均衡。“孩子看上去不算瘦”不代表不是营养不良，使用体格发育评估法，通过与其年龄相对应的平均身高、体重进行对比，从而分析是否属于营养不良。

（谢鑑辉）

第八节　小儿跌倒/坠床风险评估

跌倒/坠床是医院住院小儿常见的意外事件之一，小儿由于年龄小、好动、对风险认识不足等，是发生跌倒/坠床意外的高危人群。

一、评估方法

临床上根据小儿的生长发育以及内外在因素、是否使用药物等进行个体化的评估，具体如下。

（1）入院时使用改良的跌倒测评表（The Humpty Dumpty Fall Scale，HDFS）（表 4-24）于小儿跌倒/坠床风险评估。

表 4-24　改良的跌倒测评表

诊断：　　　　　　　　入院日期：　　　　　　　　出院日期：

主要照顾者：□父母　□祖父母/外祖父母　□其他转归　□1.未发生跌落　□2.发生跌落　日期

跌倒风险评估

项目	日期										

续表

项目	评估时机：A—入院；T—转入；Pr—术前；Po—术后；M—用药；F—跌落；O—其他										
活动度	（0）自主活动而没有步态不稳										
	（1）自主活动或移动时，需要辅助										
	（1）能自主活动但有不稳定的步态，没有辅助设施										
	（0）不能自主活动或移动										
生理发展	（0）生长发育正常并反应灵敏，能判断目标和方向										
	（1）生长发育迟缓										
	（2）分不清方向/目标，无判断力										
	（0）昏迷，无反应										
排泄	（0）独立完成										
	（1）能独立完成，但有频繁上厕所或有腹泻										
	（1）如厕时需要协助										
	（0）用尿布/留置导尿										
跌落过去史	（1）在住院前有跌落史（近一年内）										
	（2）在本次住院期间有过跌落										
	（0）没有跌落										
目前用药	（1）特殊用药：如抗癫痫药、阿片类、抗惊厥药等										
	（0）无特殊用药										

注：①请对上面5项进行评估，每项根据小儿情况在相应日期栏内选择最符合的条目，总分为5项分数的总和。②评估时机（请填入相应的代码）：A—入院；T—转入；Pr—术前；Po—术后；M—用药；F—跌落；O—其他（基于护士的临床判断可能存在风险改变的，如疾病突然变化导致虚弱、肌力改变、排泄改变、意识改变等）

（2）入院时需与监护人签署书面的《预防跌倒/坠床安全告知》见附件4-2，使监护人清楚知道需要看护好患儿。

（3）住院小儿跌倒/坠床风险初始评估。所有新入院小儿由护士进行跌倒/坠床风险的初始评估，评估在小儿入院8小时内完成。若评分≥3分，则为跌倒/坠床高风险，应对小儿及陪护家长进行跌倒/坠床预防措施的宣教并记录（表4-25）。

表 4-25 跌倒/坠床高风险预防措施记录单

项目内容	日期									
1.引导小儿及家长熟悉环境										
2.病床使用双面床栏来确保安全										
3.使用年龄相适应的床										
4.检查环境和设施情况是否完好（如床栏是否能扣住）										
5.评估家长是否能正确使用床栏										
6.加强对小儿的评估及观察										
7.在小儿床头挂跌落警示标识牌										
8.在交班本上记录“小儿有跌落的高风险”，每班交班										
9.夜班时开启夜灯										
10.孩子坐婴儿车或轮椅上时使用安全带										
11.告诫孩子不在不安全的地方玩耍，如窗台、椅子										
12.若小儿需要拉低床栏安置管道或设备，加强巡视										
13.教育照顾者如何预防孩子跌落										
14.告知可以走动的孩子穿防滑的鞋子										
15.根据小儿情况给予约束										
16.转运时有人陪伴，拉起床栏										
17.其他（请注明）										

（4）住院小儿跌倒/坠床风险再评估。护士根据小儿跌倒/坠床高风险的风险因子变化情况及时进行再评估。出现转入小儿、病情变化（如手术后，意识、活动改变）、使用镇静/安眠/降血压等药物、陪护家长更换时等跌倒/坠床风险因子发生改变时需在 2 小时内完成评估，同时对小儿及家属进行预防跌倒/坠床再次宣教。风险因子无改变时，每周再评估一次。

（5）小儿跌倒/坠床后处理流程（图 4-3）如下：①患儿突然跌倒/坠床，护士迅速赶到患儿身边，同时立即报告医师，协助评估患儿意识、受伤部位与伤情、全身情况等，初步判断跌伤原因和认定伤情，及时请外科医师会诊处理。0 级，没有受伤；1 级，轻微伤，包括瘀伤、擦伤、不需要缝合的撕裂伤等；2 级，重伤，包括骨折、头部外伤、需要缝合的撕裂伤；3 级，死亡。②疑有骨折或肌肉、韧带损伤的小儿，根据跌伤的部位和伤情采取相应的搬运方法，协助医师对小儿进行处理。③小儿头部跌伤，出现意识障碍等严重情况时，遵医嘱迅速采取相应的急救措施，严密观察病情变化。④受伤程度较轻者，嘱其卧床休息，安慰小儿，酌情进行检查和治疗。⑤进行书面和口头交班，加强巡视，向小儿及家属做好健康宣教，提高防范意识。

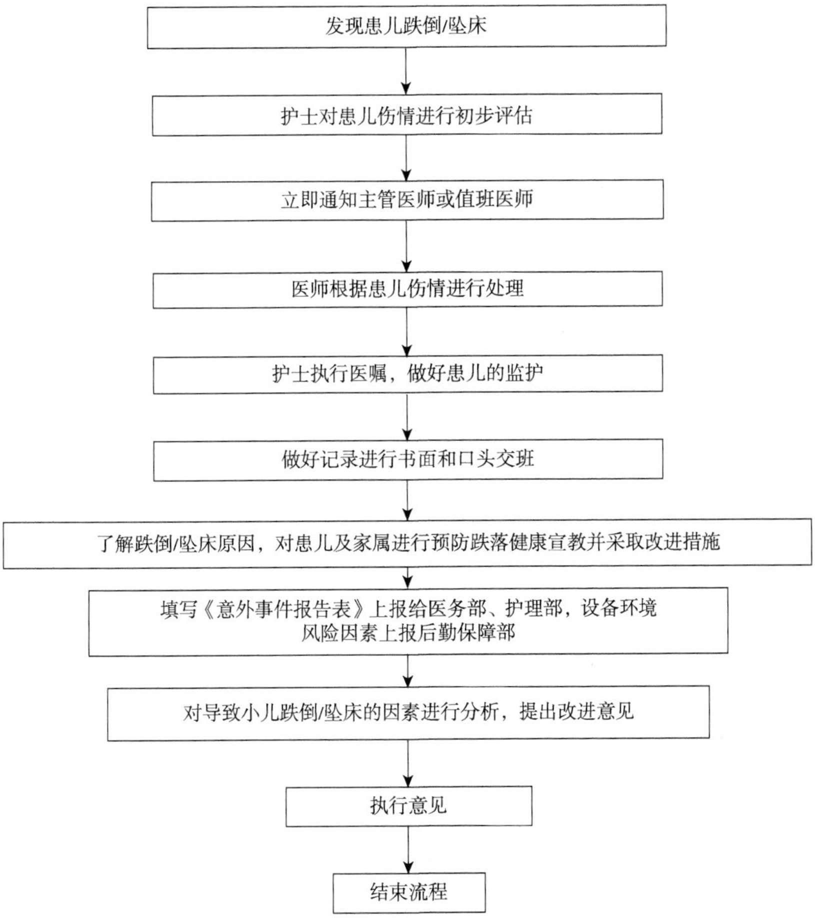

图 4-3　小儿跌倒/坠床后处理流程

（6）了解小儿跌倒/坠床时情况，分析原因，填写跌倒/坠床报告表，上报护理部/医务部，若为设备环境风险因素上报后勤保障部或设备维修部，相关部门进行风险因素分析，提出改进意见。

二、注意事项

所有评估资料应随病历保存。每次评估后记录总分，首次评估后的总分应记录在《小儿入院护理评估单》中。若为跌落高风险，应对小儿进行特殊标识（在小儿床头挂标识牌），所有工作人员应予以特别关注。

医院工作人员防范小儿跌倒/坠床措施如下。

（1）定期检查病房设施，如床栏、暖箱门扣、辐射式抢救床周围护板等是否完好，杜绝安全隐患。发现引起小儿跌倒/坠床的高危环境和设备因素存在时，及时通知后勤保障部或设备维修部进行处理。

（2）病房环境光线充足，地面平坦干燥，特殊情况有防滑警示牌。

（3）对住院小儿进行动态评估，识别跌倒/坠床的高危小儿，并予以重点防范，做好健康宣教，增强小儿及家属的防范意识。

（4）加强监护人及年长儿的安全教育。无陪小儿或躁动不安小儿可遵医嘱适当约束。

（5）服用镇静、安眠药的小儿未完全清醒时，不要下床活动；服降糖、降压等药物的小儿，注意观察用药后的反应，预防跌倒。

（6）通过小儿跌倒/坠床风险评估来识别具有跌倒/坠床风险的小儿，并建立战略框架来制订针对小儿个性化的护理计划，用来减少住院小儿跌倒/坠床和跌倒/坠床引起的相关伤害。通过进行教育，小儿、家属及护理人员直接参与预防跌倒/坠床。

三、案例分析

小儿王某，男性，7 个月，因腹泻、脱水由父母抱送入院，入院时一般情况差，入院后为奶奶陪护，经治疗后病情好转，于 10 天后出院。入院时护士为小儿进行跌落评分为 2 分，此后一周后再进行评估。

问题：该护士评估流程有何不妥？

分析：

（1）该小儿入院时由父母陪同，当入院后更改了陪护人为小儿奶奶时，应再次进行评估。

（2）该小儿入院时一般情况差，经治疗后病情好转，护士应根据小儿活动的情况重新进行评估，并对其陪护人进行跌倒/坠床预防措施的宣教。

（谢鑑辉）

第九节　小儿输液管理

一、小儿液体复苏一般要求

小儿补充液体复苏是逆转病情，提高生存率的关键，其原则及步骤如下。

1. 原则

先盐后糖，先浓后淡，先快后慢，见尿补钾，惊跳补钙。

2. 第一小时

在第一小时应快速静脉输入 0.9%氯化钠 20 毫升/千克，10~20 分钟内输完。之后进行评估，若循环未改善，可再给予第二次、第三次，0.9%氯化钠剂量均为 10~20 毫升/

千克，总量为 40~60 毫升/（千克・小时）。若有中心静脉压（central venous pressure，CVP）或肺动脉楔压（pulmonary artery wedge pressure，PAWP）监测时，可每 10 分钟评估一次，具体如下。

（1）CVP≤2 毫米汞柱或 PAWP≤3 毫米汞柱，继续快速补液。

（2）CVP=2~5 毫米汞柱或 PAWP=3~7 毫米汞柱，暂停快速补液，10 分钟后再评估。

（3）CVP≥5 毫米汞柱或 PAWP≥7 毫米汞柱，停止快速补液。

3. 继续、维持补液

液体复苏后，还需要继续、维持补液数天，继续补液可用 1/2~2/3 张液体 5~10 毫升/（千克・小时）、6~8 小时内静脉输入。维持补液可用 1/3 张液体 2~4 毫升/（千克・小时）、24 小时内静脉输入。

二、维持电解质平衡的管理要求

1. 低钠血症

严重低钠血症，血钠＜120 毫摩尔/升的小儿，应迅速升高血钠，按 3%氯化钠 12 毫升/千克可提高血钠 10 毫摩尔/升计算，在 4 小时内补完，或按需补充的毫摩尔数=（130− 实际测定钠毫摩尔数）×0.6×体重（千克）公式计算，先给 1/2 量输入。

2. 高钠血症

单纯失水导致的高钠血症，可选用 1/4 张液体或等渗葡萄糖口服或静脉输入，所需水量按所需水量（升）=0.6×体重（千克）×［小儿血清钠（毫摩尔/升）/140~1］公式计算。

3. 纠酸

（1）正常阴离子间隙（anion gap，AG）型代谢性酸中毒，治疗重点是减少 HCO_3^- 的丢失，补充碱性液体。

（2）在无化验条件或病情危重化验结果未出时，可按每次 5%碳酸氢钠 3~5 毫升/千克，或每次 11.2%乳酸钠 2~3 毫升/千克计算给予补充，必要时 2~4 小时后重复使用。

（3）已知二氧化碳结合力，可按以下公式计算：

5%碳酸氢钠（毫升）=（40−X）×0.5×体重（千克）

11.2%乳酸钠（毫升）=（40−X）×0.3×体重（千克）

其中，X 为小儿的二氧化碳结合力。

（4）已知血气分析结果，可根据剩余碱（base excess，BE）计算，公式如下：

应补碱性溶液的毫摩尔数=（BE−3）×0.3×体重（千克）

备选公式：

所需 5%碳酸氢钠（毫升）=−BE×0.5×体重（千克）

所需 5%碳酸氢钠（毫升）=（22−HCO_3^-）×体重（千克）

注：5%碳酸氢钠 1 毫升=0.6 毫摩尔，11.2%乳酸钠 1 毫升=1 毫摩尔。

（谢鑑辉）

本 章 附 件

附件 4-1 中国 0~18 岁儿童青少年生长标准

附表 4-1 中国 0~18 岁男孩体重百分位数值表（单位：千克）

年龄	3rd	10th	25th	50th	75th	90th	97th
出生	2.63	2.84	3.07	3.32	3.59	3.85	4.12
2 月	4.53	4.88	5.25	5.68	6.15	6.59	7.05
4 月	5.99	6.43	6.9	7.45	8.61	8.61	9.2
6 月	6.8	7.28	7.8	8.41	9.07	9.7	10.37
9 月	7.56	8.09	8.66	9.33	10.06	10.75	11.49
12 月	8.16	8.72	9.33	10.05	10.83	11.58	12.37
15 月	8.68	9.27	9.91	10.68	11.51	12.3	13.15
18 月	9.19	9.81	10.48	11.29	12.16	13.01	13.9
21 月	9.71	10.37	11.08	11.93	12.86	13.75	14.7
2 岁	10.22	10.9	11.65	12.54	13.51	14.46	15.46
2.5 岁	11.11	11.85	12.66	13.64	14.7	15.73	16.83
3 岁	11.94	12.74	13.61	14.65	15.8	16.92	18.12
3.5 岁	17.73	13.58	14.51	15.63	16.86	18.08	19.38
4 岁	13.52	14.43	16.6	16.64	17.98	19.29	20.71
4.5 岁	14.37	15.35	16.43	17.75	19.22	20.67	22.24
5 岁	15.26	16.33	17.52	18.98	20.61	22.23	24
5.5 岁	16.09	17.26	18.56	20.18	21.98	23.81	25.81
6 岁	16.8	18.06	19.49	21.26	23.26	25.29	27.55
6.5 岁	17.53	18.92	20.49	22.45	24.7	27	29.57
7 岁	18.48	20.04	21.81	24.06	26.66	29.35	32.41
7.5 岁	19.43	21.17	23.16	25.72	28.7	31.84	35.45
8 岁	20.32	22.24	24.46	27.33	30.71	34.31	38.49
8.5 岁	21.18	23.28	25.73	28.9	32.69	36.74	41.49
9 岁	22.04	24.31	26.98	30.46	34.61	39.08	44.35
9.5 岁	22.95	25.42	28.31	32.09	36.61	41.49	47.24

续表

年龄	3rd	10th	25th	50th	75th	90th	97th
10 岁	23.89	26.55	29.66	33.74	38.61	43.85	50.01
10.5 岁	24.96	27.83	31.2	35.58	40.81	46.4	52.93
11 岁	26.21	29.33	32.97	37.69	43.27	49.2	56.07
11.5 岁	27.59	30.97	34.91	39.98	45.94	52.21	59.4
12 岁	29.09	32.77	37.03	42.49	48.86	55.5	63.04
12.5 岁	30.74	34.71	39.29	45.13	51.89	58.9	66.81
13 岁	32.82	37.04	41.9	48.08	55.21	62.57	70.83
13.5 岁	35.03	39.42	44.45	50.85	58.21	65.8	74.33
14 岁	37.36	41.8	46.9	53.37	60.83	68.53	77.2
14.5 岁	39.53	43.94	49	55.43	62.86	70.55	79.24
15 岁	41.43	45.77	50.75	57.08	64.4	72	80.6
15.5 岁	43.05	47.31	52.19	58.39	65.57	73.03	81.49
16 岁	44.28	48.47	53.26	59.35	66.4	73.73	82.05
16.5 岁	45.3	49.42	54.13	60.12	67.05	74.25	82.44
17 岁	46.04	50.11	54.22	60.68	67.51	74.62	82.7
18 岁	47.01	51.02	55.6	61.4	68.11	75.08	83

附表 4-2　中国 0~18 岁女孩体重百分位数值表（单位：千克）

年龄	3rd	10th	25th	50th	75th	90th	97th
出生	2.57	2.76	2.96	3.21	3.49	3.75	4.04
2 月	4.21	4.5	4.82	5.21	5.64	6.06	6.51
4 月	5.55	5.93	6.34	6.83	7.37	7.9	8.47
6 月	6.34	6.76	7.21	7.77	8.37	8.96	9.59
9 月	7.11	7.58	8.08	8.69	9.36	10.01	10.71
12 月	7.7	8.2	8.74	9.4	10.12	10.82	11.57
15 月	8.22	8.75	9.33	10.02	10.79	11.53	12.33
18 月	8.73	9.29	9.91	10.65	11.46	12.25	13.11
21 月	9.26	9.86	10.51	11.3	12.17	13.01	13.93
2 岁	9.76	10.39	11.08	11.92	12.84	13.74	14.71
2.5 岁	10.65	11.35	12.12	13.05	14.07	15.08	16.16
3 岁	11.5	12.27	13.11	14.13	15.25	16.36	17.55
3.5 岁	12.32	13.14	14.05	15.16	16.38	17.59	18.89
4 岁	13.1	13.99	14.97	16.17	17.5	18.81	20.24
4.5 岁	13.89	14.85	15.92	17.22	18.66	20.1	21.67

续表

年龄	3rd	10th	25th	50th	75th	90th	97th
5 岁	14.64	15.68	16.84	18.26	19.83	21.41	23.14
5.5 岁	15.39	16.52	17.78	19.33	21.06	22.81	24.72
6 岁	16.1	17.32	18.68	20.37	22.27	24.19	26.3
6.5 岁	16.8	18.12	19.6	21.44	23.51	25.62	27.96
7 岁	17.58	19.01	20.62	22.64	24.94	27.28	29.89
7.5 岁	18.39	19.95	21.71	23.93	26.48	29.08	32.01
8 岁	19.2	20.89	22.81	25.25	28.05	30.95	34.23
8.5 岁	20.05	21.88	23.99	26.67	29.77	33	36.69
9 岁	20.93	22.93	25.23	28.19	31.63	35.26	39.41
9.5 岁	21.89	24.08	26.61	29.87	33.72	37.79	42.51
10 岁	22.98	25.36	28.15	31.76	36.05	40.63	45.97
10.5 岁	24.22	26.8	29.84	33.8	38.53	43.61	49.59
11 岁	25.74	28.53	31.81	36.1	41.24	46.78	53.33
11.5 岁	27.43	30.39	33.86	38.4	43.85	49.73	56.67
12 岁	29.33	32.42	36.04	40.77	46.42	52.49	59.64
12.5 岁	31.22	34.39	38.09	42.89	48.6	54.71	61.86
13 岁	33.09	36.29	40	44.79	50.45	56.46	63.45
13.5 岁	34.82	38.01	41.69	46.42	51.97	57.81	64.55
14 岁	36.38	39.55	43.19	47.83	53.23	58.88	65.36
14.5 岁	37.71	40.84	44.43	48.97	54.23	59.7	65.93
15 岁	38.73	41.83	45.36	49.82	54.96	60.28	66.3
15.5 岁	39.51	42.58	46.06	50.45	55.49	60.69	66.55
16 岁	39.96	43.01	46.47	50.81	55.79	60.91	66.69
16.5 岁	40.29	43.32	46.76	51.07	56.01	61.07	66.78
17 岁	40.44	43.47	46.9	51.2	56.11	61.15	66.82
18 岁	40.71	43.73	47.14	51.41	56.28	61.28	66.89

附表 4-3 中国 0~18 岁男孩体重参照值（单位：千克）

年龄组	下等	中下等	中等	中上等	上等
初生	2.54	2.92	3.30	3.68	4.06
1 月~	3.84	4.47	5.10	5.73	6.36
2 月~	4.72	5.44	6.16	6.88	7.60
3 月~	5.40	6.19	6.98	7.77	8.56
4 月~	5.94	6.75	7.56	8.37	9.18
5 月~	6.26	7.14	8.02	8.90	9.78
6 月~	6.74	7.68	8.62	9.56	10.50

续表

年龄组	下等	中下等	中等	中上等	上等
8 月~	7.19	8.19	9.19	10.19	11.19
10 月~	7.57	8.61	9.65	10.69	11.73
12 月~	8.08	9.12	10.16	11.20	12.24
15 月~	8.48	9.59	10.70	11.81	12.92
18 月~	8.87	10.06	11.25	12.44	13.63
21 月~	9.31	10.57	11.83	13.09	14.35
2.0 岁~	10.01	11.29	12.57	13.85	15.13
2.5 岁~	10.90	12.23	13.56	14.89	16.22
3.0 岁~	11.40	12.91	14.42	15.93	17.44
3.5 岁~	12.27	13.82	15.37	16.92	18.47
4.0 岁~	12.69	14.46	16.23	18.00	19.77
4.5 岁~	13.36	15.30	17.24	19.18	21.12
5.0 岁~	14.08	16.21	18.34	20.47	22.60
5.5 岁~	14.88	17.13	19.38	21.63	23.88
6.0 岁~	15.77	18.37	20.97	23.57	26.17
7.0 岁~	15.25	19.30	23.35	27.40	31.45
8.0 岁~	16.21	20.97	25.73	30.49	35.25
9.0 岁~	17.22	22.94	28.66	34.38	40.10
10.0 岁~	18.42	25.15	31.88	38.61	45.34
11.0 岁~	20.15	27.92	35.69	43.46	51.23
12.0 岁~	22.28	31.01	39.74	48.47	57.20
13.0 岁~	27.06	36.51	45.96	55.41	64.86
14.0 岁~	31.23	41.03	50.83	60.63	70.43
15.0 岁~	36.33	45.22	54.11	63.00	71.89
16.0 岁~	39.34	48.07	56.80	65.53	74.26
17.0~18 岁	41.33	49.79	58.25	66.71	75.17

附表 4-4　中国 0~18 岁女孩体重参照值（单位：千克）

年龄组	下等	中下等	中等	中上等	上等
初生	2.48	2.84	3.20	3.56	3.92
1 月~	3.67	4.24	4.81	5.38	5.95
2 月~	4.44	5.09	5.74	6.39	7.04
3 月~	5.02	5.72	6.42	7.12	7.82
4 月~	5.51	6.26	7.01	7.76	8.51
5 月~	5.99	6.76	7.53	8.30	9.07
6 月~	6.20	7.10	8.00	8.90	9.80
8 月~	6.71	7.68	8.65	9.62	10.59
10 月~	7.11	8.10	9.09	10.08	11.07
12 月~	7.42	8.47	9.52	10.57	11.62

续表

年龄组	下等	中下等	中等	中上等	上等
15 月~	7.99	9.04	10.09	11.14	12.19
18 月~	8.43	9.54	10.65	11.76	12.87
21 月~	9.01	10.13	11.25	12.37	13.49
2.0 岁~	9.58	10.81	12.04	13.27	14.50
2.5 岁~	10.31	11.64	12.97	14.30	15.63
3.0 岁~	11.15	12.58	14.01	15.44	16.87
3.5 岁~	11.90	13.42	14.94	16.46	17.98
4.0 岁~	12.45	14.13	15.81	17.49	19.17
4.5 岁~	13.04	14.92	16.80	18.68	20.56
5.0 岁~	13.90	15.87	17.84	19.81	21.78
5.5 岁~	14.36	16.58	18.80	21.02	23.24
6.0 岁~	15.26	17.81	20.36	22.91	25.46
7.0 岁~	15.08	18.70	22.32	25.94	29.56
8.0 岁~	16.12	20.35	24.58	28.81	33.04
9.0 岁~	17.33	22.39	27.45	32.51	37.57
10.0 岁~	18.69	24.90	31.11	37.32	43.53
11.0 岁~	21.12	28.44	35.76	43.08	50.40
12.0 岁~	24.66	32.42	40.18	47.94	55.70
13.0 岁~	28.93	36.69	44.45	52.21	59.97
14.0 岁~	32.51	39.62	46.73	53.84	60.95
15.0 岁~	34.60	61.65	48.70	55.75	62.80
16.0 岁~	36.41	43.19	49.97	56.75	63.53
17.0~18 岁	37.19	43.78	50.37	56.96	63.55

附表 4-5　中国 0~18 岁男孩身高参照值（单位：厘米）

年龄组	下等	中下等	中等	中上等	上等
初生	47.0	48.7	50.4	52.1	53.8
1 月~	52.3	54.6	56.9	59.2	61.5
2 月~	55.6	58.0	60.4	62.8	65.2
3 月~	58.4	60.7	63.0	65.3	67.6
4 月~	60.7	62.9	65.1	67.3	69.5
5 月~	62.4	64.7	67.0	69.3	71.6
6 月~	64.4	66.8	69.2	71.6	74.0
8 月~	67.0	69.5	72.0	74.5	77.0
10 月~	69.4	72.0	74.6	77.2	79.8
12 月~	71.9	74.6	77.3	80.0	82.7
15 月~	74.7	77.5	80.3	83.1	85.9
18 月~	76.5	79.6	82.7	85.8	88.9
21 月~	79.2	82.4	85.6	88.8	92.0

续表

年龄组	下等	中下等	中等	中上等	上等
2.0 岁~	82.3	85.7	89.1	92.5	95.9
2.5 岁~	86.3	89.8	93.3	96.8	100.3
3.0 岁~	89.4	93.1	96.8	100.5	104.2
3.5 岁~	92.6	96.4	100.2	104.0	107.8
4.0 岁~	95.5	99.6	103.7	107.8	111.9
4.5 岁~	98.9	103.0	107.1	111.2	115.3
5.0 岁~	102.1	106.3	110.5	114.7	118.9
5.5 岁~	104.7	109.2	113.7	118.2	122.7
6.0 岁~	108.5	113.2	117.9	122.6	127.3
7.0 岁~	112.5	118.2	123.9	129.6	135.3
8.0 岁~	116.8	122.7	128.6	134.5	140.4
9.0 岁~	121.6	127.7	133.8	139.9	146.0
10.0 岁~	125.6	132.2	138.8	145.4	152.0
11.0 岁~	130.1	137.3	144.5	151.7	158.9
12.0 岁~	134.0	142.2	150.4	158.6	166.8
13.0 岁~	142.1	150.4	158.7	167.0	175.3
14.0 岁~	149.5	156.9	164.3	171.7	179.1
15.0 岁~	155.0	161.3	167.6	173.9	180.2
16.0 岁~	157.3	163.4	169.5	175.6	181.7
17.0~18 岁	158.3	164.3	170.3	176.3	182.3

附表 4-6　中国 0~18 岁女孩身高参照值（单位：厘米）

年龄组	下等	中下等	中等	中上等	上等
初生	46.6	48.2	49.8	51.4	53.0
1 月~	51.7	53.9	56.1	58.3	60.5
2 月~	54.6	56.9	59.2	61.5	63.8
3 月~	57.2	59.4	61.6	63.8	66.0
4 月~	59.4	61.6	63.8	66.0	68.2
5 月~	60.9	63.2	65.5	67.8	70.1
6 月~	62.8	65.2	67.6	70.0	72.4
8 月~	65.6	68.1	70.6	73.1	75.6
10 月~	68.1	70.7	73.3	75.9	78.5
12 月~	70.3	73.1	75.9	78.7	81.5
15 月~	73.3	76.1	78.9	81.7	84.5
18 月~	75.8	78.7	81.6	84.5	87.4
21 月~	78.5	81.5	84.5	87.5	90.5
2.0 岁~	81.3	84.7	88.1	91.5	94.9
2.5 岁~	84.8	88.4	92.0	95.6	99.2
3.0 岁~	88.7	92.3	95.9	99.5	103.1

续表

年龄组	下等	中下等	中等	中上等	上等
3.5 岁~	91.6	95.4	99.2	103.0	106.8
4.0 岁~	95.0	98.9	102.8	106.7	110.6
4.5 岁~	97.8	102.0	106.2	110.4	114.6
5.0 岁~	101.6	105.7	109.8	113.9	118.0
5.5 岁~	103.9	108.4	112.9	117.4	121.9
6.0 岁~	108.1	112.6	117.1	121.6	126.1
7.0 岁~	111.7	117.2	122.7	128.2	133.7
8.0 岁~	116.2	122.0	127.8	133.6	139.4
9.0 岁~	120.7	127.1	133.5	139.9	146.3
10.0 岁~	125.3	132.4	139.5	146.6	153.7
11.0 岁~	131.6	138.9	146.2	153.5	160.8
12.0 岁~	138.5	145.1	151.7	158.3	164.9
13.0 岁~	143.7	149.7	155.7	161.7	167.7
14.0 岁~	146.0	151.6	157.2	162.8	168.4
15.0 岁~	147.3	152.8	158.3	163.8	169.3
16.0 岁~	147.6	153.1	158.6	164.1	169.6
17.0~18.0 岁	147.7	153.2	158.7	164.2	169.7

附件 4-2 《预防跌倒/坠床安全告知》

（1）儿科小儿为跌倒/坠床的高风险人群，陪护人员应看护好小儿。勿将小儿单独置于无床栏保护的病床上，须有人在床旁紧密看护，离开时将床栏提起扣紧，以防坠床。步行不稳或运动障碍小儿，要有家长扶持步行。

（2）随时保持病房地面清洁干燥，防水、防油，晚夜间保持合适的光照。

（3）教育和看护好小儿，不能让其攀爬窗台和阳台，勿在病房内嬉戏、追逐、打闹，不要跨越床栏，以免发生意外，穿大小合适的防滑鞋。病房内勿使用带有轮子的推车，防止发生意外。

（4）给需要使用辅助工具（助行器、拐杖）的小儿提供帮助。

（5）及时请求护理人员帮助，如发生跌倒/坠床及时呼叫医务人员。

附件 4-3 我国儿童计划免疫接种计划

附表 4-7 我国儿童计划免疫接种计划

疫苗	接种对象月（年）龄	接种剂次	接种部位	接种方法
乙肝疫苗	0、1、6 月龄	3	上臂三角肌	肌内注射
卡介苗	生后 2~3 天	1	左上臂三角肌中部	皮内注射

续表

疫苗	接种对象月（年）龄	接种剂次	接种部位	接种方法
脊灰疫苗	2、3、4月龄，4周岁	4		口服
百白破疫苗	3、4、5月龄，18~24月龄	4	上臂外侧三角肌	肌内注射
白破疫苗	6周岁	1	上臂三角肌	肌内注射
麻风疫苗	8月龄	1	上臂外侧三角肌下缘附着处	皮下注射
麻腮风疫苗	18~24月龄	1	上臂外侧三角肌下缘附着处	皮下注射
乙脑减毒活疫苗	8月龄，2周岁	2	上臂外侧三角肌下缘附着处	皮下注射

附件 4-4 小儿气管插管导管大小、气管插管插入深度

（1）常见气管导管型号、插入深度（附表 4-8）。在气管插管前，应根据年龄选择相应的导管型号，并在其上下各多备一个型号导管，以防插管困难或小儿解剖结构异常时使用。

附表 4-8 常见气管导管型号、插入深度

年龄	导管内径/毫米	经口插入长度/厘米	经鼻插入长度/厘米
未成熟儿	2.5	8	11
新生儿	3.0	9	12
6个月	3.5	10	14
1岁	4.0~4.5	12	16
2岁	5.0~5.5	14	17
2~4岁	5.5~6.0	15	18
4~7岁	6.0~6.5	16	19
7~10岁	6.5~7.0	17	21
10~12岁	7.0~7.5	20	23
12~16岁	7.5~8.0	21	24

（2）>2岁小儿导管型号选择可按以下公式：

导管型号（内径毫米）=年龄/4+4（无气囊）

导管型号（内径毫米）=年龄/4+3.5（有气囊）

（3）>2岁小儿气管插管插入深度选择可按以下公式：

气管插管插入深度（厘米）=年龄/2+12

气管插管插入深度（厘米）=导管内径×3

气管插管插入深度（厘米）=体重（千克）/5+12

气管插管插入深度（厘米）=身高（厘米）/10+5

（4）在紧急情况下可根据小儿小指粗细选择导管外径。紧急情况下气管插管插入深度亦可使导管上标示的声门线过声门即可。

第五章　眼科患者评估

第一节　一 般 评 估

一、视功能评估

（一）视力

视力分为远视力和近视力，是指辨别最小物像的能力，代表黄斑中心凹的视觉功能，正常人视力一般在 1.0 以上。

1. 远视力检查评估

远视力检查评估采用视力表检查法。受检者距视力表 5 米处，若检查空间小，可置平面反光镜，距视力表 2.5 米。用遮眼板遮盖非检查眼，不压迫眼球，先查右眼再查左眼，由上而下。受检者用手势表示 E 字符号开口方向，从最大视标开始，找出受检者的最佳辨认行，将能辨出的最小视标记录为远视力。

（1）若能辨认表上第 5 行，则记为 0.5。若 0.5 一行有 2 个视标不能辨认，可记录为 0.5–2。若 0.5 一行仅能辨出 2 个视标，可记录为 0.4+2 托。戴矫正镜者，应先查裸眼视力，再查矫正视力并记录。

（2）若在 5 米处小于 0.1，嘱其向前走，直至认出第 1 行视标为止，此时视力用视力=0.1×检查距离（米）/5（米）公式计算，如检查距离 3 米，视力=0.1×3/5=0.06。

（3）对在 1 米处仍不能辨认 0.1，应检查眼前分辨指数的能力，并同时记录其最远距离，如 30 厘米分辨指数，记为指数/30 厘米。

（4）若在眼前也不能分辨指数，将手掌放在被检者眼前摆动，记录辨认手动的最远距离，如手动/20 厘米。

（5）对在眼前不能判断手动者，应在暗室内测光感，用烛光或手电光，测试被检者能否判断眼前有无亮光，记录“光感”或“无光感”，并记录其最远的光感距离，一般到 5 米为止，如光感/5 米。对有光感者，还要检查光定位，在被检者眼前 1 米处 9 个位置变换点状光源，能正确辨认记录为“+”，不能正确辨认记录为“–”，似有似无记录为“±”。

2. 近视力检查评估

近视力通常指阅读视力，常用标准近视力表或对数视力表检查。在充足的光线下，将近视力表放在被检者眼前 30 厘米或 40 厘米处，两眼分别检查，以能看清的最小视标为该眼的近视力。若近视力不良，则以最佳视力和距离记录，如 1.0/20 厘米。

3. 注意事项

（1）视力表应有充足的光线照明。

（2）检查顺序先右后左，每个字母辨认时间为 2~3 秒。

（3）被检者头位摆正，遮眼板不能压迫眼球和非检查眼，不能偷看及眯眼。

（4）戴镜者，先查裸眼视力再查戴镜视力。

（5）遮眼板要严格消毒，避免交叉感染。

（二）视野

眼向正前方固视时所见的空间范围，反映视网膜周边部功能，亦称周围视力。距注视点 30° 以内的范围称为中心视野，30° 以外称为周边视野。视野检查适用于各种需要判断周边视力有无异常的眼病，如黄斑病变、青光眼、视神经病变等。视野检查方法如下。

1. 周边视野检查

（1）对比法：检查者（视野正常）与被检者相距 0.5 米，对视而坐，眼位等高。检查右眼时，检查者以左眼与被检者右眼彼此注视，各遮盖另眼，检查左眼则相反。检查者以手指或视标置于二人等距离处，从周边向中心移动，若被检者能在各方向与检查者同时看到视标，其视野大致正常，否则异常。

（2）也可用弧形视野仪、自动视野计测量。

2. 中心视野检查

中心视野检查可采用平面视野计，适用于发现较小中心视野缺损，对于早期只有中心视野缺损疾病诊断较周围视野检查有价值。

3. 护理配合

（1）检查前告知受检者检查过程及目的，取得配合。

（2）检查中告知受检者固视前方，保持不动，如果转动眼球会导致结果不准确。

（三）复视

将一个物体看成两个为复视。单眼复视常见于多瞳症、虹膜根部离断及晶状体不全脱位，双眼复视常见于眼外肌麻痹等。

（四）视物变形

视物变形即视物变小或变大或直线变弯，物像失真，通常见于角膜不规则散光、黄斑病变、视网膜脱离、高度近视屈光不正等。

（五）眼前黑影

眼前黑影有飘动性黑影（飞蚊症）和固定性黑影，前者多见于视网膜脱离和玻璃体病变，后者多见于晶状体混浊等。

（六）眼压

眼压是指眼球内容物作用于眼球内壁的压力，其正常范围为 10~21 毫米汞柱（1.3~2.8 千帕）。眼压测定对青光眼的诊断、治疗效果判断及病情观察具有重要意义。眼压测定法有指测法及眼压计测量法。

1. 指测法

指测法是最简单的定性估计方法。测量时嘱被检者两眼自然向下注视，检查者将两手中指和无名指尖放在上睑皮肤面，两指交替轻压眼球以感觉其柔软度，判断眼压的高低。眼压正常记为 T_n，轻度增高记为 T_{+1}，中度增高记为 T_{+2}，重度增高记为 T_{+3}，轻度降低记为 T_{-1}，中度降低记为 T_{-2}，重度降低记为 T_{-3}。

2. 眼压计测量法

眼压计测量法分为压陷式和压平式两种。

（1）Schiötz 眼压计测量：目前常用的一种压陷式眼压计。被检者低枕仰卧，予表面麻醉后，嘱被检者举起一手示指于眼前，两眼直视自己手指，使两眼角膜保持水平正中位置。检查者右手持眼压计的支架，左手拇指及示指分开上下眼睑，并固定于上、下眶缘，不可压迫眼球。将眼压计底板垂直放在角膜中央，先用 5.5 克砝码，读取指针刻度，若读数小于 3，则需要更换更重的砝码再量。根据读数对照换算表查出眼压值，单位为毫米汞柱。测量毕，结膜囊内滴抗生素眼药水，预防感染。护理配合：①向被检者讲解注意事项，嘱检查时勿转动眼球，检查后勿揉搓眼睛，避免角膜损伤。②检查前校对眼压计，将指针调为“0”。③眼压计在角膜上停留时间不宜过长。④眼部有急性炎症和穿通伤者禁忌测量眼压。⑤测量后及时将眼压计消毒并擦拭干净。

（2）Goldmann 压平眼压计测量：目前国际较通用的一种压平式眼压计，附装在裂隙灯显微镜上，用显微镜观察，坐位测量。测量时不受球壁硬度影响，测量准确。

（3）非接触眼压计测量：临床上常用的一种测量方法，有台式和手持式两种。此法测量不接触眼球，可避免交叉感染，其准确性不如 Goldmann 压平眼压计。护理配合：①检查前向被检者做好解释，讲解检查过程的注意事项，取得配合。②有眼部急性感染和穿孔者禁忌测量。③Goldmann 压平眼压计测量前先消毒压头，避免交叉感染，消毒后待充分干燥方可使用。

（七）色觉

色觉是人眼分辨颜色的能力，反映锥细胞的功能。视锥细胞能辨别由红、蓝和绿三种原色组成的颜色，当视锥细胞功能障碍时表现为辨别困难。色觉障碍较轻者为色弱，较重者为色盲。从事医学、交通运输、艺术、化学行业都需要正常的色觉。检查时最常用假同色图，也称色盲本。检查方法：在室内良好的自然光线下进行，被检者双眼同时看图，距离约 0.5 米，正常人应在 5 秒内读出图中数字或图形。按每图的说明判断患者为正常或异常，若为异常，应进一步分辨是全色盲、红色盲、绿色盲、红绿色盲或色弱。

（八）暗适应

当眼从强光下进入暗处时，起初一无所见，随着对光的敏感度增加，逐渐能看清暗处的物体，达到最佳状态，这一过程称为暗适应。它反映了视杆细胞的功能。某些疾病如视网膜色素变性、维生素 A 缺乏症等会导致暗适应时间延长，甚至夜盲。暗适应检查方法：在暗室内进行对比法检查，即被检者与暗适应正常的检查者同时进入暗室，分别记录在暗室内辨认周围物体的时间，如被检者的时间明显延长，即表示暗适应能力差。

（九）立体视觉

立体视觉又称深度觉，是感知物体立体形状及不同物体相互远近关系的能力。许多职业要求有良好的立体视觉，如驾驶员、机械零件精细加工及绘画雕塑等。常用同视机或图片检查立体视觉。

二、主观感觉评估

主观感觉评估见表 5-1。

表 5-1　主观感觉评估

症状	评估内容
眼痛	了解疼痛的部位、性质及伴随症状，了解病史，如血管性偏头痛、颅内压增高、三叉神经痛（通常疼痛部位在颞颅部）、急性结膜炎、睑结膜结石（通常表现为眼部刺痛）
眼痒 异物感 烧灼感 眼干 流泪	听其主诉，以眼痒为突出，了解病史，通常以过敏性结膜炎和春季卡他性结膜炎多见

（陈燕燕　陈华蓉）

第二节　专 项 评 估

一、眼附属器评估

眼附属器评估见表 5-2。

表 5-2 眼附属器评估

部位	评估内容
眼眶	观察两侧眼眶是否对称，皮肤有无缺损，眶缘触诊有无肿块、压痛
眼睑	观察眼睑皮肤有无充血、瘢痕、肿物、气肿；眼睑有无内翻或外翻；有无睑裂大小不等，上睑提起及睑裂闭合是否正常；睫毛是否整齐，方向是否正常，有无倒睫，根部是否充血、溃疡、磷屑
结膜	将上下眼睑轻轻分开，向上下翻转，嘱被检者注视各个方向，观察球结膜有无充血；睑结膜、穹隆部结膜有无充血、水肿、乳头肥大、滤泡增生、瘢痕、溃疡、睑球粘连，有无分泌物或异物
眼球	观察双侧眼球大小、位置是否对称，有无眼球震颤和斜视，有无眼球突出或内陷，用眼球突出计测量，正常眼球突出度为 12~14 毫米，左右眼相差不超过 2 毫米
泪器	观察泪小点有无外翻或闭塞；泪腺区有无触痛；泪囊区有无红肿压痛或瘘管，挤压时有无分泌物溢出。通过泪道冲洗判断泪道有无阻塞及阻塞部位，若被检者诉有水流入口、鼻、咽，表示泪道通畅；若液体未进入口、鼻从原路返流，表示泪小管阻塞；若液体自下泪小点注入，从上、下泪小点返流，提示泪总管阻塞；若冲洗有阻力，部分自泪小点返流，泪囊部隆起，提示鼻泪管狭窄；若伴有脓性分泌物，提示鼻泪管阻塞合并慢性泪囊炎

二、眼前节评估

眼前节评估见表 5-3。

表 5-3 眼前节评估

部位		评估内容
角膜	外观评估	观察角膜直径大小、透明度、弯曲度、表面是否光滑、有无异物
	角膜上皮	用无菌的 1%~2%荧光素溶液滴于下穹隆部角膜上或用灭菌的荧光素钠滤纸置于结膜囊内进行染色。裂隙灯下观片，正常角膜不着色，有上皮缺损或溃疡的部位呈黄绿色
	角膜知觉	将消毒棉签拉出一条细棉丝，用其尖端从受检者侧面触及角膜，若不引起瞬目反射或两眼所需触力有明显差别，表明角膜知觉减退
巩膜		观察有无充血、结节、隆起、黄染及压痛等
瞳孔		正常人在弥散自然光线下瞳孔直径为 2.5~4 毫米，老人及幼儿稍小。观察瞳孔大小，两侧是否等大、等圆，位置是否居中，边缘是否整齐。检查直接对光反射和间接对光反射，对诊断有重要的意义

三、眼科影像学检查评估

1. 眼超声检查

眼超声检查协助眼部疾病的治疗和诊断，用于眼球生物测量、了解眼内及眶内病变性质，常见的有 A 型超声、B 型超声、彩色多普勒成像。

（1）A 型超声：用于测量角膜厚度及眼轴长度、人工晶体屈光度计算。

（2）B 型超声：用于眼部疾病的诊断，可提供病灶的位置、形态、大小及周围组织的关系。

（3）彩色多普勒成像：检测眼动脉、视网膜中央动脉、睫状后动脉血流，以及眼内、眶内肿瘤。

眼超声检查的护理配合：检查前向被检者讲解检查的基本过程和注意事项，取得理解和配合。A 型超声测量眼轴长度时，告知被检者检查中保持眼球不动；B 型超声检查时，嘱被检者轻闭双眼，按医生指示转动眼球，无医生提示不要睁开眼睛。

2. 光学相干断层扫描技术

光学相干断层扫描技术（optical coherence tomography，OCT）是黄斑疾病诊断的重要工具，用于发现眼底的细小病变、裂孔的测量及青光眼视网膜神经纤维层厚度的测量，判断疾病的病理改变。检查前使用散瞳药，告知被检者会有轻微不适、视物模糊，嘱其放松配合检查，检查中应睁大双眼并注视前方红灯，不可瞬目和转动眼球。

3. 眼底荧光血管造影

眼底荧光血管造影是将造影剂从肘前静脉注入人体，利用特定的滤光片及眼底照相机拍摄血液在眼底血管内灌注及流动的过程，了解视网膜和脉络膜血管情况，协助各种眼底血管性病变及视网膜、脉络膜病变的诊断和治疗。眼底荧光血管造影的护理配合：①造影前向被检者解释检查的过程及注意事项，取得配合。②造影前询问病史，有严重全身疾病慎行检查。③告知被检者检查可能出现恶心、呕吐等过敏反应，嘱其勿紧张，休息后可恢复，必要时可使用抗过敏药物。④备好抢救物品及药品。⑤检查后告知被检者数小时后尿液变黄是荧光素排出所致，勿紧张，多饮水。

（陈燕燕　陈华蓉）

第六章 骨科患者评估

第一节 骨科一般评估方法

一、健康史

（1）一般情况：了解患者的年龄、职业特点、运动爱好、日常饮食结构、有无吸烟和酗酒等。

（2）受伤情况：了解患者受伤的原因、部位和时间，受伤时的体位和环境，外伤作用的方式、方向与性质，骨折轻重程度及有无合并神经血管损伤，搬运方式、现场及急诊室急救情况，有无昏迷史和其他部位复合伤。

（3）既往史：重点了解与骨折愈合有关的因素，如患者有无骨折病史，有无药物滥用、服用特殊药物及药物过敏史，有无手术史，以往是否有高血压及糖尿病等病史。

（4）家族史：有无骨科相关遗传病史。

二、生命体征与意识

评估患者的呼吸、血压、脉搏、体温及意识情况，包括：呼吸形态、节律、频率、深浅、呼吸道是否通畅、患者能否有效咳嗽和排除分泌物；有无心动过缓和低血压；有无出汗，患者皮肤的颜色、温度；有无体温调节障碍。对伴有颅脑损伤的患者，可用 Glasgow 昏迷量表评估患者的意识情况。排尿和排便情况：患者有无尿潴留或充盈性尿失禁；尿液颜色、量和比重；有无便秘或大便失禁。

（1）发热：骨折患者体温一般在正常范围；损伤严重或因血肿吸收，可出现低热但一般不超过 38℃；开放性骨折出现高热，多由感染引起。

（2）休克：因骨折部位大量出血、剧烈疼痛或合并内脏损伤引起失血性或创伤性休克，多见于严重的开放性骨折。

三、体格检查的原则

（1）检查用具：除一般体格检查及神经检查用具外，还包括卷尺、各部位关节量角器、前臂旋转测量器、骨盆倾斜度测量计、足度量器、枕骨粗隆垂线等。

（2）检查体位：一般取仰卧位，上肢及颈部检查取坐位，下肢和腰背部检查取仰卧位或俯卧位，特殊检查采取特殊体位。

（3）暴露范围：根据检查需要充分暴露检查部位及可能有关的部位，同时显露健侧以作对比。

（4）检查顺序：一般先行全身检查，再行局部检查；先查健侧，后查患侧；先查病变远处，后查病变近处；先主动检查，后被动检查；若遇危重患者应首先进行急救，避免因不必要的检查和处理而延误治疗。

（5）检查手法：检查时动作规范、轻巧，尽量不给患者增加痛苦。

（王　谊　单霞霞）

第二节　骨科体格检查方法

一、视诊

观察姿势、步态与活动有无异常；脊柱有无侧弯、前后凸；肢体有无畸形；局部皮肤有无发红、创面、窦道、瘢痕、色素沉着或静脉怒张；有无软组织肿胀或肌肉萎缩，与健侧相应部位是否对称。

二、触诊

检查病变局部有无压痛，压痛程度及性质；骨性标志有无异常，有无异常活动及骨擦感；局部有无包块，包块的大小、硬度、活动度、有无波动感；皮肤感觉及温度有无异常；等等。

三、叩诊

检查有无叩击痛，包括轴向叩痛、棘突叩痛、脊柱间接叩痛等。

四、听诊

检查有无骨擦音、弹响，是否伴有相应临床症状；借助听诊器可检查骨传导音和肢体有无血流杂音。

五、动诊

检查关节的活动及肌的收缩力，包括观察患者的主动运动，检查时被动运动和异常活动的情况，注意有无活动范围减小、超常及假关节活动。

六、量诊

测量肢体的长度、周径、轴线，关节活动范围，肌力和深浅感觉障碍的程度。

1. 肢体长度

将患肢与健肢放在对称位置，以骨性标志为基点，双侧对比测量。上肢测量肩峰至桡骨茎突（或中指尖），下肢测量髂前上棘至内踝下缘或大转子至外踝下缘的距离。

2. 肢体周径

两侧肢体取相对应的同一水平测量比较，若有肌萎缩或肿胀，选取表现最明显的平面测量。

（1）小腿周径：小腿最大周径在上 1/3 处，或膝关节隙下 10 厘米处。

（2）膝关节周径：在髌骨上缘、中间、下缘测其周径，两侧比较。

（3）大腿周径测量：在髌上 15~20 厘米处测其周径。

3. 肢体轴线

测量躯干、肢体的轴线是否正常。正常人站立时背面相，枕骨粗隆垂线通过颈、胸、腰、骶椎棘突以及两下肢间；前臂旋前位伸肘时上肢呈一直线；下肢伸直时髂前上棘与第 1、2 趾间连线经过髌骨中心前方。

4. 关节活动范围

关节活动范围可用量角器测量，以中立位为 0°，测量关节各方向活动的角度。人体各主要关节正常活动的范围是：①肩关节前屈 70°~90°、后伸 40°、外展 80°~90°、内收 20°~40°（图 6-1）。②肘关节屈曲 135°~150°、超伸 10°（图 6-2）。③髋关节屈曲 130°~140°、超伸 10°~15°、外展 30°~45°，内收 20°~30°（图 6-3）。④膝关节屈曲 120°~150°、超伸 5°~10°（图 6-4）。⑤脊柱颈椎前屈、后伸均 35°~45°，左、右侧屈 45°（图 6-5）。

七、神经系统检查

（1）肌力（见专项评估）。

（2）感觉异常区的测定：仔细检查触觉和痛觉，必要时检查温觉、位置觉及两点辨别觉等，并用不同的标志描绘出人体异常区域。

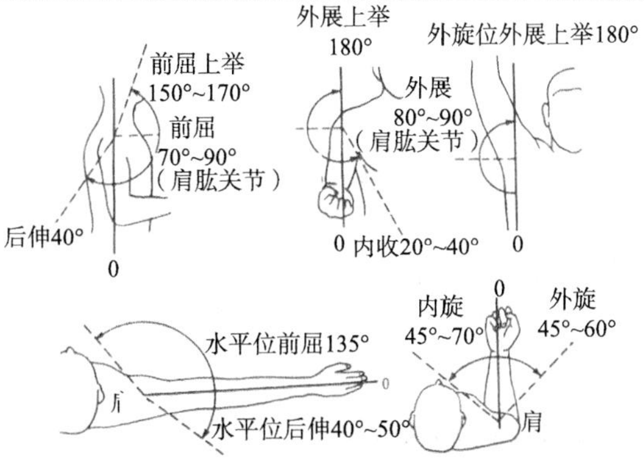

图 6-1 肩关节活动范围

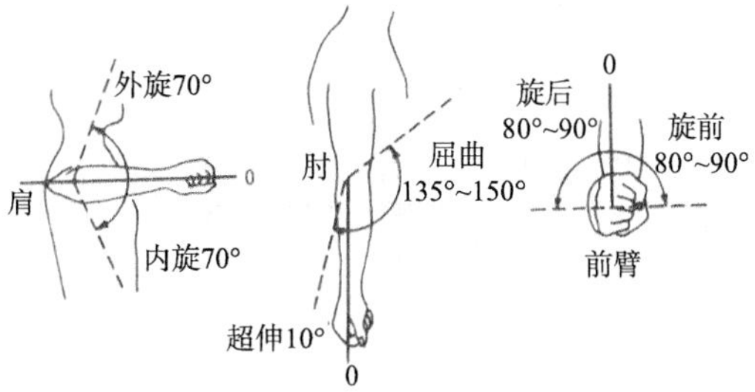

图 6-2 肘关节活动范围

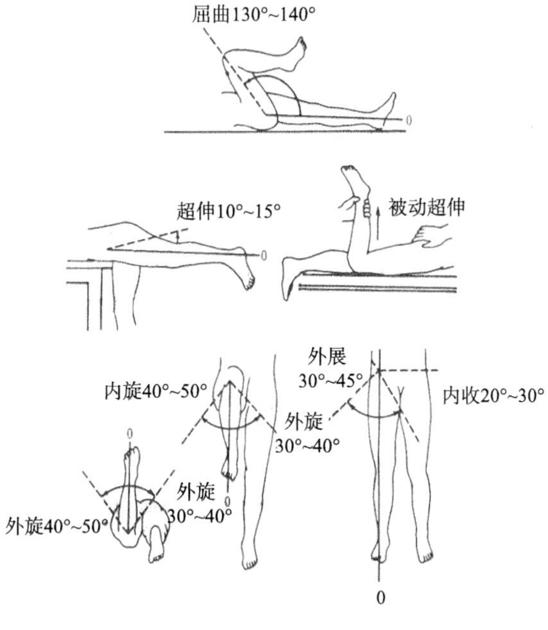

图 6-3 髋关节活动范围

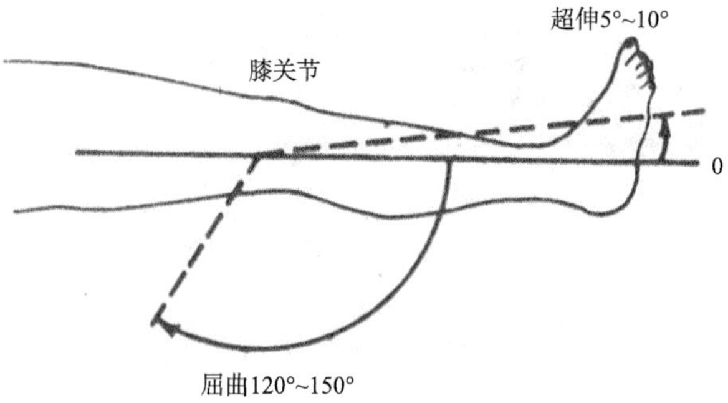

图 6-4 膝关节活动范围

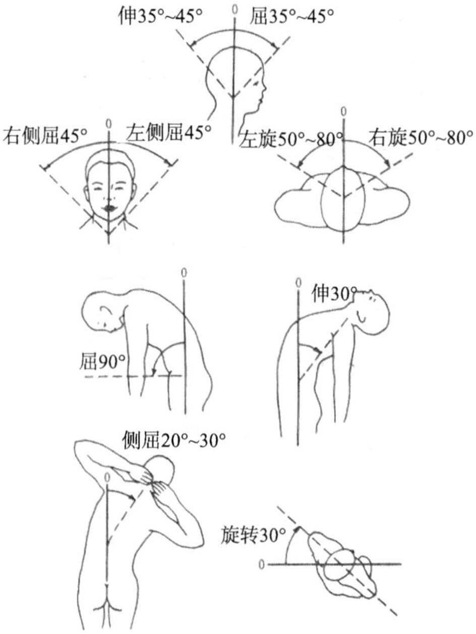

图 6-5 颈、胸、腰椎活动范围

（3）反射检查：应在患者肌肉和关节放松的情况下进行。检查内容包括生理反射和病理反射 2 类。生理反射包括浅反射和深反射，浅反射包括腹壁反射、提睾反射、肛门反射和跖反射等；深反射主要有膝腱反射、跟腱反射、肱二头肌反射、肱三头肌反射及桡骨骨膜反射等。常用的病理反射检查有霍夫曼征（Hoffmann sign）、巴宾斯基征（Babinski sign）、髌阵挛和踝阵挛。

（王 谊 单霞霞）

第三节　骨科专项评估方法

一、肌力评估

肌力是指肌肉做主动运动时的最大收缩力。检查时嘱患者用力做肢体伸屈运动，护士分别从相反方向测试患者对阻力的克服力量，注意两侧肢体的对比。

肌力的记录采用 0~5 级的 6 级分级法。

0 级：完全瘫痪，测不到肌肉收缩。

1 级：仅见肌肉轻微收缩，无肢体运动。

2 级：肢体可在床面水平移动，但不能抬离床面。

3 级：肢体能抬离床面，但不能抗拒阻力。

4 级：能做拮抗阻力动作，但肌力有不同程度减弱。

5 级：正常肌力。

自主运动时的肌力减退称不完全性瘫痪（轻瘫），肌力消失称完全性瘫痪。完全瘫痪者肌力为 0 级，不完全性瘫痪者肌力为 1~4 级。

不同部位或不同组合的瘫痪分别命名为：①单瘫（monoplegia），为单一肢体瘫痪，多见于脊髓灰质炎。②偏瘫，为一侧肢体（上、下肢）瘫痪，常伴有同侧脑神经损害，见于脑出血、脑动脉血栓形成、脑栓塞、脑肿瘤等。③截瘫，多为双侧下肢瘫痪，见于脊髓外伤、炎症等所致脊髓横贯性损伤。④交叉性偏瘫（crossed paralysis），为一侧脑干损害所致的同侧周围性脑神经麻痹及对侧肢体的中枢性偏瘫。

二、步态评估

骨科常见典型异常步态见表 6-1。

表 6-1　骨科常见典型异常步态

异常步态	临床特点	骨科伤病
剪刀步	两下肢强直内收，步行时一前一后交叉呈剪刀状，步态小而缓，足尖擦地步行	脊髓损伤病版痉挛性截瘫
宽底步态	行走时双足向两侧分开，步伐小而慢，无法双足前后呈直线行走	脊髓型颈椎病，颈椎后纵韧带骨化症
摇摆步态	走路时身体左右摇摆（鸭步）	双侧髋关节先天性脱位、大骨节病
跨阈步态	足下垂，行走时患肢抬得很高，以免足趾碰撞地面（鸡步）	腓总神经损伤或麻痹、迟缓性截瘫
跛行步态	行走时躯干向患侧弯曲，并左右摇晃	一侧臀中肌麻痹，一侧先天性髋关节脱位
间歇性跛行	行走时发生小腿酸、软、痛和疲劳感，有跛行，休息时则消除，再继续行走还可发生	腰椎管狭窄症、短暂性脊髓缺血、下肢动脉慢性闭塞性病变

三、直腿抬高试验及加强试验

正常神经根有 4 毫米滑动度，下肢抬高到 60°~70° 会感到腘窝不适。当神经根受压或粘连时活动度减少，下肢抬高 60°以内即可牵拉坐骨神经产生放射痛。检查时患者取仰卧位，检查者一手保持膝关节伸直，一手托足跟，缓慢抬高患肢（图 6-6），若小于 60° 患者出现放射痛则为直腿抬高试验阳性。在此基础上，缓慢放低患肢高度，至放射痛消失，再被动背屈距小腿关节，若再度出现放射痛则称为加强试验阳性，常见于腰椎间盘突出症。

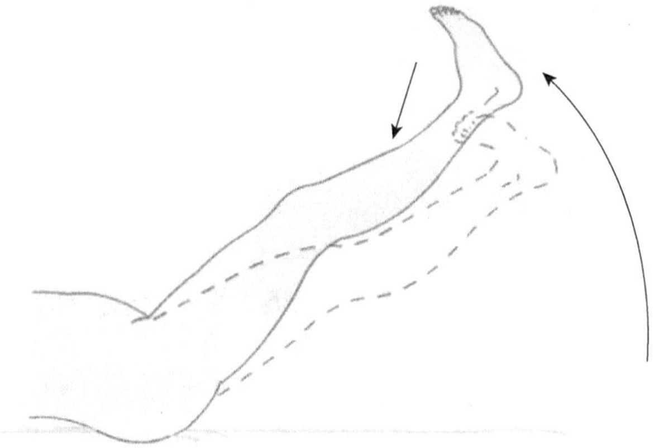

图 6-6　直腿抬高试验（实线）及加强试验（虚线）

四、压头试验

患者取坐位，头后仰并偏向患侧，检查者手掌在其头颈部加压（图 6-7），出现颈痛并向患侧手臂放射可判定为阳性，常见于神经根型颈椎病。

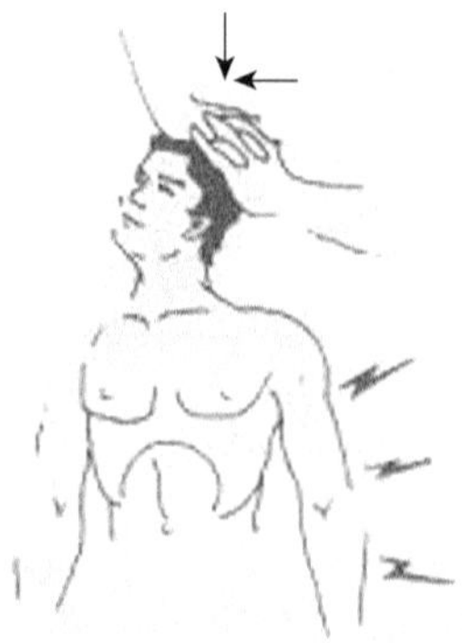

图 6-7　压头试验

五、臂丛牵拉试验

臂丛牵拉试验即上肢牵拉试验（eaton sign），检查者一手扶患侧颈部，一手握患侧腕部，外展上肢，双手反向牵拉（图 6-8），患者出现放射痛与麻木感为阳性，常见于颈椎病。

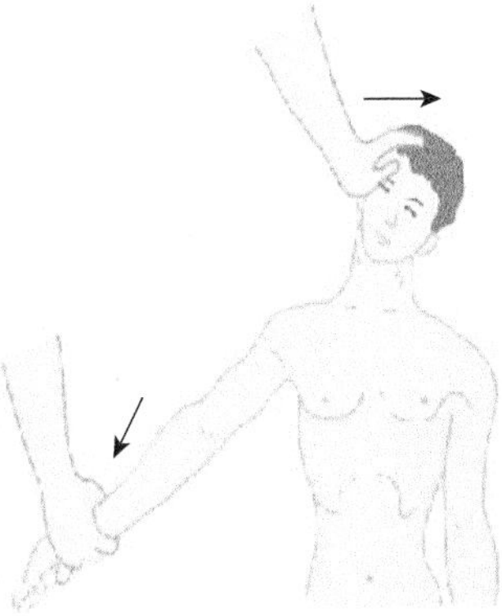

图 6-8　上肢牵拉试验

六、4 字试验

患者平卧于检查桌上，患肢屈髋、屈膝，将外踝置于健侧髌骨上方，检查者用手下压其患侧膝部（图 6-9），若因患髋疼痛而不能使膝部接触床面为阳性。髋关节结核者本试验常为阳性。

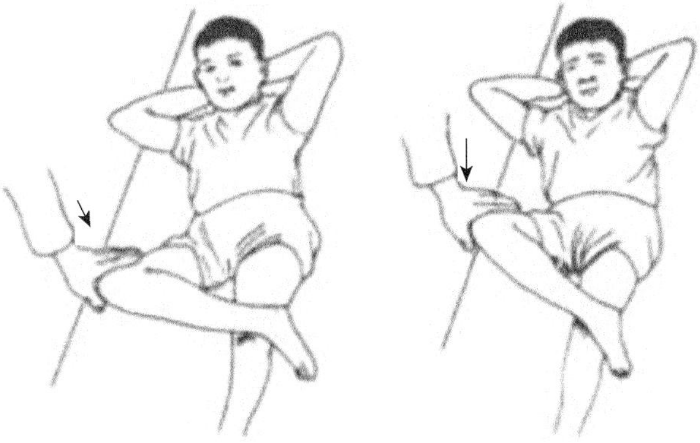

（a）阴性　　（b）阳性

图 6-9　4 字试验

七、浮髌试验

患者仰卧、伸膝、放松股四头肌，检查者一手置于髌骨近侧，将膝内液体挤入髌骨下关节腔，另一手急速下压髌骨后快速松开（图 6-10），若觉察到髌骨浮起时，为浮髌试验阳性，常提示膝关节积液。一般积液达到 50 毫升时，浮髌试验（floating patella test）才呈阳性。

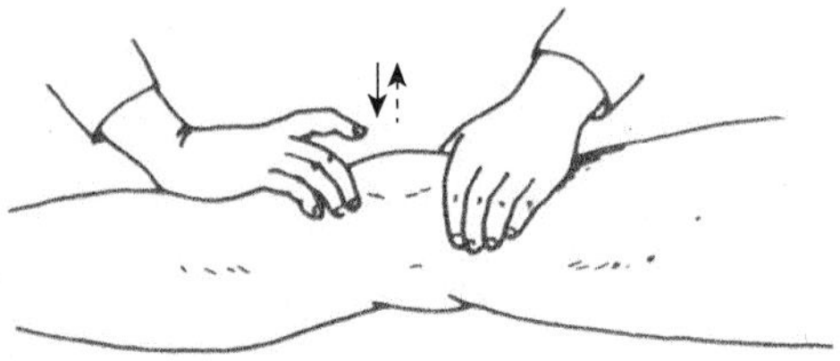

（a）浮髌试验示意图

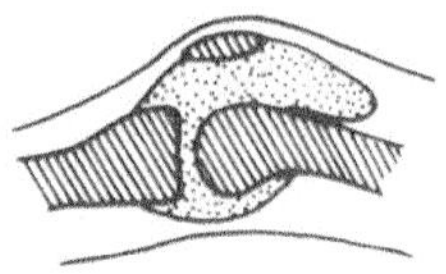

（b）膝关节囊积液造成浮髌

图 6-10 浮髌试验

八、脊髓功能丧失程度评估

脊髓功能丧失程度可以用截瘫指数来表示。“0”代表功能完全正常，活动接近正常；“1”代表功能部分丧失；“2”代表功能完全丧失或接近完全丧失。记录肢体自主运动、感觉及两便的功能情况，相加后即该患者的截瘫指数，范围在 0~6。截瘫指数可以大致反映脊髓损伤的程度、发展情况，便于记录，还可以比较治疗效果。

九、脊髓损伤程度的评定

目前临床常用的神经损伤程度评定方法是 2000 年脊髓损伤协会（American Spinal Injury Association，ASIA）提出的神经功能分级（表 6-2）。

表 6-2 美国脊髓损伤协会神经功能分级

等级	功能状态
A 完全性损伤	骶段 S4~S5 无任何感觉或运动功能保留
B 不完全性损伤	损伤平面以下，包括骶段 S4~S5 都有感觉功能，但无运动功能
C 不完全性损伤	损伤平面以下存在运动功能，且至少一半的关键肌肌力小于 3 级
D 不完全性损伤	损伤平面以下存在运动功能，至少一半的关键肌肌力大于等于 3 级
E 正常	感觉和运动功能正常

（王 谊 单霞霞）

第七章　急重症患者评估

第一节　急诊患者一般评估

急诊患者评估，又称急诊护理评估，是常规收集患者主观和客观信息的过程。急诊患者最初评估分为初级评估和次级评估两个阶段。

一、初级评估

初级评估的主要目的是快速识别有生命危险需要立即抢救的患者，评估内容简单记忆为 A、B、C、D、E，及早辨认出致命性的问题，发现任何一项不稳定，立即送往抢救室抢救。

（1）气道及颈椎（airway，A）。检查患者能否说话，判断气道是否通畅，若有气道阻塞，考虑舌根后坠、口腔内异物、呕吐物、出血块、喉头水肿，其中舌根后坠是意识不清患者气道阻塞最常见的原因。气道梗阻应立即送入抢救室，采取仰头/抬颏法或推颌法紧急开放气道。创伤患者在开放气道时，应注意颈部制动，保护颈髓。气道分泌物多时，需要及时负压吸引抽吸或者建立口咽/鼻咽气道等措施保持呼吸道通畅。必要时进行气管插管，确保建立通畅的呼吸道。

（2）呼吸功能（breath，B）。检查患者有无自主呼吸、呼吸是否正常、两侧胸廓起伏是否对称，查看呼吸频率、节律、深度以及皮肤的颜色。如果患者没有呼吸或呼吸不正常，应立即送入抢救室，给予辅助呼吸或进行气管插管。对于外伤患者尤其要注意有无张力性气胸，若存在张力性气胸，应立即减压处理，一般采取锁骨中线第二肋间穿刺开放性气胸，使用敷料封闭胸部伤口。

（3）循环功能（circulation，C）。检查脉搏情况（有无脉搏、脉率、强弱、节律）、外出血情况，评估周边循环（如肤色、温度、湿度、指尖微血管充填时间）。如果循环功能不良，立即送入抢救室给予心电监护，开通静脉通道。如果没有脉搏，立即心肺复苏。若脉搏过快或过慢、休克等，协助医生查找原因，并及时对症治疗，如止血、输液、输血、药物治疗等。若体温过低，做好保暖工作。

（4）神志状况（disability，D）。利用 AVPU（即“清、声、痛、否”，清（alert）为清醒，声（vocal）为语言刺激有反应，痛（pain）是对疼痛刺激有反应，否

（unresponsive）为不清醒，或对任何刺激没有反应）初步检查神经系统功能评估患者是否清醒，可用 AVPU 法简单快速评估其清醒程度。检查瞳孔大小及对光反射，或应用 Glasgow 昏迷分级评分。对于不清醒的患者，立即送入抢救室，保持呼吸道通畅，维持呼吸功能，密切观察病情。情绪不稳定的患者，应注意医患双方的安全。

（5）暴露患者/环境控制（exposure，E）。移除患者衣物以评估和识别任何潜在的疾病或损伤症状，注意保暖和保护隐私。

二、次级评估

在初级评估完成、患者生命体征稳定后开始次级评估，次级评估也称从头到足的系统评估，是由上到下、由外到内的评估，目的是识别疾病与损伤的指征。

（1）精神：①精神状态，清醒/不清醒、不合作、有敌意、昏睡、歇斯底里。②说话能力，有条理/没有条理、文静、不流利、不清楚。③行为，有暴力倾向、自杀、伤人、自闭、躁狂、自大。④外表，清洁、不修边幅、衣着不恰当。

（2）脑：检查头、面、颈部是否对称，有无损伤。评估意识状况（AVPU 法），Glasgow 昏迷评分头晕头痛、呕心呕吐、步态、血肿。

（3）眼、耳、鼻、喉、口：①眼，瞳孔大小和对光反射、有无出血；眼部活动、视力、红、肿、痛、流泪；有无异物。②耳，有无外伤、耳痛、耳漏、耳鸣。③鼻，有无鼻塞、鼻出血、鼻漏、异物等。④喉，有无异物、说话及吞咽困难、喉头水肿、咽痛，声音嘶哑。⑤口，口腔卫生情况，有无张口困难、牙痛、牙龈肿或出血等。

（4）心脏：心率、脉搏（次数、强弱）、有无胸闷、胸痛、面色苍白、恶心、颈静脉怒张、下肢水肿；有无舌下含服硝酸酯类药物。

（5）胸、肺：有无呼吸费力、气促、哮喘、咳嗽咳痰（色量质）；呼吸（频率、深浅、胸廓起伏是否对称）。外伤者检查有无创口或胸壁挫伤、开放性气胸等。

（6）胃、肠：有无恶心、呕吐、腹泻（次数，色量质）、大便习惯；观察腹部（软/硬、平/胀）、肠鸣音（有/无/快/慢），有无背痛、腹痛（位置、压痛、反跳痛、肌紧张）。

（7）泌尿系统：有无排尿困难、尿频、尿痛或膀胱周围疼痛、血尿、腰痛或肾区扣痛（+）。

（8）生殖系统：评估女性患者的经期（最近一次，持续时间、量、周期），若为妊娠期，评估生产/流产史、周期、预产期、胎动数、胎心、阴道出血情况、阴部分泌物情况，有无破水、腹痛（频率、程度、压迫感）。

（9）骨骼与肌肉：应用 6P 法进行评估。评估有无红、肿、受伤、变形、骨折、局部疼痛、活动受限；触摸有无脉搏，检查毛细血管充盈时间（正常 <2 秒）。

（黄建芬）

第二节　院前检伤分类

检伤分类是灾害医学救援中的关键环节。在众多伤病员同时存在且医疗资源严重不足的灾后救援现场，运用检伤分类原则，有助于提高有限资源的利用率，使急危重伤员得到及时救治和快速转运，减少死亡和残障的可能。

一、检伤分类的原则

（1）优先救治病情危重但有存活希望的伤病员。
（2）分类时不要在单个伤病员身上停留时间过长。
（3）分类时只做简单可稳定伤情但不过多消耗人力的急救处理。
（4）对没有存活希望的伤病员放弃治疗。
（5）对有明显感染征象的伤病员要及时隔离。
（6）在转运过程中对伤病员动态评估和再次分类。
需要注意的是，以上原则仅用于灾难或突发事件现场医疗救援资源不足，无法满足每个伤病员的救治需求时，为最大限度地提高伤病员存活率的情况。

二、检伤分类的种类

根据伤员实际救治需要将检伤分类划分为收容分类、救治分类和后送分类三种基本形式。三种形式相互联系，有时合并采用。

三、常用检伤分类方法

1. 简单分类、快速救治

简单分类、快速救治（simple triage and rapid treatment，START）是灾难现场最常用的方法。该方法根据伤病员的通气、循环、意识状态进行快速判断，将伤病员分为以下四个组。
（1）红色组：立即处理组，必须在 1 小时内接受治疗。
（2）黄色组：延迟处理组，应在 2 小时内转运到医院。
（3）绿色组：轻伤组，能自行行走。
（4）黑色组：死亡组，由合格医疗人员宣布。
在分类过程中，在每位伤病员身上评估和处理的时间不超过 30 秒。

2. Jump START

Jump START 是对 START 修正后用于灾难现场受伤儿童（1~8 岁）检伤分类的方法，具体如下。

（1）对能行走的轻伤组伤员，强调再次分类。

（2）对开放气道后仍无呼吸的患儿，要检查脉搏，如可触及脉搏，则立即给予 5 次人工呼吸，自主呼吸恢复者分到红色组，对于仍无自主呼吸者分入黑色组。

（3）对于有呼吸的患儿，如果呼吸频率 < 15 次/分或 > 45 次/分，分入红色组。

（4）使用 AVPU 量表评估意识状态。

（黄建芬）

第三节　医院急诊分诊

急诊分诊（triage）是指对病情种类和严重程度进行简单、快速的评估与分类，确定就诊的优先次序，使患者因为恰当的原因在恰当的时间、恰当的治疗区获得恰当的治疗与护理的过程，亦称分流（stream）。

从临床狭义的角度上看，急诊分诊是急诊护士根据患者的主诉及主要症状与体征，对疾病的轻重缓急及隶属科室进行初步判断，安排救治顺序与分配专科就诊的一项技术。

一、病情严重程度分类系统

应用综合分诊法时，一般病情严重程度分类系统可分为三大类别：①三级分类，危急、紧急和非紧急。②四级分类，危急、紧急、次紧急和非紧急。③五级分类，危殆、危急、紧急、次紧急和非紧急。

五级（Ⅴ级）分类方法如下。

（1）Ⅰ级为危殆（critical）：生命体征极不稳定，若不紧急救治，有生命危险，须立即将患者送到复苏室进行抢救和治疗。例如，心搏呼吸骤停、严重创伤/多发伤伴大出血或低血容量休克、严重呼吸困难、上呼吸道梗阻、过敏性休克或严重哮喘。其颜色标识为红色。

（2）Ⅱ级为危急（emergent）：生命体征临界正常，但可能迅速发生变化，随时有生命危险，需要立即将患者送到抢救区域，在 15 分钟之内给予紧急处理与严密观察。例如，胸痛怀疑急性心肌梗死、外科急腹症、严重创伤或骨折、中度呼吸困难、无慢性阻塞性肺疾病患者 SpO_2<90%、慢性阻塞性肺疾病患者 SpO_2 为 85%~90%、心律失常（P > 140 次/分或 < 50 次/分）。其颜色标识为橙色。

（3）Ⅲ级为紧急（urgent）：病情有潜在加重的危险，但生命体征稳定，必要时需要给予及时诊治，可暂时等候就诊，等待时间不超过 30 分钟。例如，闭合性骨折、轻度气促、无慢阻肺疾病患者 SpO_2 为 90%~95%、高血压（血压>220/120 毫米汞柱伴头晕、头痛）、发热伴寒战、急性尿潴留等。其颜色标识为黄色。

（4）Ⅳ级为次紧急（semi-urgent）：急性发病，但病情、生命体征稳定，预计没有严重的并发症，可等待就诊，必要时给予治疗，患者等待时间以不超过 2 小时为宜。例如，轻度呼吸困难（SpO_2 正常，呼吸频率 < 20 次/分）、无症状性高血压、非严重的骨折/脱位（如手指）、呕吐/腹泻（无脱水）、严重扭伤、持续发热（ > 5 天）。其颜色标识为绿色。

（5）Ⅴ级为非紧急（non-urgent）：轻症，病情、生命体征稳定，预计病情不会加重，可安排患者在急诊候诊区等候，但等候时间以不超过 4 小时为宜，必要时给予治疗。病情允许可介绍患者到普通门诊就诊。例如，失眠、便秘、皮疹、尿路感染等。其颜色标识为蓝色。

二、分诊程序

当患者一步入急诊，分诊护士就应立即启动分诊程序，一般要求在 3~5 分钟内完成。分诊程序包括分诊问诊、测量生命体征、分诊分流、分诊护理和分诊记录。

三、分诊护士的资质

分诊护士是急诊科的重要成员之一，扮演着“守门员/把关员”的角色。要求在 3~5 分钟准确完成每一位患者的病情严重程度分类，能够合理利用急诊资源。一般对急诊分诊护士基本要求如下：①接受系统培训，有一定的急诊临床护理工作经验。②善于沟通，能够在短时间内迅速建立良好的护患关系。③具有良好的心理素质，能承受不同的外界压力和突发事件以及各种变化。④检测果断，应变能力强。⑤善于思考和提问。⑥拥有丰富的理论知识（急诊常见疾病、相关的人体解剖、病理和生理知识）。⑦熟练掌握护理技能，有较强的急救能力。⑧善于学习。⑨掌握急诊相关的法律医学知识。⑩具有较强的急救能力。

（黄建芬）

第四节　Glasgow 昏迷评分

Glasgow 昏迷评分（Glasgow 昏迷评定量表，表 7-1）用于评估患者的危重程度，通过言语、针刺及压迫眶上神经等刺激，检查患者能否回答问题，有无睁眼动作和肢体反应情况。正常 15 分，轻度昏迷 12~14 分，中度昏迷 9~11 分，重度昏迷 8 分以下，分数越低病情越重。

表 7-1 Glasgow 昏迷评定量表

睁眼反应	得分	言语反应	得分	运动反应	得分
自发睁眼	4	正常交谈	5	能按指令发出动作	6
呼之睁眼	3	应答错误	4	对刺激能定位	5
疼痛刺激睁眼	2	只能说出单词	3	对刺激能躲避	4
不能睁眼	1	只能发音	2	刺痛肢体屈曲反应	3
		无发音	1	刺痛肢体过伸反应	2
				无动作	1

（黄建芬）

第五节 创伤危重程度评估

创伤危重程度评估（trauma scaling），简称创伤评分，是将患者的生理指标、解剖指标和诊断名称等作为参数，以量化标准进行伤情评估，判定患者损伤的严重程度，指导创伤院前救治，预测创伤预后及评估患者救治质量，并予以量化和权重处理，再经数学公式计算得出分值，以显示患者全面伤情严重程度，从而为选择各种治疗方案提供依据的总称。本处仅介绍常用的几种创伤评分法。

一、创伤指数

创伤指数（trauma index，TI）以解剖部位、创伤类型、伤员生理变化为指标估算伤情，每项指标为 4 级计分（1、3、5、6），常用于院前现场急救（表 7-2）。分数越高伤情越重，9 分以下为轻伤或者中度伤，可在门诊治疗；10~16 分为重度伤；17 分以上为严重伤，约有 50%的死亡率，应立即急救，及时住院治疗。

表 7-2 创伤指数评分表

项目	计分			
	1	3	5	6
创伤部位	四肢	背	胸或腹	头颈
创伤类型	撕裂或挫伤	刺伤	钝伤	火器伤
循环状态	外出血	收缩压为 60~100 毫米汞柱	收缩压<60 毫米汞柱	无血压
		脉搏为 100~140 次/分	脉搏>140 次/分	脉搏<50 次/分
呼吸状态	胸痛	呼吸困难	发绀	停止
意识	嗜睡	昏睡	浅昏迷	深昏迷

二、修正的创伤计分

修正的创伤计分（revised trauma score，RTS）可用于院前现象急救，是目前较常采用又简便的创伤评分，只将经权重处理的收缩压、呼吸频率和意识状态（格拉斯昏迷评分）三项指标作为评分参数，每项记 0~4 分。3 项值相加为 RTS 值，RTS 评分越低伤情越重（表 7-3）。RTS 总分为 0~12 分。RTS>11 分诊断为轻伤，RTS<11 分诊断为重伤；RTS<12 分应立即送至最近的创伤中心。

表 7-3　修正的创伤计分表

分值	4	3	2	1	0
意识状态	13~15	9~12	6~8	4~5	3
呼吸频率/（次/分）	10~29	>29	6~9	1~5	0
收缩压/毫米汞柱	>89	76~89	50~75	1~49	0

三、CRAMS 评分

CRAMS 评分是比较常见的院前创伤评分系统，其评定范围包括循环（circulation，C）、呼吸（respiration，R）、腹部（abdomen，A）、运动（movement，M）、语言（speech，S）五个方面（表 7-4）。CRAMS 评分法按轻、中、重度异常分别赋值 2 分、1 分和 0 分，其总分值为五个项目相加的总和。CRAMS 分值越低，死亡率越高，分值≥7 分属轻伤，≤6 分为重伤。在欧美等国家，创伤中心根据创伤救治水平划分为三级，级别越高，中心救治水平越高。评分≤4 分的重伤患者需要被送往 I 级创伤中心，其生存率明显增加。

表 7-4　CRAMS 评分表

范围	项目	计分
循环	毛细血管充盈正常和收缩压>毫米汞柱 毛细血管充盈延迟和收缩压为 85~100 毫米汞柱 毛细血管充盈消失和收缩压<85 毫米汞柱	2 1 0
呼吸	正常 异常（急促、浅或>35 次/分） 无	2 1 0
腹部	无压痛 有压痛 腹肌抵抗，连枷胸或腹部有穿通伤	2 1 0
运动	正常或服从指令 对疼痛有反应 无反应或不能动	2 1 0
语言	回答切题 语无伦次或胡言乱语 无或发音含糊不清	2 1 0

四、简明损伤分级法

简明损伤分级法（abbreviated injury scale，AIS）是以解剖学为基础对器官、组织损伤进行量化的损伤严重度评分法，由诊断编码和损伤评分两部分组成。AIS 评分具体指标：查阅 AIS 编码手册，可以发现每一个伤员的伤情都可用一个 7 位数字表示，计分形式为“××××××.×”。小数点前的 6 位数为损伤的诊断编码，小数点后的 1 位数为伤情评分（有效值 1~6 分）。左 1 表示身体区域，用 1~9 分别代表头部（颅和脑），面部（包括眼和耳），颈部，胸部，腹部及盆腔脏器，脊柱（颈、胸、腰），上肢，下肢、骨盆和臀部，体表（皮肤）和热损伤及其他损伤。左 2 代表解剖类型，用 1~6 分别代表全区域、血管、神经、器官（包括肌肉或韧带）、骨骼及头部、意识丧失（loss of consciousness，LOC）。左起 3、4 位数代表具体解剖结构或在体表损伤时表示具体的损伤性质，该区各个器官按照英文名词的第一个字母排序，序号为 02~99。左起 5、6 位数表示某一具体部位和解剖结构的损伤类型、性质或程度（按轻重顺序），从 02 开始，用 2 位数字顺序编排以表示具体的损伤，同一器官或部位，数字越大代表伤势越重。左起第 7 位（即小数点后面一位）AIS1 为轻度伤，AIS2 为中度伤，AIS3 为较严重伤，AIS4 为严重伤，AIS5 为危重伤，AIS6 为极重伤，而器官或部位不明确或资料不详的损伤编码为 AIS9。

五、损伤严重度评分

损伤严重度评分（injury severity score，ISS）是以解剖损伤为基础的相对客观和容易计算的方法，适用于多部位、多发伤和复合伤者的伤情评估。其评分方法把人体分为六个区域（表 7-5），并进行编码，选择其中损伤最严重的 3 个区域，计算出每一区域之最高 AIS 值的平方，其值相加即 ISS 值。ISS 的有效范围为 1~75 分，ISS 分值越高，创伤越严重，死亡率越高。一般将 ISS 为 16 分时作为重伤的解剖标准，其死亡率约 10%；ISS＜16 分，定为轻伤，死亡率较低；16~25 分为重伤；＞25 分为严重伤。若某伤者头部有 2 处伤，伤情为 1、2；胸部有两处伤，伤情为 2、3；腹部有 3 处伤，伤情为 1、3、4。那么，ISS 为全身 3 处最严重创伤的 AIS 编码数的平方值相加，即 $2^2+3^2+4^2=29$。但 ISS 不能反映患者的生理变化、年龄、伤前健康状况对损伤程度和预后的影响。

表 7-5 ISS 的区域编码

编码	ISS 身体区域	所包括的具体损伤范围
1	头部或颈部	包括脑或颈椎损伤、颅骨或颈椎骨折，窒息归入头部
2	面部	口、眼、鼻、耳和颌面骨骼
3	胸部	胸腔内脏、横膈、胸廓、胸椎及溺水
4	腹部或盆腔内脏器	腹腔内脏、腰椎
5	肢体或骨盆	四肢、骨盆肩胛带的损伤
6	体表	任何部位体表的裂伤、挫伤、擦伤和烧伤，体温过低或高压电击伤

注：ISS 所分区域不必与 AIS 的区域相一致

（黄建芬）

第六节　危重程度评估

一、改良早期预警评分

改良早期预警评分（modified early warning score，MEWS）是一种简易的病情判断及预后评估系统，依据血压、心率、呼吸、体温和意识等五项基本生命指标进行综合评分，将病情危重分值化，快速、简捷、科学的对病死危险性进行预测。临床应用早期预警评分的目的是快速早期识别具有潜在风险的危重患者，根据不同分值制定出不同级别的医疗干预原则，一旦分值达到一定的医疗标准即触发水平，立即进行相应的医疗干预。MEWS 得分越高，预后越差（表 7-6）。

表 7-6　改良早期预警评分

项目	评分						
	3	2	1	0	1	2	3
收缩压/毫米汞柱	≤70	71~80	81~100	101~199		≥200	
心率/（次/分）		≤40	41~50	51~100	101~110	111~129	≥130
呼吸/（次/分）		≤8		9~14	15~20	21~29	≥30
体温/℃		<35		35~38.4		≥38.5	
意识				清醒	对声音有反应	对疼痛有反应	无反应

注：MEWS 评分 5 分是鉴别病情严重程度的最佳临界点，MEWS<5 分时，多不需住院治疗；MEWS≥5 分时，说明病情有变化和发生“潜在危急重症”的可能；MEWS>9 分时，患者发生心搏骤停或死亡危险性明显增加，需住 ICU 接受治疗。单项评分>2 分时，应该给予关注以及相应医疗干预

二、急性生理学及慢性病健康状况评分Ⅱ

急性生理学及慢性病健康状况评分Ⅱ（acute physiology and chronic health evaluation Ⅱ，APACHEⅡ）是目前国内外广泛用于危重患者病情严重程度的分析和预后评估的方法，由反映急性疾病严重程度的急性生理评分（acute physiology score，APS）、年龄评分和患病前的慢性病健康状况评分三部分组成。APS 分为入 ICU 后第 1 个 24 小时内最差的 12 项生理参数评分，每项为 0~4 分，总分为 0~60 分（表 7-7）；年龄评分 0~6 分；CPS 分 2~5 分（表 7-8）。三部分相加即为 APACHE Ⅱ总分，总值为 0~71 分。其分值与病情严重程度密切相关，分值越大，伤情越重，死亡危险性越大。

表 7-7 APACHE Ⅱ-APS 部分评分

生理参数	分值								
	+4	+3	+2	+1	0	+1	+2	+3	+4
肛温/℃	≥41	39~40.9		38.5~38.9	36~38.4	34~35.9	32~33.9	30~31.9	≤29.9
平均动脉压/毫米汞柱	≥160	130~159	110~129		70~109		50~69		≤49
心率/（次/分）	≥180	140~179	110~139		70~109		55~69	40~54	≤39
呼吸/（次/分）	≥50	35~49		25~34	12~24	10~11	6~9		≤5
$AaDO_2$/毫米汞柱	≥500	350~499	200~349		<200				
PaO_2/毫米汞柱					>70	61~70		55~69	<55
动脉血 pH	≥7.7	7.6~7.69		7.5~7.59	7.33~7.49		7.25~7.32	7.15~7.24	<7.15
血清 HCO_3^-/（毫摩尔/升）（无血气时用）	≥52	41~51.9		32~40.9	23~31.9		18~21.9	15~17.9	<15
Na+/（毫摩尔/升）	≥180	160~179	155~159	150~154	130~149		120~129	111~119	<110
K+/（毫摩尔/升）	≥7	6~6.9		5.5~5.9	3.5~5.4	3~3.4	2.5~2.9		<2.5
肌酐/（微摩尔/升）	≥309	169~308	133~168		53~132		<53		
血细胞比容	≥0.60		0.50~0.599	0.46~0.499	0.30~0.459		0.20~0.299		<0.20
WBC（10^9/升）	≥40		20~39.9	15~19.9	3~14.9		1~2.9		<1
Glasgow 昏迷评分=15−实际 Glasgow 昏迷得分									

注：若伴有肾衰竭，肌酐加倍计分

表 7-8 APACHE Ⅱ−年龄评分及 CPS 评分

年龄	分值	慢性疾病	分值
≤44	0		
45~54	2	择期手术	2
55~64	3		
65~74	5	非手术或急诊手术后	5
≥75	6		

（黄建芬）

第七节 麻醉复苏患者评估

麻醉，意为通过使用药物或其他方法使患者局部或整体暂时失去感觉，以达到无痛的目的进行手术治疗。但在患者麻醉复苏阶段，由于受麻醉、外科手术以及原有基础疾病等多种因素的影响，手术结束后数小时内，麻醉药物应用并未终止，各种保护反射尚未恢复，是各种意外或者严重并发症易发的高危时期。准确、及时、有效的评估，有助于掌握患者基本情况和病情变化，对保障患者安全具有重要的意义。

一、评估方法

麻醉复苏的评估主要由麻醉护士通过观察、监测完成，该评估工作从患者进入麻醉复苏室开始即正式展开。为保障患者安全，麻醉护士还需提前了解术前麻醉医师对患者的评估结果，充分做好准备工作。

二、评估工具

1. 术前麻醉评估工具

术前麻醉评估由麻醉医生通过术前访视完成，通过全面评估患者麻醉手术风险，选择合格的麻醉方式，目前最常用的评估工具为美国麻醉医师学会（American Society of Anesthesiologists，ASA）制定的患者生理状况评分标准。该标准将患者分为七级，见表 7-9。P1 级、P2 级患者麻醉和手术耐受力良好，麻醉过程平稳。

表 7-9　ASA 生理状况评分标准

分级	描述	举例
P1	没有器质、生理、生化和精神紊乱	没有器质、生理、生化和精神紊乱
P2	轻度或中度系统疾病	高血压、控制良好的糖尿病、轻度肥胖症、年龄 <1 岁或 >70 岁，未证实有明显播撒或生理学紊乱的恶性肿瘤
P3	与手术相关或不相关的严重系统疾病	心绞痛、控制欠佳的糖尿病、重度肥胖症、未控制的甲状腺功能障碍
P4	危及生命的严重的系统疾病	不稳定型心绞痛、充血性心力衰竭、呼吸衰竭、肝肾功能衰竭
P5	极小存活机会的濒死患者	多器官功能衰竭的败血症患者，重大创伤心脏停搏的患者
P6	活体器官摘取的脑死亡患者	
P7	需要急诊手术的任何患者	

2. 麻醉复苏患者准入评估

为保障麻醉复苏病房床位的充分利用，提高床位周转率，有学者提出对进入麻醉复苏室患者采用准入标准评估，见表 7-10。

表 7-10　麻醉复苏患者准入评估

评估内容	指标
麻醉未醒	意识尚未清醒，痛觉消失，肌肉松弛，无反射活动
肌力差、自主呼吸未完全恢复	需注意当患者意识恢复，但自主呼吸潮气量小，无吞咽、呛咳、肢体活动等表现时，需机械通气以维持呼吸功能
气管导管未拔除	包括术前评估为困难插管、拔管需谨慎的患者
循环不稳定	术后出现高血压、低血压、心率及心律异常、四肢冰凉等
椎管内麻醉平面在 T（胸椎）6 以上	

3. 麻醉复苏过程评估

（1）麻醉复苏患者基本情况的评估：目前尚未有专用的评估工具，现将患者进入麻醉复苏室主要的评估项目进行介绍，见表 7-11。

表 7-11 麻醉复苏患者基本情况评估

评估内容	指标
患者基本资料	性别、年龄、体重
手术情况	诊断、手术方式、手术时间
麻醉	具体麻醉方法、剂量、用药情况
相关疾病史	既往史、过敏史、手术相关检查阳性结果、术中特殊治疗及用药
相关导管	种类、位置、型号、引流管引流量
术中生命体征	
术中预期可见情况	出血量、尿量、补液量、输血量及酸碱平衡、电解质
患者特殊情况	术前语言沟通能力，心理状况

（2）意识评估：全麻患者的意识恢复是一个渐进的过程，并且容易受到多种因素的影响，容易来回波动，意识的观察和判断是麻醉复苏过程中一项重要内容，目前临床针对全麻术后患者意识状态的评估工具有警觉/镇静观察评定分级量表（observers assessment of alertness/sedation scale，OAA/S）、意识紊乱评估表（confusion assessment method，CAM）等。但临床上应用最为广泛的当属警觉/镇静观察评定分级量表，该量表评估简单易行，主要由评估者观察患者对呼叫姓名和推摇身体的反应程度、面部表情、眼部表现等进行评定，见表 7-12。

表 7-12 警觉/镇静观察评定分级量表

分级	临床表现
1 级	完全清醒，对正常呼名的应答反应正常
2 级	对正常呼名的应答反应迟钝
3 级	对正常呼名无应答反应，对反复大声呼名有应答反应
4 级	对反复大声呼名无应答反应，对轻拍身体才有应答反应
5 级	对拍身体无应答反应，但对伤害性刺激有应答反应，对伤害性刺激无反应为麻醉

（3）其他评估：麻醉复苏过程的评估还包括对疼痛、呼吸功能、循环功能、水电解质等方面的评估。

（4）肌松恢复评估见表 7-13。

表 7-13 肌松恢复评估

患者处于清醒状态	患者嗜睡
1.能按要求睁眼，无复视	1.吸气负压至少 30 厘米 H_2O
2.能持续伸舌	2.对神经刺激器反应到达要求，包括保持对 50 赫兹刺激强直反应 5 秒
3.有效吞咽	3.TOF > 0.7，或完全外展的拇指抽搐无可见衰减
4.持续抬头时间 > 5 秒	4.双短强直刺激；4 次刺激成串刺激
5.持续握拳有力	

续表

患者处于清醒状态	患者嗜睡
6.能有效咳嗽	
7.肺活量至少 15 毫升/千克	
8.吸气负压至少 30 厘米 H_2O	

（5）全麻苏醒期躁动评估：脊柱、脑、耳鼻喉等手术的手术效果可能会因患者躁动而受到影响，同时躁动的患者不服从指令，可能会出现意外拔管、坠床等不安全事件，因此正确评估躁动并及时处理也是麻醉苏醒期间的重要工作。其相关评估表具体如下。

镇静–躁动评分（sedation agitation scale，SAS）：目前常用的评估成年患者镇静质量和深度的工具，该量表根据患者的行为对其意识和躁动程度进行评分，得分在 5~7 分的患者，可判断为躁动患者，见表 7-14。

表 7-14 镇静–躁动评分量表

分值	描述	定义
7	危险躁动	拉拽气管内插管，试图拔除各种导管，翻越床栏，攻击医护人员，在床上辗转挣扎
6	非常躁动	需要保护性束缚并反复语言提示劝阻，咬气管插管
5	躁动	焦虑或身体躁动，经言语提示劝阻可安静
4	安静合作	安静，容易唤醒，服从指令
3	镇静	嗜睡，语言刺激或轻轻摇动可唤醒并能服从简单指令，但又迅速入睡
2	非常镇静	对躯体刺激有反应，不能交流及服从指令，有自主运动
1	不能唤醒	对恶性刺激无或仅有轻微反应，不能交流及服从指令

Richmond 躁动–镇静量表：根据患者临床行为进行评分，评分达+2 即躁动，见表 1-44。

肌肉活动评分（motor-activity assessment scale，MAAS）：通过七项指标来描述患者对刺激的行为反应，见表 7-15。

表 7-15 肌肉活动评分

分值	定义	描述
6	危险躁动	无外界刺激就有活动，不配合，拉扯气管插管及各种导管，在床上翻来覆去，攻击医务人员，试图翻越床栏，不能按要求安静下来
5	躁动	无外界刺激就有活动，试图坐起或将肢体伸出床沿，不能始终服从指令
4	烦躁但配合	无外界刺激就有活动，摆弄床单或插管，不能盖好被子，能服从指令
3	安静，配合	无外界刺激就有活动，有目的地整理床单或衣服，能服从指令
2	触摸，叫姓名有反应	可睁眼、抬眉、向刺激方向转头，触摸或大声叫名字时有肢体运动
1	仅对恶性刺激有反应	可睁眼、抬眉、向刺激方向转头，恶性刺激时有肢体运动
0	无反应	恶性刺激时无运动

Ramsay 评分：将镇静分为 6 级，分别反映 3 个层次的清醒状态和 3 个层次的睡眠状态，见表 7-16。

表 7-16 Ramsay 评分表

分值	状态描述
1	患者焦虑、躁动不安
2	患者配合，有定向力、安静
3	患者对指令有反应
4	嗜睡，对轻扣眉间或大声听觉刺激反应敏捷
5	嗜睡，对轻扣眉间或大声听觉刺激反应迟钝
6	嗜睡，无任何反应

躁动分级：将躁动分为轻度、中度、重度三个等级，见表 7-17。

表 7-17 躁动分级

分级	指征
轻度	拔管前、后在吸痰等强刺激下发生躁动，一旦刺激停止或拔管后，言语安慰躁动即停止
中度	拔管前无刺激情况下发生躁动，拔管后意识欠清，言语安慰不能主动配合需制动
重度	需要药物和物理方法控制

儿童躁动分级：儿童躁动评估与成人有别，主要通过哭闹予以判断，见表 7-18。

表 7-18 儿童躁动分级

分值	临床表现
1	睡眠
2	清醒，安静
3	激惹，哭闹
4	无法安慰，无法停止哭闹
5	严重躁动，定向障碍

4. 转出麻醉恢复室相关评估

目前国际上较常用的麻醉复苏评分体系主要有 Steward 苏醒评分、麻醉恢复评分及日间手术后出院评分（post-anesthesia discharge score，PADS）。其中，Steward 苏醒评分、麻醉恢复评分主要用于患者转出时评分，日间手术后出院评分主要用于评估日间手术患者麻醉后能否出院，具体介绍如下。

（1）Steward 苏醒评分：主要从苏醒程度、呼吸道通畅程度、肢体活动度三方面进行评价，总分 6 分，评分≥4 分时，可以转出麻醉复苏室，见表 7-19。

表 7-19 Steward 苏醒评分

患者状况	评分标准	分值
苏醒程度	完全苏醒	2
	对刺激有反应	1
	对刺激无反应	0
呼吸道通畅程度	可按医师吩咐咳嗽	2
	不用支持可以维持呼吸道通畅	1
	呼吸道需要予以支持	0

续表

患者状况	评分标准	分值
肢体活动程度	肢体能做有意识的活动	2
	肢体无意识活动	1
	肢体无活动	0

（2）麻醉恢复评分：主要包括患者的活动度、呼吸、循环、意识状态、经皮血氧饱和度5项指标，总分为10分，评分≥9分时，患者可转出麻醉复苏室，见表7-20。

表7-20　麻醉恢复评分

患者状况	评分标准	分值
活动度	可以自由或根据指令活动所有的肢体	2
	可以活动两个肢体	1
	不能活动肢体	0
呼吸	深呼吸并自主咳嗽	2
	呼吸困难或浅呼吸	1
	窒息	0
循环	基础血压±20毫米汞柱以内	2
	基础血压±20~50毫米汞柱	1
	血压的波动大于基础血压50毫米汞柱	0
意识状态	完全清醒	2
	呼唤可叫醒	1
	没有反应	0
经皮血氧饱和度	吸空气 $SpO_2 > 92\%$	2
	需要氧气 $SpO_2 > 90\%$	1
	即使吸氧 $SpO_2 < 90\%$	0

（3）日间手术后出院评分：主要包括生命体征、运动、恶心呕吐、疼痛感、手术出血5项内容，总分10分，术后评分≥9分并有家属陪同可办理出院，见表7-21。

表7-21　日间手术后出院评分

患者状况	评分标准	分值
生命体征	术前值的20%以内	2
	术前值的20%~40%	1
	术前值的40%	0
运动	稳定步态/无眩晕	2
	需帮扶	1
	不能行走/眩晕	0
恶心呕吐	轻度	2
	中度	1
	重度	0
疼痛感	轻度	2
	中度	1

续表

患者状况	评分标准	分值
疼痛感	重度	0
手术出血	轻度	2
	中度	1
	重度	0

三、案例分析

患者，王某，女性，61 岁，体重 42 千克，以“全身皮黄染，消瘦两个月”之主诉入院，既往否认高血压病、糖尿病史、肝炎病史。既往有手术病史，术前查体：体温 36.5℃，脉搏 74 次/分，呼吸 21 次/分，血压 120/80 毫米汞柱。心肺听诊无特殊。腹部 B 超示肝内外胆管扩张，胆囊肿大。心电图提示 T 波改变，胸片未见异常，血常规、凝血功能等未见明显异常，肝功能异常。心功能Ⅱ级，ASA 分级Ⅱ级。诊断：胰头癌。拟全麻下行胰头癌根治术。手术时间约 3 个小时，术程顺利，术中抽动脉血血气及电解质、血糖三次，生命体征平稳。共输注新鲜红细胞 600 毫升，新鲜血浆 400 毫升，胶体液 1 000 毫升，晶体液 2 200 毫升，术中出血量约 400 毫升，尿量约 2 000 毫升。术毕给予硬膜外+静脉联合镇痛，留置气管导管辅助呼吸送入麻醉复苏室。

问题：作为麻醉复苏室护士应该如何做?

分析：

（1）了解术前患者全身状况及病情，麻醉 ASA 分级，备好相应的监护设备、急救设备。

（2）患者进入麻醉复苏室前应用麻醉复苏患者准入评估项目进行评估，做好记录。

（3）患者进入麻醉复苏室后根据评估表，结合本科室实际工作情况选用相应的评估工具对患者的意识、疼痛、呼吸功能、循环功能、水电解质、肌肉恢复情况、躁动-镇静等方面进行评估，根据评估结果及时采取有效的护理措施。

（4）患者准备转出麻醉复苏室前应用 Steward 苏醒评分、麻醉恢复评分评估患者，满足评分条件后，方可转出麻醉复苏室。

（孔德玲）

第三篇

常用护理质量管理工具

第八章　常用护理质量分析工具

第一节　统计图表法

统计图表包括统计表和统计图，是常用的护理质量分析工具。

在工作中，为了表达某些数量之间的关系，人们常把一些相关的数据按照一定的要求进行分类、整理、归纳，并按照一定的顺序把这些数据排列起来用图表进行直观的表达。统计图表主要用数量来研究对象之间的显著差别，说明研究对象之间的相互关系和变化规律，常被用来分析问题和研究问题。

一、统计表

统计表是一种用原始数据制成的表格，用以表达被研究对象的特征、内部构成及研究项目分组之间的数量关系。

1. *方法*

统计表由文字、数字和线条等组成，它的内容一般都包括总标题、横标题、纵标题、数字资料、单位、制表日期。总标题是指表的名称，它要能简单扼要地反映出表的主要内容；横标题是指每一横行内数据的意义；纵标题是指每一纵栏内数据的意义；数字资料是指各空格内按要求填写的数字；单位是指表格里数据的计量单位；制表日期放在表的右上角，表明制表的时间。各种统计表都应有“备考”或“附注”，以便必要时填入不属于表内各项的事实或说明。

2. *要求和注意事项*

（1）表号和总标题：每个表格应该有相应的表号和总标题，写在表的上方中央，总标题应扼要说明表的主要内容。

（2）表格内标题：无论横标题还是纵标题，都需要按顺序排列，横标题的内容一般自上而下、从小到大排列。纵标题的内容一般由左向右、从小到大排列。

（3）单位：表格内容有计量单位的，均应做好注明，同时要注意法定计量单位的正确使用。在数据单位相同时，一般把单位放在表格的左上角，各项目的数据单位不同时，可放在表格里注明。

（4）线条：统计表中只有横线，无竖线和斜线。简单表一般是三线表，组合表在总标题和纵标题之间，以及最后一行数字和合计之间，应该有一条横线。

（5）数字：用阿拉伯数字表示，同一列的数字位数应保持一致，位次要对齐。表格中不能有空格，没有记录时用“…”表示，没有数据时用“—”表示，以上两种情况都不能填“0”。但如果数据为“0”时，则填写“0”。

（6）备注：不列入表格内，特殊情况用备注说明，可用“*”等符号标出，写在表的下面。

3. 示例

某科室呼叫铃不同班次呼叫的次数，见表 8-1。

表 8-1 某科室呼叫铃不同班次呼叫的次数

班次	篇数	构成比/%
白班	104	69.33
中班	37	24.67
夜班	9	6.00
合计	150	100.00

二、统计图

统计图在护理质量分析中的应用也很广泛，它利用图形将统计资料形象化，利用线条的高低和面积大小来代替数量，浅显易懂，比统计表更易于理解与比较。但统计图也有缺陷，不能获得确切数字，所以也不能完全代替统计表，必要时可将统计表一起列出。下面介绍几种常见的统计图。

1. 柱状图

柱状图也称条形图、长条图、条状图，主要用来比较两个或两个以上项目数据量的多少。柱状图一般由一系列高度不等的纵向条纹来表示数据分布，也可以横向排列，或用多维方式表达。

（1）方法：一般用等宽的直条来表示相互独立的指标，直条长短表示指标的大小。绘制柱状图时，各直条宽度应相等，各直条之间的间隙也需要相等。另外，间隙的宽度应与直条的宽度相等或为直条宽度的 1/2。

（2）主要用途：①能清楚表示出各个项目数据的大小。②便于比较数组数据之间的差别。③能清楚地表示出数量的多少。

（3）缺点：①不能准确地描述各部分量之间的关系。②只适用于中小规模的数据集。

（4）柱状图示例见图 8-1。

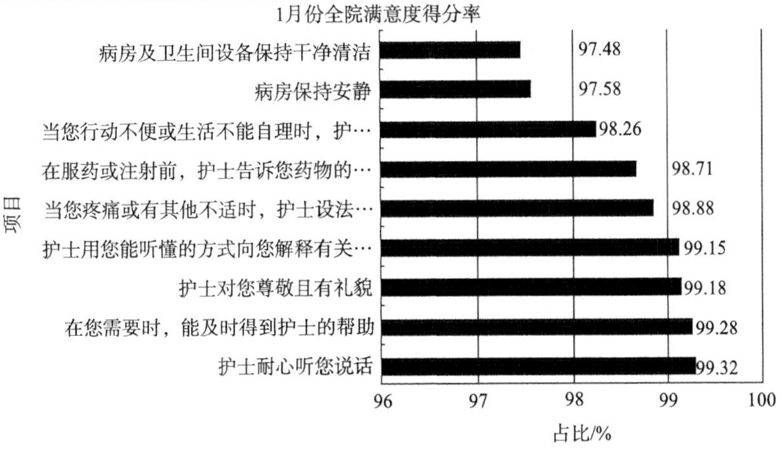

图 8-1　柱状图

2. 折线图

折线图是用直线将各数据点连接起来的图形，以折线的方式显示数据，可以显示根据常用比例设置而变化的连续数据，以及相等时间间隔下数据的趋势。因此非常适合二维的大数据集和多个二维数据集的比较。折线图的数据沿纵轴均匀分布，折线图的类别数据沿横轴均匀分布，而且用相同的颜色连接。因此折线图也可用于多个系列数据的比较。

（1）方法：在绘制折线图时，相邻的点用直线连接，不要用平滑的曲线连接，直线不能任意外延。

（2）优点：①易于表现具体数值。②易于体现数据趋势，清楚反映事物的变化情况。③易于比较各部分的关系和数据变化的趋势。

（3）缺点：①无法直观看出数据占总体的百分比。②不能反映每一个数据在总体中的具体情况。

（4）注意事项：①同一图内不宜有太多的曲线，如有几条线做对比，则应用不同的线型来区别，并用不同图例来说明。②如果拥有的数值标签多于十个，请改用散点图。

（5）折线图示例见图 8-2。

3. 饼图

饼图也叫扇形图或环状图，是一种用圆心角度来表示占比数量，且各部分占比总和必须是 100%的图形。

（1）方法：作图时必须先计算出部分占整体的百分比，再根据此数据计算图形的扇形角度。在扇形图中，若一扇形的面积越大，圆心角越大，则此类数据的值越大；若一扇形的面积越小，圆心角越小，则此类数据的值越小。

（2）优点：①直观反映某一部分的总体占比。②直观反映各组数据之间的占比差异。

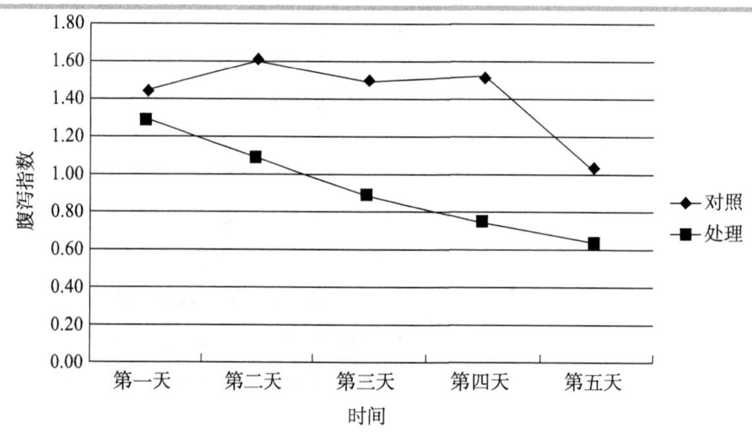

图 8-2 折线图

（3）缺点：无法精确表达数据。

（4）注意事项：①若各组类别数据之和不等于（大于或者小于）总数据，则无法使用扇形图。②绘制时，应先把各构成比分别乘以 3.6°，以求得各部分应占的圆心角度数，再用圆规和量角器进行绘制。

（5）饼图示例见图 8-3。

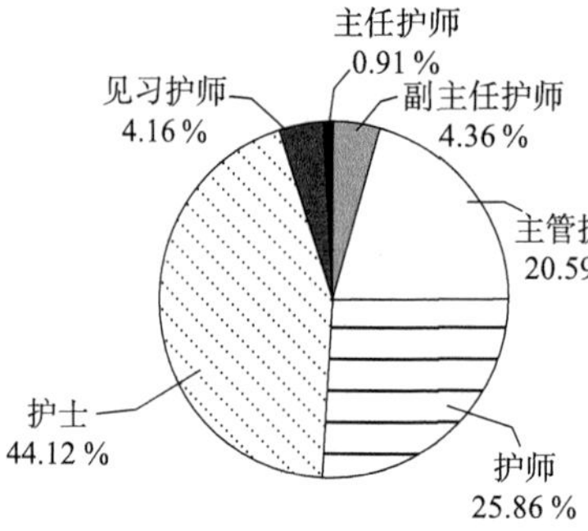

图 8-3 饼图

4. 雷达图

雷达图是对某一个对象的各个指标的单独分析，亦称蜘蛛网图，由于图形像雷达和蜘蛛网而得名，常用于财务分析。

（1）方法：作图时先将各个数据类别列于一组同心圆的外侧圆上，以圆心为起点，以放射线的形式画出相应的比率线，圆心到点的距离即该数值。因此雷达图适用于多维数据（四维以上），且每个维度必须可以排序。

（2）优点：直观了解指标变动情况和趋势。

（3）缺点：理解成本巨大。

（4）雷达图示例见图 8-4。

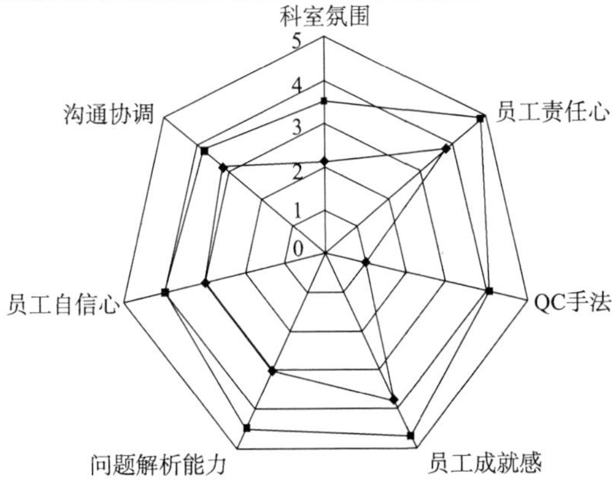

图 8-4　雷达图

注：QC 为品管，QCC 为品管圈

5. 散点图

散点图亦称关系图，常用于回归分析中关联性判断（判断两组数据类别是否有关系）。散点图中包含的数据越多，则越容易判断类别的关系。

（1）方法：作图时，通常用纵轴表示现象测量值 *Y*，用横轴表示可能有关系的原因因素 *X*。散点图和折线图相似，可以用于两个因素的关联性。但散点图优于折线图的地方在于散点图可以减少误差，而根据折线图得到的公式误差较大。同样的散点图可以承载的数据比折线图要多，但无法承载过多的数据。

（2）优点：绘制容易，易于理解。

（3）缺点：无法承载过多数据。

（4）散点图示例见图 8-5。

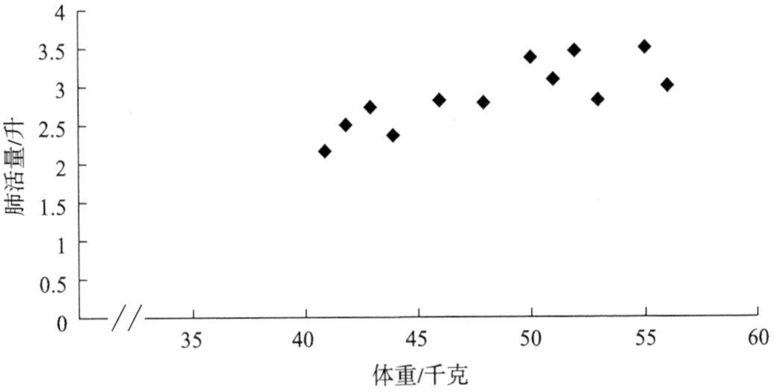

图 8-5　散点图

（朱　聪）

第二节 鱼 骨 图

鱼骨图又名特性要因图，是分析和表示某一结果（或现象）与其原因之间关系的一种工具，通过分层次列出各种可能的原因，帮助人们识别与某种结果有关的真正原因，特别是关键因素，进而寻找解决问题的措施。鱼骨图是 1953 年由日本管理大师石川馨先生提出来的，故又名石川图，又因其形状如鱼骨，所以被称为鱼骨图，它是一种透过现象看本质的分析方法，又叫因果分析图。

一、鱼骨图的类型

（1）整理问题型：各要素与特性值间不存在原因关系，而是结构构成关系，对问题进行结构化整理。

（2）原因型：用于原因分析，鱼头在右，特性值通常以“为什么……”结构来写。

（3）对策型：用于对策拟定，鱼头在左，特性值通常以“如何提高/改善……”结构来写。

二、方法

1. 绘制步骤

鱼骨图包括“原因”（鱼骨）和“结果”（鱼头）两个部分。原因部分又根据对问题造成影响的大小分为大骨、中骨、小骨。大中小骨一般要遵循“四・三・二”的原则，大骨一般要包括人员、方法、机器设备、材料四个方面，同时也要考虑影响结果的特异性原因；每根大骨要包含三根中骨，每根中骨要包含两根小骨。

鱼骨图的绘制过程具体如下。

（1）明确要解决的问题。

（2）组织分析问题小组：由问题的负责人召集有关的人员组成一个小组，该组成员必须对问题有一定深度的了解。

（3）分析问题原因/结构：①针对要解决的问题，选择层别方法（如人、机料、法、环测量等）。②按头脑风暴分别对各层类别找出所有可能原因（因素）。③将找出的各影响因素按大、中、小分类，明确其从属关系。④分析选取重要因素，不要超过 7 项，且应标识在最末端。⑤检查各要素的描述方法，确保语法简明、意思明确。

（4）绘制鱼骨图：画出主骨，填写所要讨论的问题；画出大骨，填写大原因；画出中骨、小骨，填写中小原因；用特殊符号标识重要因素。绘图时，应保证大骨与主骨成 60°夹角，中骨与主骨平行，见图 8-6。

（5）对鱼骨图进行优化整理。

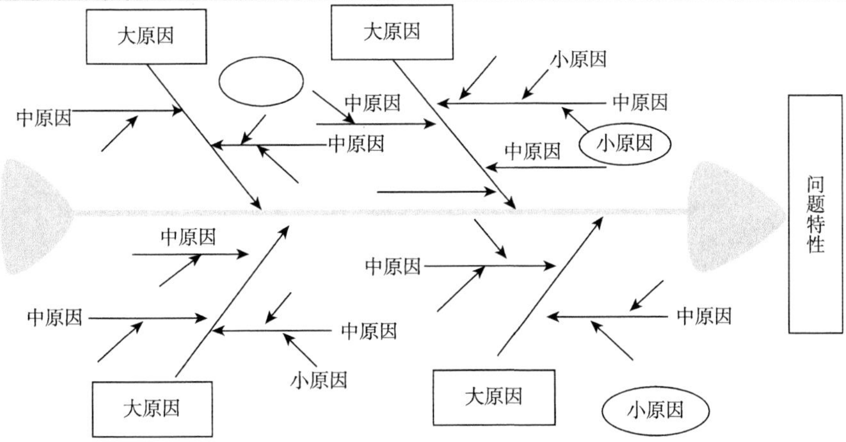

图 8-6　鱼骨图

◯表示要因

（6）根据鱼骨图进行讨论。

2. 主要用途

（1）用来说明质量特性、影响质量的主要因素、次要因素三者间关系。

（2）当需要考虑复杂的问题，并需要找出可能的客观原因或对策时可以应用鱼骨图。

3. 注意事项

（1）大原因通常代表的是一个具体方向，中原因通常代表的是一个概念、想法，小原因通常代表的是具体事件。

（2）大骨/中骨/小骨的架构要严谨。大骨是分类，现场作业一般可从“人、机料、法、环”或管理类问题可从“人、事、时、地、物”层别进行粗分类；中骨是类别/不良项目或原因；小骨则一定为原因。

（3）绘制时常见的错误：没有画上箭头记号或箭头方向错误；因果关系不明确或放入无关联的原因；用词笼统含糊；小原因数量不足或中原因未加以细分成小原因；将对策当成原因。

三、案例分析

下面以 Xmind 软件为例制作鱼骨图。Xmind 软件中有专门制作鱼骨图的模块，比较简便，且这个模块是免费的，可以直接在网站（http://rj.baidu.com/soft/detail/15905.html? ald）下载。

某医院药剂科把“为什么门诊药房发药时数量会出错”作为改善重点，运用鱼骨图进行分析，找出问题的所在，见图 8-7。

（1）打开 Xmind 软件，点击鱼骨图，将“中心主题”改为“为什么门诊药房发药时数量会出错”，制作好鱼头和主骨。

（2）点击“鱼头”，点击“插入”选择主题，即可增加大骨，填写大原因，假设

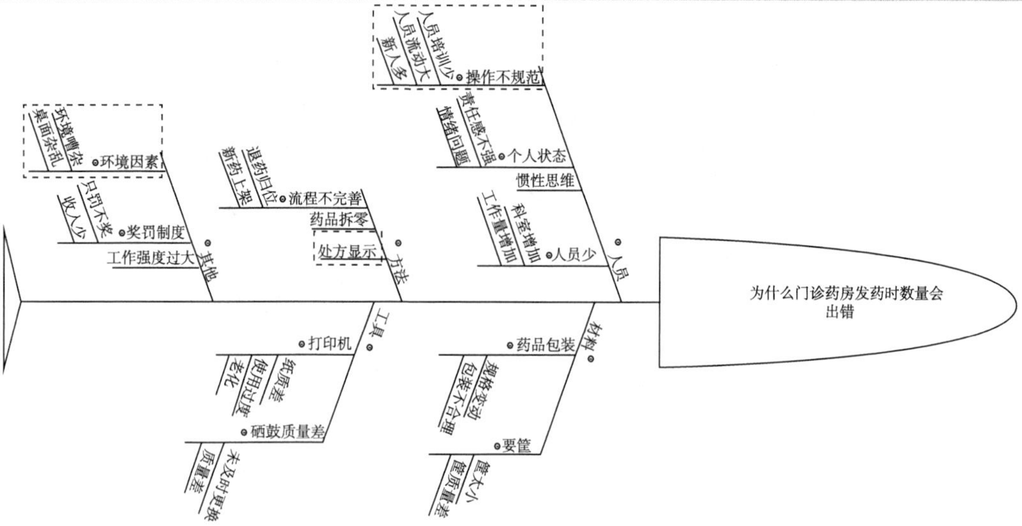

图 8-7 “为什么门诊药房发药时数量会出错”鱼骨图

有人员、材料、方法、工具及其他五大方面原因。

（3）点击五个“大原因”，添加中骨，点击“插入”选择“子主题”，填写相应的中原因。

（4）点击各“中原因”，添加小骨，点击“插入”选择“子主题”，填写小原因。

（5）小组成员分析终末原因，找出影响药剂人员发药时数量出错的重要因素，并标记出来。假设操作不规范、处方显示不清晰、发药桌面杂乱为最终要因。

（周红娣）

第三节 甘 特 图

甘特图又叫横道图、甘梯图、条状图。它以图示的方式通过活动列表和时间刻度形象地表示出任何特定项目的活动、顺序与持续时间。甘特图是在 20 世纪初由美国管理学家、机械工程师亨利·甘特（Henry L. Gantt）提出，以他的名字命名的管理图表。此发明被认为是管理技术上的一次革命，社会历史学家将其视为 20 世纪重要的社会发明之一。

一、甘特图的特点

甘特图是“活动计划拟订”阶段的必备工具。其内在思想简单，横轴表示时间，纵轴表示工作顺序或活动（项目）内容，线条表示在整个工作期间内计划和实际的活动完成情况。在活动开始时先按照预定进度用虚线画上计划线，在活动中每完成一个计划项目，便以实线画上实施线，用以监控工作进度。甘特图具有简单、醒目和便于编制等特点，在管理工作及品管圈活动中被广泛应用，是一种理想的控制工具。甘特图按反映的内容不同，可分为计划图表、负荷图表、机器闲置图表、人员闲置图表、进度表五种形式。

二、甘特图的优缺点

1. 甘特图的优点

（1）计划内容一目了然，便于理解和实际操作。

（2）制作简单，无须复杂的计算和分析。

（3）可以展现计划与实际的对比。

（4）计划时，可预估每一步骤的工作负担轻重和组内完成能力高低，而做适当调整，便于按期完成。

2. 甘特图的缺点

（1）甘特图主要关注进程（时间）管理，无法反映各步骤的难易程度和应投入的人力、物力。

（2）活动进度延误时，会对后面整个活动的进程产生影响。

三、绘制步骤（以品管圈活动为例）

（1）明确项目涉及的各项活动内容，并设定具体的时间进程。

（2）创建甘特图草图，将所有的活动内容按照时间顺序从上到下标注在甘特图左方的纵坐标上。甘特图上方的横坐标应该标注活动的时间（周别：以周为单位），也可以在以周为单位的时间上方再标注相应的年月时间（月别），如此创建出网格式的甘特图草图。

（3）将已决定的活动任务的执行人员标注到甘特图的右方纵坐标。

（4）将已决定的各个活动内容的活动进程，即已拟定的各步骤所需时间以虚线方式标注到甘特图上。

（5）拟订活动计划书并获得上级批准。

（6）在活动中每完成一个计划项目，在甘特图上以实线画上实施线。

（7）用甘特图进行活动进度监控。

（8）品管圈活动甘特图见图 8-8。

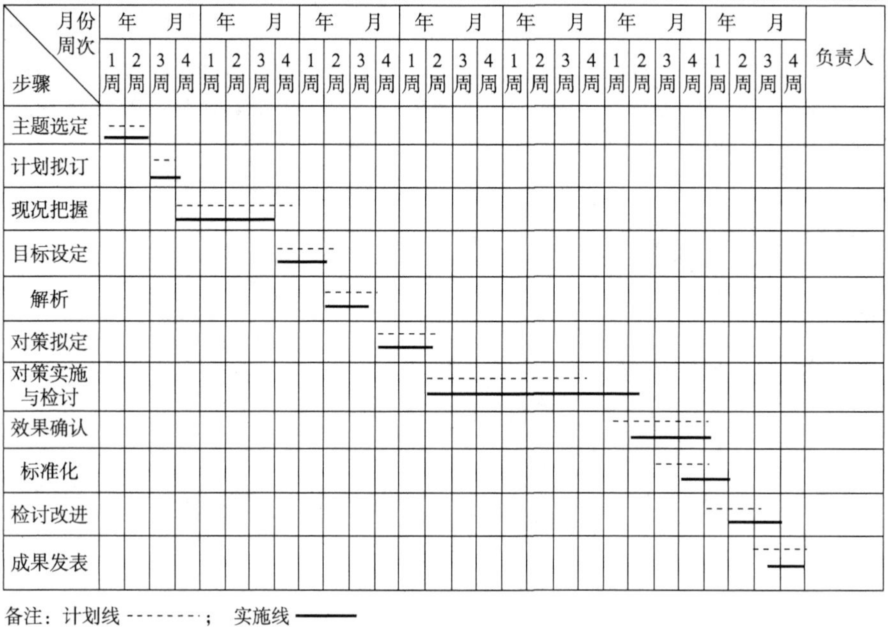

图 8-8　品管圈活动甘特图

（周红娣）

第四节　柏　拉　图

柏拉图又叫排列图，或主次因素分析法，是找出影响产品质量主要因素的一种简单而有效的图表方法。1897 年意大利经济学家柏拉图（1848~1923）分析社会经济结构，发现 80%的财富掌握在 20%的人手里，后被称为“柏拉图法则”。1907 年美国经济学家劳伦兹使用累计分配曲线描绘了柏拉图法则，被称为“劳伦兹曲线”，1930 年美国品管泰斗朱兰博士提出将劳伦兹曲线应用到品质管理上。

1. 制图方法

柏拉图是将质量改进项目从最重要到最次要顺序排列的一种图表（图 8-9）。柏拉图由一个横坐标、两个纵坐标、几个按高低顺序（“其他”项例外）排列的矩形和一条累计百分比折线组成，具体制作步骤如下。

（1）选择要进行质量分析的项目，并收集相关数据。

（2）将分类好的数据进行汇总，由多到少进行排序，并计算累计百分比。

（3）绘制横坐标、纵坐标及其刻度。

（4）绘制柱状图。

（5）绘制累计曲线来表示各个项目的累计影响。

（6）利用柏拉图确定对质量改进最为重要的项目（关键的少数项目）。

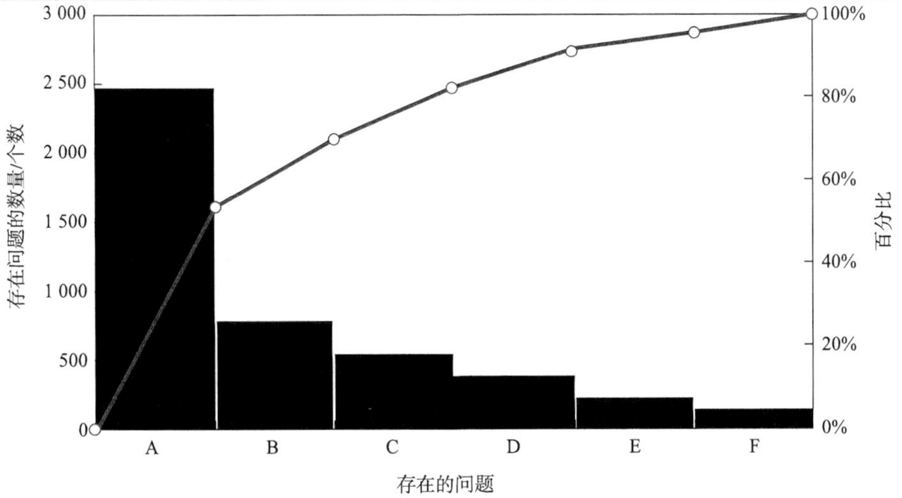

图 8-9　柏拉图

2. 主要用途

柏拉图的主要用途在于按重要顺序显示出每个质量改进项目对整个质量问题的作用。通常按累计百分比将影响因素分为三类，即主要因素（累积频率在 0~80%）、次要因素（累积频率在 80%~90%）、一般因素（累积频率在 90%~100%）。由于主要因素占存在问题的 80%，此类因素解决了，大部分质量问题就可以得到解决。

3. 注意事项

（1）柏拉图的分类项目不可太少，5~9 项较为合适。

（2）关键的少数项目，一般是柏拉图中前面 2~3 项，否则就失去找主要矛盾的意义，要考虑重新进行项目的分类。

（3）若不太重要的项目很多，则横轴会变得很长，通常都把这些列入“其他”栏内，因此“其他”栏总在最后。

（4）柏拉图是管理手段而非目的，如果数据项目已经非常清楚，则无须再浪费时间制作柏拉图。

（5）确定了关键的主要因素，采取了相应的措施后，为了检查“措施效果”，还要重新画出排列图，把改善前后的柏拉图排列在一起，可以评估改善效果。

（6）柏拉图分析的目的在于对现实重点问题进行针对性改进。若第一项靠现有条件很难解决，花费很大时，可以避开第一项，从第二项入手。

（张春梅　胡苗叶）

第五节　流　程　图

流程图就是按照过程发展的连续顺序，用特定的图形、语言和结构将过程的各个独立步骤及其相互联系展示出来的工具。

1. 流程图的标准符号

流程图的标准符号见表 8-2。

表 8-2 流程图的标准符号

符号	名称	含义
→	路径符	动作的逻辑顺序
⬭	起始符	作业的开始或结束
□	执行符	具体的任务或工作
◇	决策符	判别或核准
🗨	文件符	输入或输出文件，用来表示属该过程的书面信息、文件题目或说明，写在符号内
◫	已定义流程符	使用某一已定义之处理流程
⛁	归档符	文件和档案存档
🗨	注解符	表示附注或说明
○	连接符	流程图向另一个流程图之出口或从另一地方之入口

流程图使用一些标准符号代表某些类型的动作，如决策用菱形框表示。但比这些符号规定更重要的是，必须清楚地描述工作过程的顺序。流程图也可用于设计改进工作过程，具体做法是先画出事情应该怎么做，再将其与实际情况进行比较。

2. 流程图的特点

（1）采用简单规范的符号，画法简单。

（2）结构清晰、逻辑性强，工作人员能掌握全局。

（3）便于描述，容易理解。

（4）更换人手时，按图索骥，便于上手。

（5）所有流程在编制时，很容易发现疏失之处，可适时予以调整更正，使各项作业更为严谨。

3. 流程图绘制原则

（1）流程图分中心主轴及旁支说明，各系部流程需要补充说明，精简条例，以注解符旁支说明，每点以不超过二行为原则。

（2）决策符必须有对文字（“是或否”“通过或不通过”）选择或决策结果，“是或否”“通过或不通过”的选择应加注在路径符号上（旁）；对判断需要详加描述的，另加编号在说明栏中详细说明。

（3）流程图符号绘制排列顺序为由上而下，由左而右。

（4）处理程序以阿拉伯数字 1 开始，依处理程序排列编号。

（5）流程图一页放不下时，可使用连接符连接下一页流程图，连接符号内以数字标示，以示区别。

（6）相同流程图符号宜大小一致。

（7）路径符号应避免相互交叉。

（8）流程一定要有开始和结束，开始符号在流程图中只能出现一次，但结束符号则不限。

（9）流程图中若参考了其他已编制好的流程图，可使用已定义流程符号，不必重复编制。

（10）流程中的文件、表单、物件等应在说明栏中列明，需归档的，用归档符标记。

（11）流程中参与的人（或岗位）、部门，必须全部列出。

4. 流程图制作软件

流程图的制作软件有 Microsoft office Visio 2007、Microsoft office Visio 2013、Microsoft office Visio 2014 中文版、Microsoft office Visio 2015 中文版、Microsoft office Visio 2016 中文版、Xmind 8 中文版、亿图 Edraw Max 8.4、ProcessOn、EVE、Diagram Designer、Dia、Edraw Mind Map 等。

5. 流程图常用的两种形式

（1）矩阵流程图：不仅表示上下关系，还可以表示左右关系，并能看出某一过程的责任部门。

（2）上下流程图：最常见的流程图，仅表示上一步与下一步的顺序关系。

6. 举例（员工内部招聘流程图）

（1）矩阵式员工内部招聘流程图见图 8-10。

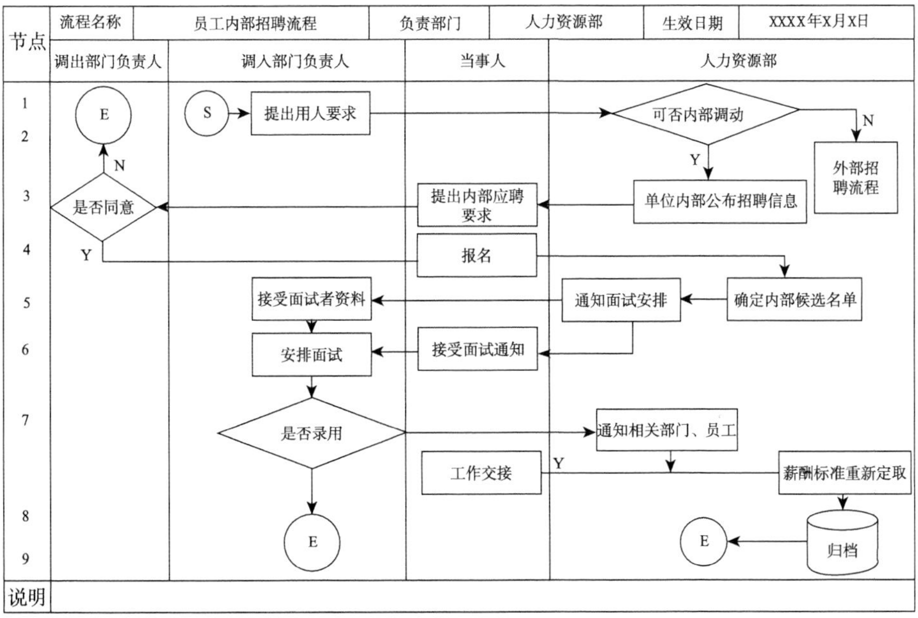

图 8-10　矩阵式员工内部招聘流程

（2）上下式员工内部招聘流程图见图 8-11。

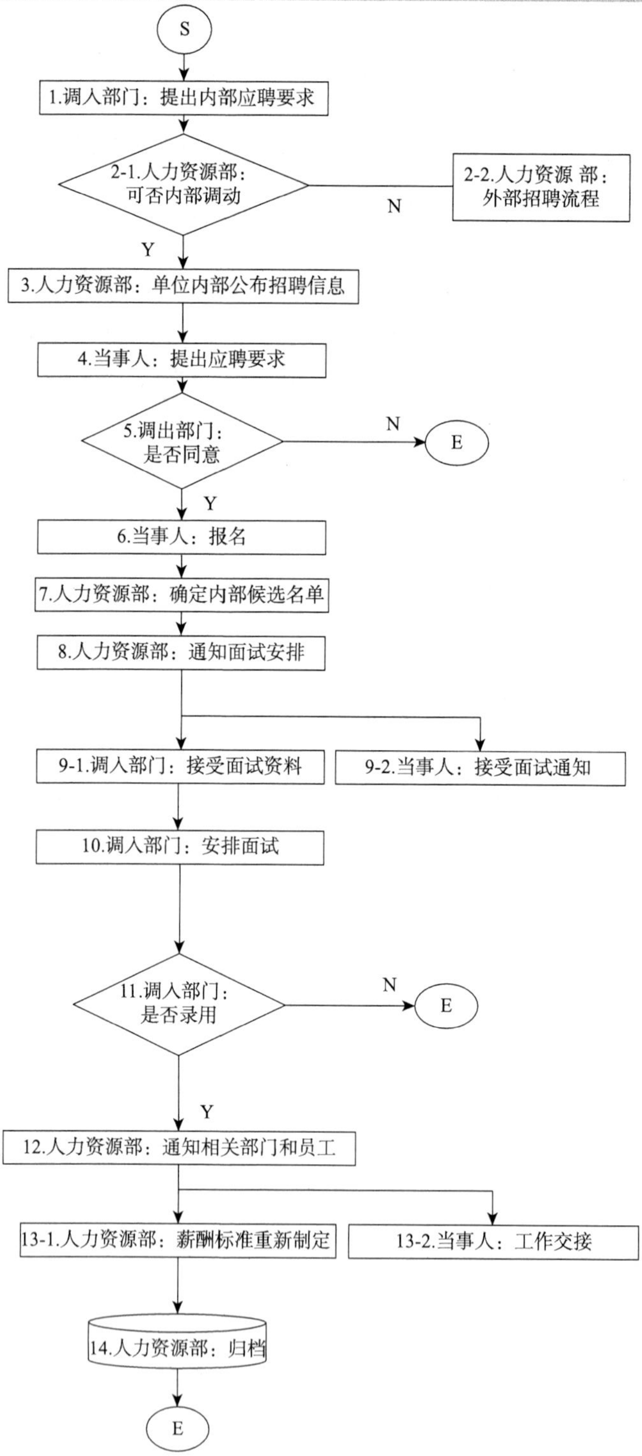

图 8-11　上下式员工内部招聘流程图

（倪乐丹）

第六节　矩　阵　图

矩阵图是以矩阵的形式分析问题与因素、因素与因素、现象与因素间相互关系的图形，即从多维问题的事件中，找出成对的因素群，分别排列成行和列，找出行与列的相关性或相关程度的大小，探讨问题点的一种方法。矩阵图可以帮助质量人员在短时间内获得有关构想和资料；能使因素的关系明确化，可以一眼就掌握整体的构成情形，从而迅速做出准确判断，并最终实现质量改进。

1. 矩阵图分类

矩阵图大体分为 L 形、T 形、Y 形、X 形、C 形五种，其中，L 形是基本型，其他都是在 L 形的基础上进行的叠加和组合。

（1）L 形矩阵图（图 8-12）是把一对现象用以矩阵的行和列排列的二元表的形式来表达的一种矩阵图。它适用于若干目的与手段的对应关系，或若干结果和原因之间的关系，在质量管理和品管小组活动中使用最多。

A B		A		
		A1	A2	A3
B	B1			
	B2			
	B3			

图 8-12　L 形矩阵图的基本形式

（2）T 形矩阵图是 A、B 两因素的 L 形矩阵和 A、C 两因素的 L 形矩阵图的组合矩阵图。这种矩阵图可以用于分析质量问题中“不良现象—原因—工序”之间的关系，也可以用于分析探索材料新用途的“材料成分—特性—用途”之间的关系等。

（3）Y 形矩阵图是把 A 因素与 B 因素、B 因素与 C 因素、C 因素与 A 因素三个 L 形矩阵图组合在一起而形成的矩阵图。

（4）X 形矩阵图是把 A 因素与 B 因素、B 因素与 C 因素、C 因素与 D 因素、D 因素与 A 因素四个 L 形矩阵图组合而形成的矩阵图。这种矩阵图表示 A 和 B、D，B 和 A、C，C 和 B、D，D 和 A、C 这四对因素间的相互关系，如“管理机能—管理项目—输入信息—输出信息”就属于这种类型。

（5）C 形矩阵图是以 A、B、C 三因素为边做出的六面体，其特征是以 A、B、C 三因素所确定的三维空间上的点为“着眼点”。

2. 制图方法

矩阵图一般是把问题、因素、现象放在图中的行或列的位置，而把它们之间的相互关系放在行和列的交点处，并用不同符号表示出它们的相关程度，探讨问题点，具体制作步骤如下。

（1）确定需解决的问题，列出影响因素。

（2）选择因素群，把成对因素排列成行和列，表示其对应关系，以确定相互关系及其影响。

（3）选择合适的矩阵图类型，一般两因素群用 L 形矩阵图，三因素群用 T 形矩阵图，四因素群用 X 形矩阵图。

（4）建立评价基准及对应的符号，常用的相关程度符号有：△、◎、○，其中△表示不相关，◎表示强相关，○表示弱相关。

（5）在成对因素交点处用符号表示其相关程度，一般凭事实或经验进行定性判断。

（6）根据相关程度确定必须控制的重点因素。

（7）针对重点因素做对策表。

3. 主要用途

（1）确定系列产品的研制或改进的关键环节。

（2）产品的质量展开。

（3）寻找产品的不良现象与原材料、设备、工艺之间的关系。

（4）拟订与市场相关联的产品战略方案。

（5）加强质量审核制度并使之效能化。

（6）明确产品特性与管理职能或负责部门的关系。

（7）明确用户质量要求与工序管理项目之间的关系。

4. 注意事项

（1）使用矩阵图时，会受到主观因素的影响，故评分过程尤为重要。若未备注评分方法将视为工具错误。

（2）在评价有无关联及关联程度时，要获得全体参与讨论者的同意，不可按多数人表决通过来决定。

（杨雪梅）

第七节　控　制　图

控制图又叫管制图，1924 年由美国品管大师休哈特（W. A. She-whart）博士发明。控制图是对过程或过程中各特性值进行测定、记录、评估并监测该过程是否处于控制状态的一种用统计方法设计的图，也是一种以预防为主的质量控制方法。

一、控制图的分类

1. 按数据的性质分类

（1）计量值控制图：所谓计量值是指控制图的数据均由量具实际测量得到，如长度、重量、浓度等特性均为连续性，常用的有平均数与全距控制图、平均数与标准差控制图、中位数与全距控制图、个别值与移动全距控制图、最大值与最小值控制图。

（2）计数值控制图：计数值控制图所依据的数据均属于以单位个数或次数计算得到的，如不良数、缺点数等间断性数据，常用的有不良率控制图、不良数控制图、缺点数控制图、单位缺点数控制图。

计量值与计数值控制图的应用比较见表 8-3。

表 8-3 计量值与计数值控制图的应用比较

类别	计量值	计数值
优点	1.非常灵敏，容易调查真因 2.可及时反映不良，使品质稳定	1.所需数据可用简单方法获得 2.对整体品质状况的了解较方便
缺点	1.抽样频度较高，费时麻烦 2.数据须测定，再经过计算，需要经培训的专业人士完成	1.无法得到不良的真因 2.及时性不足，易延误时机

2. 按用途分类

（1）解析用控制图：先有数据，后有控制界，主要用途有决定方针、过程解析、过程能力研究、过程控制的准备。

（2）控制用控制图：先有控制界限，后有数据。其主要用途为控制过程的品质，若有数据点超出控制界限，则立即采取措施。

二、制图方法

控制图的基本结构是在直角坐标系中画三条平行于横轴的直线，中间一条实线为中心线，上、下两条虚线分别为上、下控制界限。横轴表示按一定时间间隔抽取样本的次序，纵轴表示根据样本计算的表达某种质量特征的统计量的数值，相继取得的样本算出的结果，在图上标为一连串的点，它们可以用线段连接起来。控制图具体制作步骤如下。

（1）按规定的抽样间隔和样本大小抽取样本。

（2）测量样本的质量特性值，计算其统计量数值，包括中心线、控制上限、控制下限。

（3）在控制图上描点，用直线连接各点。

（4）对控制图进行判断、分析，查找原因。

三、主要用途

控制图的主要用途在于监测生产或服务过程是否处于控制状态。其主要用于决定方针、过程解析、过程能力研究、过程控制的准备以及控制过程的品质，若有数据点超出控制界限，应立即采取措施。

四、注意事项

（1）建立质量控制图，至少需要累积质量控制样品重复试验的20个数据，此项重复分析应在短期内陆续进行。

（2）根据工序的质量情况，合理地选择管理点。管理点一般是指关键部位、关键尺寸、工艺本身特殊要求、对工艺存有影响的关键点，如可以选质量不稳定、出现不良品较多的部位为管理点。

（3）根据管理点上的质量问题，合理选择控制图的种类。

（4）使用控制图做工序管理时，应首先确定合理的控制界限。

（5）控制图上的点出现异常时，应立即找出原因，采取措施后再进行生产，这是控制图发挥作用的首要前提。

（6）控制线不等于公差线，公差线是用来判断产品是否合格的，而控制线是用来判断工序质量是否发生变化的。

（7）控制图发生异常时，要明确责任，及时解决或上报。

（杨雪梅）

第八节　核　查　表

核查表是利用简单的数据，以便于理解的方式，制成图形或表格，检查者按照填写规定的检查记号进行填写，再利用统计表来进行数据整理和初步分析的一种方法。此法能促使我们按统一的方式收集资料，直观地看出总体的形态，并兼有收集情报与解析的功能。

一、方法

1. 制表方法

核查表依据其工作目的或种类分为点检用核查表和记录用核查表两种。点检用核查表可防止因遗漏或疏忽造成缺失的产生，把非做不可的工作或项目，按顺序列出，逐一检查并记录。记录用核查表是用来收集资料，应用于不良原因和不良项目的记录，因此也被称为改善用调查表。核查表的内容可归纳为5W2H，具体制表步骤如下。

（1）明确核查目的（what）：为准确收集所需数据，做好现状把握，要明确数据收集目的并确定核查表标题。

（2）确定查检项目（why）：运用层别法，按照一定的规则，尽可能将人员、流程等加以区别，利于分析，与此同时根据查检项目确定核查表的格式（图形或表格），并确定记录符号及记录形式。

（3）确定查检方式（how）：普查或抽查。

（4）确定查检基准：查检数量（how much）、查检时间（when）、查检对象和数据收集者（who）、查检地点（where）。

住院患者跌倒/坠床评估合格率核查表见表 8-4。

表 8-4　住院患者跌倒/坠床评估合格率核查表

项目	检查内容	ID1：	ID2：	ID3：	ID4：	ID5：	ID6：
评估频次	入院当班完成评估						
	≤50 分每周一次评估						
	≥51 分每日有评估						
	病情变化时有评估						
	用药变化时有评估						
	转入当班完成评估						

检查科室：____________　检查者：__________　检查日期：__________

注：每项目检查合格打“√”，不合格打“×”；每科抽查患者 50 例

2. 主要用途

核查表主要用于依据事实系统地收集资料、积累信息，并将收集的数据进行整理和分析，即确认该做的事是否完成，完成的质量与标准是否有差距。

3. 注意事项

（1）确定调查项目及所需收集数据时，应集思广益，以免遗漏某些重要项目。

（2）核查表格越简单越好，容易记录，以最短的时间将现场资料记录下来。

（3）对收集和记录的部分资料需进行预调查，以检视核查表设计的合理性，检查项目如不适用，须重新修订。

（4）核查表使用前，需对数据收集者进行培训，保证数据收集者对检查标准理解的一致性，尽量减少检查者个人的主观偏倚。

（5）若选择抽样查检，应注意所抽样本是否具有代表性且符合抽样设计原则。

二、案例分析

联合委员会国际部（Joint Commission International，JCI）评审标准中，国际患者安全目标要求身份识别过程至少需要使用两种不同的患者标识。为了解护理人员在执行各项操作前，对患者身份按照标准进行识别的执行情况，检查小组的成员结合医院实际情况，根据评审标准制定出核查表（表 8-5）。

表 8-5 护理人员对住院患者身份识别规范执行率核查表

检查科室： 检查者： 检查日期：

项目			患者 1		患者 2		患者 3		患者 4		患者 5	
患者 ID 号												
执行情况			规范	不规范	规范	不规范	规范	不规范	规范	不规范	规范	不规范
姓名	清醒患者让患者自报姓名											
	患者表达不清或不能表达	有陪护者，陪护人员报患者姓名										
		无陪护者查看腕带										
ID 号	利用 PDA[1)]扫描患者腕带识别 ID 号											
	非 PDA 扫描，查看患者腕带，识别 ID 号											

1）PDA（personal digital assistant，即个人数码助理）

注：（1）每月至少抽查 400 例患者的身份识别，按照要素横向合计为要素规范执行例数，纵向合计例数为患者规范执行例数

（2）填写方法为检查人员在检查相应栏目打“√”

（3）统计方法为核对患者姓名+核对患者 ID 号两者均执行，视为身份识别规范执行，其他情况，均视为不规范

（王忠云）

第九节 原 因 树

原因树分析法是在事故树分析方法的基础上演变而来的，是一种系统地、按部就班地通过事故的信息及因果关系找出事故原因的根本方法，善于利用“为什么”及“如何会”的询问技巧来分析事故的真相。它从事故的开始，一层一层逐步寻找引起事故发生的触发事件、直接原因和间接原因，通过假设、核实来分析事故的根本原因，找出行之有效的预防措施，防止该类事故的发生。

一、方法

1. 原因树分析程序

（1）定义一个事件调查，成立调查小组。分别采访事件的主角、目击者、直线领导等，还原事件经过，获取最基本的事实。

（2）列表已经见过的事实证据。

（3）根据列出的证据，确定分析优先级。从最优先的现象开始原因树，可采用 0~5 分评分的衡量方法：5=高频率或可能性；3=中等频率或可能性；1=低频率或可能性；0=极低频率或可能性。对于延续性故障而言，5、3、1、0 分值指现象发生的频率；对突发性故障而言，5、3、1、0 分值指现象发生的可能性，如果调查小组对分值的确定不能达成一致，可以使用投票表决的方法。

（4）基于证据，认为可能的原因，问为什么。

（5）证明假说，排序和分析。分析原因树的子条目时，可应用头脑风暴法充分发挥各成员的力量和提高效率。建议在每个子条目上花 2 个小时。完成报告时证明子条目之间的关系。不要着急结果，否则调查、发现和修改会被埋没。

（6）若无法获取信息证明假设因素，先分析其他的因素。

（7）当找到根本原因方可停止。许多的根本原因来自于我们的管理系统，而且不易被发现。一般研究表明，确定根本原因至少需要问 5 次为什么。

（8）制定事件的改正和预防措施。

2. 主要用途

（1）协助寻找根本原因的常用工具。

（2）适用于解决明显、简单、不复杂的问题。

3. 注意事项

（1）勿把个人或他人的主观判断当成客观事实，在这个过程中产生误解和措施并不符合要求。由于原因树分析法是采用假设—核实分析思路，依靠集体的智慧来分析事故的因果关系，才能详细找出事故发生的各种原因。

（2）多问几次为什么，只有当发现根本原因，解决方案显而易见时，才能停止问为什么，而不是在终止调查前，没有发现所有关键因素而简单地下结论为“不遵守程序”或“误操作”。

二、案例分析

一名三岁幼童预接受心脏超声检查，因患儿躁动故预先给予镇静麻醉药物水合氯醛，住院医师查询药典得知标准剂量为 25 毫克/千克，但因药瓶外包装仅仅标识 10%，故开立医嘱为 14 毫升，导致患儿四肢发绀，嗜睡。

分析方法见图 8-13。

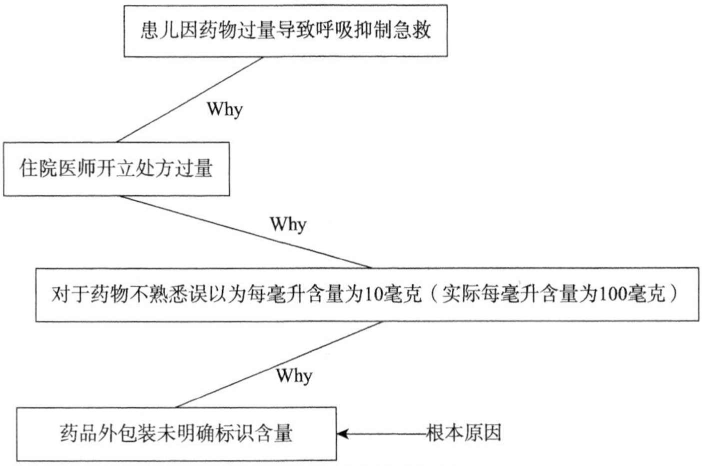

图 8-13 原因树分析

（王忠云）

第十节 时间事件序列表法

时间事件序列表法是按照时间的顺序把事件变化发展的过程记录下来的一种方法。它可呈现时间顺序，并呈现其他补充资讯，以及正确做法与疏失的比较，比较容易了解或看出问题所在。

1. 制表方法

（1）将事件发展过程的重要时间点按顺序进行列表排序。

（2）将事件调查的详细资料进行补充说明。

（3）列出正确做法。

（4）列出失误问题。

2. 案例分析

37 岁的高某某被诊断为急性髓细胞性白血病。9/21 星期五入院准备再次接受化疗。住院医师开出医嘱阿糖胞苷（Cytosine arabinoside，Ara-C）3.5 克 bid iv drip 共四天（9/22~9/25）。住院医师误将电脑中药物写成 Cyclofasfamide（商品名为 Syklofasfamide）。9/22 白班护士 A 误以为 Syklofasfamide 为 Ara-C 商品名，将药房送来的药给予患者。

9/22 小夜班护士 B 是 4 个月内的新护士，虽然注意到名称不同，但看到年长的同事也如此给药，也误以为 Syklofasfamide 为 Ara-C 商品名，所以照样给药。9/23 白班护士 C 核对药物查药典发现有误，所以未给药，并通知值班医师处理。根据事件，列成时间事件序列表见表 8-6。

表 8-6 时间事件序列表

日期/时间	9/21	9/22 11：00	9/22 13：00	9/22 21：20	9/23 09：00
事件	住院医师开化疗医嘱，电脑开药	药师调配化疗药物	A 护士给药	B 护士给药	C 护士给药前
补充资料	住院医师开医嘱 Ara-C（阿糖胞苷缩写）3.5 克 bid iv drip 共四天（9/22~9/25）。A 护士将医嘱核对后复写送至化疗药物调配处	将电脑医嘱的 Cyclofasfamide 调配完成后送病房	调配后的针剂标签是 Syklofasfamide，而 A 护士误为 Syklofasfamide 为 Ara-c 的商品名，故给药	B 护士是四个月内的新进护士，虽然注意到名称不同，但看高年资同事如此给药，也误以为 Syklofasfamide 为 Ara-c 的商品名，故给药	核对药物，查药典发现有误，所以未给药，并通知值班医师
正确做法	医嘱以学名开立，Ara-C 学名为 Cytosine arabinoside	应与医嘱单核对	医嘱与药物名称不同时应查询药典确定药物名称	医嘱与药物名称不同时应查询药典确定药物名称	
失误问题	住院医师误将电脑中药物开成 Cyclofasfamide（商品名为 Syklofasfamide）	未核对出手写医嘱与电脑医嘱不一致	未确认出正确药物名称	未确认药物名称	

（王忠云）

第九章　常用护理质量改进方法

第一节　头脑风暴法

头脑风暴法是当今最负盛名、最实用的一种集体式创造性解决问题的方法。头脑风暴法是将少数人召集在一起，以会议的形式，对某一问题进行自由的思考和联想，提出各自的设想和提案。

该方法操作简单，实用价值强，能有效锻炼个体及团队创造力，能有效解决问题。有观点认为，80%的问题可以通过头脑风暴法解决，而不是请教专家。

一、实施方法

1. 头脑风暴小组的组成

（1）小组人数的确定：一般以 5~10 人为宜，包括组长（主持人）和记录员在内，以 6~7 人为最佳。

（2）记录员：有 1~2 名记录员（秘书），记录员应将与会者的所有设想都及时编号，简要记录，最好写在电脑里，通过多媒体投影仪投放，让与会者能够看清。

（3）小组要求：不宜有过多行家，由于行家的评价难以形成自由奔放的气氛。

（4）小组成员：最好具有不同学科背景，他们有着不同的经验基础和知识储备，提出的观点就可能千差万别，利于达成头脑风暴目的。同时，他们需深谙头脑风暴法的基本原则和具体技术，对所涉及的问题乐于献计献策。

（5）对组长的要求：①对讨论的主题有着深刻的理解，掌握头脑风暴法的原则，善于阻止相互间的评价和批评。②在会议开始时重申讨论的议题和纪律，在会议进程中能控制场面和进度，有引导能力，能归纳某些发言的核心内容，提出自己的设想，引导大家思考和发展观点，活跃会场气氛，让全体参加者都能献计献策。

2. 地方选择

（1）选择一间安静、温度适宜、光线柔和的办公室或会议室。当然，也可能是户外，如草地、假山旁、树荫下等。

（2）严禁电话或来人干扰。

（3）最好有一台性能良好的录音机，能够把全过程都录下来，或快速记录。

（4）有一块白板以及相应的书写工具。

3. 确定议题

议题应尽可能具体，最好是实际工作中遇到的急待解决的问题，目的是进行有效的联想。一次一般只讨论一个问题，如果问题很多，可分为几个独立的“头脑风暴法”。

议题应由主持人在召开头脑风暴会议前告诉与会者，并附加必要的说明，使与会者能够收集确切的资料，并且按正确的方向思考问题。

4. 提出设想

（1）独立思考：主持人叙述议题，要求小组人员讲出与该问题有关的设想。如果有时间，可以让每个人先就所需要解决的问题独立考虑 10 分钟左右。

（2）各抒己见：与会者想发言的先举手，由主持人指名开始发表设想；发言力求简单扼要，不要做任何论述，让人明白你在说什么就行。一句话的设想也可以。

（3）激发思考：任何发言者都不能否定和批评别人的意见，只能对别人的设想进行补充、完善和发挥。鼓励由他人的方案引出新的方案。

（4）时间把控：会议时间由主持人掌握，不宜在会前定死。会议时间一般安排在 30~45 分钟为宜。时间太短，与会者难以畅所欲言，太长则容易产生疲劳感，影响会议效果。

5. 记录设想

1~2 名记录员用白板或电脑现场记录，多媒体投放，以便每个人都能看得见，以利于提出新的观念与方案。

6. 评价设想

对于要解决的问题而言找到最佳解决办法才是最终目的，这就要对所提出的设想进行评价，评价最好过几天进行。评价方式有两种：一种是专家评审，可聘请有关专家及头脑风暴会议与会者代表若干人（5 人左右为宜）承担这项工作；另一种是二次会议评审，即由头脑风暴会议的与会者共同举行第二次会议，集体进行观点的整理筛选工作。

7. 注意事项

在头脑风暴过程中，个人在会议中想出的新想法之多，是其单独冥想所不及的。每当一个人抛出一个新的想法，这个人所激发的就不只是他自己的想象力，在这个过程中与会的其他人的想象力也将受到激发。因此，成功的头脑风暴会议的关键在于进行充分的、非评价性的、无偏见的交流。具体而言，归纳为以下几点。

（1）集中思想：指与会者将所有注意力集中在所研讨的问题上，排除一切其他干扰。

（2）自由奔放：指每人都不受任何约束地讲出解决方案，不管这方案多可笑，或多不切实际。头脑风暴法认为任何方案都是有效的，即使表面看起来无效、可笑，但若再发散组合一下，极有可能得到另一个平时你不敢想、想不到的绝佳方案。

（3）延迟评判：头脑风暴灵魂性的规则。参加头脑风暴会议的每个人当场都不得对别人的设想或方案做出评价，既不能肯定某个设想，又不能否定某个设想，也不能对某个设想发表评论性的意见。同时，发言人的自我批评也在禁止之列。当场评价会破坏会场气氛，会影响自由畅想。一切评价和判断都要延迟到会议结束以后才能进行。

（4）以量求质：头脑风暴会议的目标是获得尽可能多的设想，追求数量是首要任务，重数量而非质量。头脑风暴法认为质量和数量密切相关，即在大量的设想中，一定会产生高质量建设性的设想。因此，鼓励与会者对他人已经提出的设想进行补充、改进和综合，而发展出新的设想，形成一种创造性设想的连锁反应——“头脑风暴”或“思维共振”。头脑风暴法一般追求一次性收集三五十种、一二百种，乃至数千种可选择的解决方案。

（5）组合运用：头脑风暴的又一个关键阶段。之前，各种方案五花八门，此时需要对每一个粗方案进行仔细的评量、优选、再加工，及至进行二次头脑风暴开发，以得出具有操作价值的可行性方案，供最终决策参考。

二、案例分析

有一年，美国北方格外严寒，大雪纷飞，电线上积满冰雪，大跨度的电线常被积雪压断，严重影响通信。过去，许多人试图解决这一问题，但都未能如愿以偿。后来，电信公司经理应用头脑风暴法，尝试解决这一难题。他召开了一种能让头脑卷起风暴的座谈会，参加会议的是不同专业的技术人员，要求他们必须遵守以下原则。

（1）禁止批评别人的意见。

（2）提倡自由思考、天马行空、异想天开，越新奇越好。

（3）观点意见越多越好。

（4）引发联想，补充完善。

按照这种会议规则，大家七嘴八舌地议论开来，有人提出设计一种专用的电线清雪机，有人想到用电热来化解冰雪，也有人建议用振荡技术来清除积雪，还有人提出能否带上几把大扫帚，乘直升机去扫电线上的积雪。对于这种“坐飞机扫雪”的想法，大家心里尽管觉得滑稽可笑，但在会上也无人提出批评。

相反，有一位工程师在百思不得其解时，听到用飞机扫雪的想法后，大脑突然受到冲击，一种简单可行且高效率的清雪方法冒了出来。他想，每当大雪过后，出动直升机沿积雪严重的电线飞行，依靠调整旋转的螺旋桨即可将电线上的积雪迅速扇落。

他马上提出“用干扰机扇雪”的新设想，顿时又引起其他与会者的联想，有关用飞机除雪的主意一下子又多了七八条。不到一小时，与会的 10 名技术人员共提出 90 多条新设想。

会后，公司组织专家对设想进行分类论证。专家们认为设计专用清雪机，采用电热或电磁振荡等方法清除电线上的积雪，在技术上虽然可行，但研制费用大，周期长，一时难以见效。那种因“坐飞机扫雪”激发出来的几种设想，倒是一种大胆的新方案，如果可行，将是一种既简单又高效的好办法。

经过现场试验，人们发现用直升机扇雪确实能奏效，一个久悬未决的难题，终于在头脑风暴中得到了巧妙的解决。随着创造活动的复杂化和课题涉及技术的多元化，单枪匹马式的冥思苦想将变得软弱无力，“群起而攻之”的战术则显示出攻无不克的威力。

（张春梅　叶欢瑶）

第二节　世界咖啡屋

世界咖啡屋由华妮塔·布朗（Juanita Brown）及戴维·伊萨克（David Isaacs）提出，是指在一种轻松的氛围中，围绕一个相关问题有意图地建造一个实时的会议，将大家的思维和智慧集中起来解决问题、发现思考的共性过程。世界咖啡屋是一个创造的过程，它引导协作对话、分享知识并创造行动的可能性，适用于各种大小的组织。

一、世界咖啡屋的设计原则

（1）提出会议内容：明确交流目标和参加人数以及参加会议的地点。

（2）营造宜人的环境：营造一个热情、安全、人性化的环境。

（3）探究相关问题：特别注意对于参与者来说最重要的问题。

（4）鼓励每个人的贡献：鼓励每个人有意义的参与，贡献自己的想法和观点。

（5）糅合、联系不同的观点：鼓励不同的观点并且探究不同观点的相互联系。

（6）一起聆听、洞察问题并加深对问题的理解：在所有参与者的观点和激情的共鸣中出现的团体观点内化。

（7）接受并分享共同的发现：将团体的共同智慧显性化。

二、世界咖啡屋的组织流程

（1）介绍世界咖啡屋的规则与主题。

（2）第一轮研讨。

（3）第二轮研讨。

（4）第三轮研讨。

（5）……

（6）研讨小结。

（7）行动计划。

（8）成功汇报。

三、世界咖啡屋的具体做法

1. 布置

世界咖啡屋的环境要像咖啡屋一样布置，桌子上有桌布、鲜花、一些彩笔，可能的话点个蜡烛，放着轻音乐，来点点心。

2. 步骤

（1）人们（一般 4 人）坐在一桌开始每一轮谈论，谈论围绕一两个确定的主题，持续 20~45 分钟。

（2）每一轮结束的时候，一个人仍然留在这个桌子上作为主持人，另外 3 人串到其他的桌子。桌子的主持人欢迎到这个桌子的新参与者，并和他们共享此前的会议精华，新参与者叙述他们带来的会议线索。这个桌子的讨论继续进行，并随着新一轮讨论的开始得到加深。

（3）第二轮结束的时候，根据咖啡馆的设计，参与者回到他们原来的桌子或者继续转到其他的桌子开始新一轮的讨论。在后来的几轮讨论中他们探究新的问题或者深入原来的问题。

（4）第三轮或更多轮以后，整个小组集合在一起分享并探究出现的主题、领悟和学习结果，通过图表或者其他方法将整个小组的共同智慧展示给每个人，这样他们都可以思考这个房间提出的问题。到这里，会议可以结束，也可以开始新一轮的问题探究或质询。

（5）研讨小结、行动计划。

四、适用世界咖啡屋的场景

（1）分享知识、激发创新思维、建立社群，以及针对现实生活里的各种议题和问题展开可能性的探索。

（2）针对重大的挑战和机会点，展开深入的探索。

（3）让首度碰面的人可以展开真正的对话。

（4）为现存团体里的成员们建立更好的关系，让彼此对团体有认同感。

（5）在说者和听者之间创造有意义的互动。

（6）当团体人数超过 12 人时为宜。

（7）至少有 90 分钟。

五、不适用世界咖啡屋的场景

（1）对于你要找的对策和答案，其实你已经有了腹稿。

（2）你只想做单向的资讯传递。

（3）你正在制作详细的执行计划和作业任务。
（4）时间不到 90 分钟。
（5）遇到的是极端对立或火爆的场面。
（6）与会人数不足 12 人。

六、注意事项

（1）围绕主题展开讨论。
（2）控制好时间。
（3）请将手机关机。
（4）不要随意离场。
（5）不要随意打断别人。

七、案例分析

某医院护理部为推进优质护理服务，以“标准化护理服务沟通模型研讨”为主题举办“世界咖啡屋”活动。活动共设 5 个会场，每个会场均拥有一个别出心裁的咖啡馆馆名，即玛奇朵馆、爱尔兰馆、蓝山馆、维也纳馆、夏威夷馆。每个咖啡馆内均设有一名馆长及秘书，50 位来自全院各个科室的护理咖友参加了此次活动，每十人一桌分坐到各咖啡馆，在馆长带领下展开第一轮研讨，在恍如“咖啡时间”的轻松惬意的氛围里，大家天马行空、集思广益、畅所欲言。40 分钟的时间飞逝而过，第一轮讨论结束，馆长及秘书留在原馆不动，其他组员“大风车”换座位，随机加入其他馆，再和新成员接着上一轮讨论的结果进行更深入的阐发。三轮过后，所有成员集合在一起，分享在讨论中出现过的主题、领悟和学习结果，并通过图表、文字等方法将大家的共同智慧展示给每个人，如此一来，所有到场的人都有机会接触并思考发轫于“世界咖啡屋”的每个话题。最后护理部对大家讨论的结果进行汇总，确定了符合该医院实际的标准化护理服务沟通模型。

（王爱霞）

第三节　PDCA 循环

PDCA 循环是由美国著名的质量管理专家爱德华·戴明博士于 20 世纪 50 年代初提出来的。PDCA 循环是指在一切管理活动中，为提高管理质量和效益所进行的计划、实施、检查、处理等工作的循环过程。

该方法作为质量管理的最基本的方法之一，符合人们“认识—实践—再认识—再实践”这一认识事物的客观规律，现已广泛应用于各个领域并卓有成效，是管理界公认的最有效的管理方法之一。

一、PDCA 循环步骤及特点

1. PDCA 循环的步骤

每一次 PDCA 循环都要经过 4 个阶段，8 个步骤，见图 9-1。

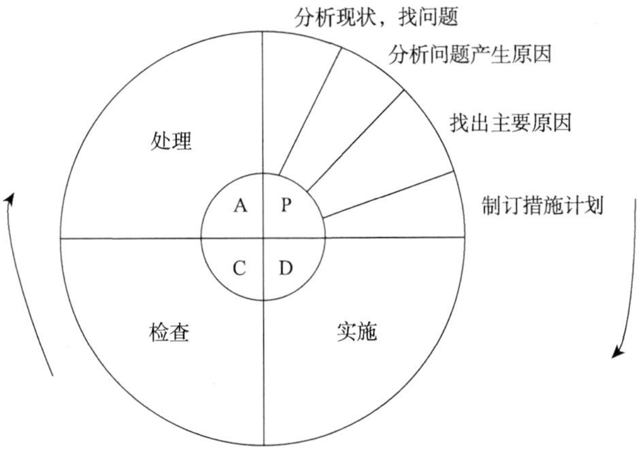

图 9-1　PDCA 循环步骤

计划阶段的步骤如下。

（1）通过调查研究，把握现状，尽可能利用数据，找出现存质量问题。

（2）根据现存质量问题，分析产生质量问题的各种影响因素，并对影响因素逐个加以分析。

（3）再次调查，找出、确认主要影响因素。

（4）针对影响质量问题的主要原因，确定管理目标，拟定相应的对策和实施方案，提出改进的执行计划，并预测预期效果。计划和措施应具体而明确，计划的每一个步骤都应有具体的执行者、所需时长、地点、所需条件和完成的方法等；制定措施时回答“5W1H”，见表 9-1。

表 9-1　“5W1H”具体内容

5W1H	现状	为什么	能否改善	如何改善
目的（why）	什么目的	为何是这种目的	有无别的目的	应该是什么目的
对象（what）	做什么	为什么要做这个	能否做别的	到底应该做什么
地点（where）	在哪儿做	为什么在那儿做	能否换个更好的地方	应该在哪儿做
时间（when）	何时做	为何在这个时候做	有无更好的时间点	应该在什么时候做
人员（who）	谁来做	为何是他做	是否有做得更好的人	应该由谁来做
方法（how）	如何做	为何这样做	有无更好的方法	应该怎么做

实施阶段：按照既定的计划、目标、措施及分工付诸行动，收集数据，此为 PDCA

循环的第五步。

检查阶段：根据计划要求，对实际执行情况进行检查，分析数据，将实际执行情况和计划目标进行对比分析，查找和发现计划中存在的问题并进行改进。此为 PDCA 循环的第六步。

处理阶段：根据检查结果进行分析、评价和总结。此阶段分两步完成。第七步，把取得的成果和相关经验进行总结，对原有的制度和标准进行修正，形成新的标准和准则，以指导实践。对相关的经验教训也要加以总结整理，记录在案，供后续借鉴。同时要防止重蹈覆辙，注意继续巩固已经取得的成绩。第八步，总结此次 PDCA 循环中尚未解决的问题，并将其转入下一轮 PDCA 循环中，作为下一阶段的计划目标。

注意：以上 4 个阶段，8 个步骤并不是运行一次就结束的，而是要周而复始地进行，在我们的护理工作中，问题总是不断地产生又不断地被解决，PDCA 循环不停地转，推动护理质量管理不断前进。

2. PDCA 循环的特点

（1）大环套小环，小环保大环，互相促进。质量管理循环的转动，不是个人的力量，而是组织成员全体推动的结果。如果将整个医院质量管理比作一个大的 PDCA 循环，那么医院的护理、医疗、行政、后勤等部门的质量管理部门则有各自的 PDCA 小循环，依次有更小的 PDCA 循环，最终具体落实到每个人身上。上一级 PDCA 循环是下一级 PDCA 循环的依据，下一级 PDCA 循环是上一级 PDCA 循环的贯彻落实和具体化。通过 PDCA 循环，把医院质量管理工作有机地联系起来，这样就形成了大环套小环，小环保大环，彼此协同，相互促进的局面，见图 9-2。

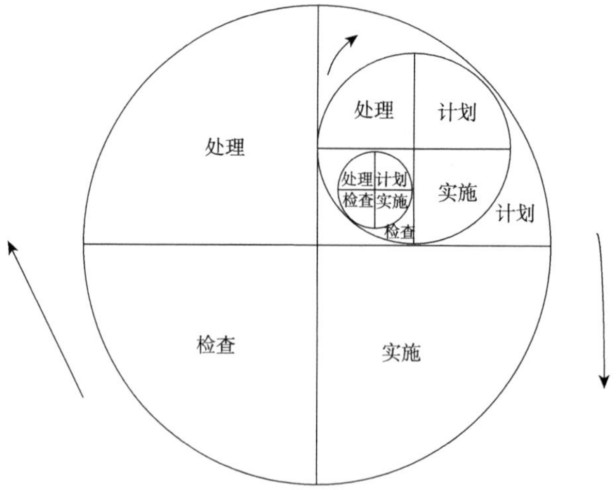

图 9-2　PDCA 循环的大环套小环

（2）不断循环，阶梯式上升。PDCA 循环作为一个持续改进的模式，4 个阶段 8 个步骤要周而复始地循环。PDCA 循环不是停留在同一个水平上的原地踏步的循环，而是每一次循环都能解决一些问题，取得一些成果，使质量提高一步，接着又有新的目标和计划，在较高水平上开始新循环，促进管理工作一步一步地不断上升提高，见图 9-3。

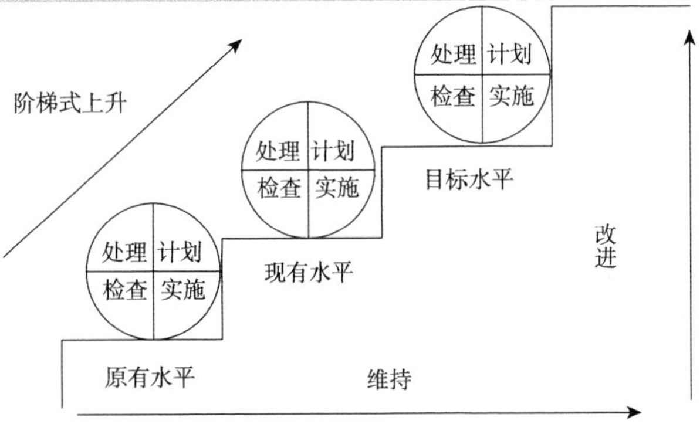

图 9-3　PDCA 不断上升、循环示意图

（3）处理阶段是关键环节。PDCA 循环的处理阶段是关键环节，此环节的工作着重解决存在问题，总结经验教训，修订相关的技术标准和管理标准，以及提出新的问题。这是 PDCA 循环能上升、前进的关键。若无此环节，则已取的成果无法巩固，人们的质量意识可能没有明显提高，也就提不出上一个 PDCA 循环遗留的问题或新的质量问题。

二、案例分析

某三甲医院护理部在护理质量检查中发现该院产科产妇的会阴切口感染率偏高，为 2.5%。针对该情况，护理部组织该科室护士长及护理质控小组成员召开护理质量控制会议，就产妇发生会阴切口感染的相关原因进行分析。经过分析，大家认为产妇会阴切口感染的相关原因如下。

（1）产妇产后未及时清理恶露，清洗会阴。

（2）产科病房陪护及探视人员过多。

（3）助产士缝合技能欠佳，存在缝合时组织对合不佳，缝合过松或过密等情况。

（4）助产士在行会阴侧切前未规范洗手，充分消毒会阴。

（5）产妇产前存在阴道炎症、血糖过高等情况。

（6）产妇产后食欲不佳。

结合产科实际工作情况，产科护理质控小组通过再次调查，确认（1）、（2）、（3）是产妇会阴切口感染的主要原因，针对主要原因，护理部与护理质控小组共同制订了改进计划，具体如下。

（1）严格落实产后健康宣教，向侧切伤口产妇发放健康教育宣传单，指导产妇产后取健侧卧位，及时清理恶露，勤清洗，保持会阴部清洁，每日责任护士要督促检查。

（2）通过雇佣病区看门阿姨，发放探视证，限制每床陪护人数来控制产科病房人流量，定期进行产房、爱婴区环境卫生学监测。

（3）制订助产士会阴缝合技能培训计划，并定期考核，提高助产士会阴缝合技能。

根据上述措施制订护理改进计划，上述措施开始实施后护理质控小组每周对计划落实情况进行检查，对其中存在的问题进行改进；半年后护理质控小组组长对检查结果进行分析、总结，并制定出关于降低产妇会阴切口感染的相关规范。相关统计结果显示该院产科产妇发生会阴切口感染率下降至 0.8%，至此该轮护理质量管理完成，应针对新的护理质量问题进入下一轮的护理质量管理。

（孔德玲）

第四节 目标管理法

目标管理由美国管理学家彼得·德鲁克于 1954 年在其名著《管理实践》中最先提出，其后他又提出“目标管理和自我控制”的主张。德鲁克认为，并不是有了工作才有目标，相反，是有了目标才能确定每个人的工作。所以“企业的使命和任务，必须转化为目标”。如果一个领域没有目标，这个领域的工作必然被忽视。因此管理者应该通过目标对下级进行管理，当组织最高层管理者确定了组织目标后，必须对其进行有效分解，转变成各个部门以及各个人的分目标，管理者根据分目标的完成情况对下级进行考核、评价和奖惩。

目标管理是现代企业管理模式中比较流行、实用的管理方式之一。它的最大特征就是方向明确，非常有利于把整个团队的思想、行动统一到同一个目标、同一个理想上来，是企业提高工作效率、实现快速发展的有效手段之一。目标管理不仅在企业、政府及事业单位广泛应用，在医院全面质量管理中也被广泛推行与实践。医院结合自身实际，将发展目标分解为科室目标，再进一步明确到个人职责，形成分层负责的管理制度，以提高医院综合实力。

一、方法

目标管理的具体做法分三个阶段：第一阶段为目标的设置；第二阶段为实现目标过程的管理；第三阶段为测定与评价所取得的成果。

1. 目标的设置

这是目标管理最重要的阶段，这一阶段可以细分为四个步骤。

（1）高层管理预定目标。这是一个暂时的、可以改变的目标预案，既可由上级提出，再同下级讨论，也可由下级提出，上级批准。无论哪种方式，必须共同商量决定。领导必须根据企业的使命和长远战略，估计客观环境带来的机会和挑战，对本企业的优劣有清醒的认识，对组织应该和能够完成的目标心中有数。

（2）重新审议组织结构和职责分工。目标管理要求每一个分目标都有确定的责任主体。因此预定目标之后，需要重新审查现有组织结构，根据新的目标分解要求进行调整，明确目标责任者和协调关系。

（3）确立下级的目标。首先下级明确组织的规划和目标，然后商定下级的分目标。在讨论中上级要尊重下级，平等待人，耐心倾听下级意见，帮助下级发展一致性和支持性目标。分目标要具体量化，便于考核；分清轻重缓急，以免顾此失彼；既要有挑战性，又要有实现的可能。每个员工和部门的分目标要和其他的分目标协调一致，支持本单位和组织目标的实现。

（4）上级和下级就实现各项目标所需的条件以及实现目标后的奖惩事宜达成协议。分目标制定后，要授予下级相应的资源配置权力，实现权责利的统一。由下级写成书面协议，编制目标记录卡片，整个组织汇总所有资料后，绘制出目标图。

2. 实现目标过程的管理

目标管理重视结果，强调自主、自治和自觉，并不等于领导可以放手不管，相反由于形成了目标体系，一环失误，就会牵动全局。因此领导在目标实施过程中的管理是不可缺少的。首先进行定期检查，利用双方经常接触的机会和信息反馈渠道自然地进行；其次要向下级通报进度，便于互相协调；最后要帮助下级解决工作中出现的问题，当出现的意外、不可测事件严重影响组织目标实现时，也可以通过一定的手续，修改原定的目标。

3. 测定与评价所取得的成果

达到预定的期限后，下级首先进行自我评估，提交书面报告；然后上下级一起考核目标完成情况，决定奖惩；同时讨论下一阶段目标，开始新循环。如果目标没有完成，应分析原因总结教训，切忌相互指责，以保持相互信任的气氛。

目标管理是以相信人的积极性和能力为基础的，企业各级领导对下属人员的领导，不是简单地依靠行政命令强迫他们去干，而是运用激励理论，引导员工自己制定工作目标，自主进行自我控制，自觉采取措施完成目标，自动进行自我评价。目标管理的最大特征是通过诱导启发员工自觉地去干，激发员工的生产潜能，提高员工的工作效率，来促进企业总体目标的实现。

二、目标管理的特点

（1）员工参与管理。目标管理是员工参与管理的一种形式，由上下级共同商定，依次确定各种目标。

（2）以自我管理为中心。目标管理的基本精神是以自我管理为中心。目标的实施由目标责任者自我进行，通过自身监督与衡量，不断修正自己的行为，以达到目标的实现。

（3）强调自我评价。目标管理强调自我对工作中的成绩、不足、错误进行对照总结，经常自检自查，不断提高效益。

（4）重视成果。目标管理将评价重点放在工作成效上，按员工的实际贡献大小如实地评价一个人，使评价更具有建设性。

三、目标管理的注意事项

1. 目标制定必须科学合理

目标管理能不能产生理想的效果、取得预期的成效，首先取决于目标的制定。科学合理的目标是目标管理的前提和基础，脱离了实际的工作目标，轻则影响工作进程和成效，重则使目标管理失去实际意义，影响企业发展大局。

目标的制定一般应该注意以下几个方面。

（1）难易适中的原则：要有难度但不能让人产生畏难情绪。

（2）时间紧凑的原则。

（3）大小统一的原则：年度目标与月度目标、整体目标与局部目标需统一。

（4）方向一致的原则：使所有人都朝一个方向努力。

2. 督促检查必须贯穿始终

目标管理，关键在管理。在目标管理的过程中，丝毫的懈怠和放任自流都可能贻害巨大。作为管理者，必须随时跟踪每一个目标的进展，发现问题及时协商、处理，及时采取正确的补救措施，确保目标运行方向正确、进展顺利。

3. 成本控制必须严肃认真

目标管理以目标的达成为最终目的，考核评估也是重结果轻过程。这很容易让目标责任人重视目标的实现，轻视成本的核算，特别是当目标运行遇到困难可能影响目标的适时实现时，责任人往往会采取一些应急的手段或方法，这必然导致实现目标的成本不断上升。作为管理者，在督促检查的过程当中，必须对运行成本进行严格控制，既要保证目标的顺利实现，又要把成本控制在合理的范围内。因为，任何目标的实现都不是不计成本的。

4. 考核评估必须执行到位

任何一个目标的达成、项目的完成，都必须有一个严格的考核评估。考核、评估、验收工作必须由执行力很强的人员进行，必须严格按照目标管理方案或项目管理目标，逐项进行考核并做出结论，对目标完成度高、成效显著、成绩突出的团队或个人按章奖励，对失误多、成本高、影响整体工作的团队或个人按章处罚，真正达到表彰先进、鞭策落后的目的。

四、案例分析

一家制药公司，决定在整个公司内实施目标管理，根据目标实施和完成情况，一年进行一次绩效评估。事实上他们之前在为销售部门制定奖金系统时已经用了这种方法。公司通过对比实际销售额与目标销售额，支付给销售人员相应的奖金。这样销售人员的实际薪资就包括基本工资和一定比例的个人销售奖金两部分。

销售虽有大幅度的提升，但是生产部门却很难完成交货计划。销售部抱怨生产部不能按时交货。总经理和高级管理层决定为所有部门和个人经理以及关键员工建立一个目标设定流程。为了实施这个新的方法他们需要用到绩效评估系统。生产部门的目标包括按时交货和库存成本两个部分。

他们请了一家公司咨询指导管理人员设计新的绩效评估系统，并就现有的薪资结构提出改变的建议。他们付给咨询顾问高昂的费用修改基本薪资结构，包括岗位分析和工作描述，还请咨询顾问参与制定奖金系统，该系统与年度目标的实现程度密切相连。咨询顾问指导经理如何组织目标设定的讨论和绩效回顾流程。总经理期待着很快能够提高业绩。然而不幸的是，业绩不但没有上升，反而下滑了。部门间的矛盾加剧，尤其是销售部和生产部。生产部埋怨销售部销售预测准确性太差，而销售部埋怨生产部无法按时交货。每个部门都指责其他部门的问题。客户满意度下降，利润也在下滑。

该公司虽然决定实施目标管理并设定目标与工资（绩效）挂钩，反而导致了矛盾加剧与利润下降。究其原因，可做如下分析。

1. 目标制定与展开阶段的失败

目标的制定与展开是目标管理的第一阶段，这一阶段的中心任务是上下级协调，制定好各组织的目标，具体工作包括调查研究、协商分解、定责授权。而该公司基本上没有做好目标的制定和展开阶段的工作，导致实施目标管理时的失败。

（1）调查研究。该公司基本上没有进行调查研究。在制定目标过程中对组织内外部影响因素进行研究，在此基础上，以组织的使命为指导确定组织的整体目标。

（2）协商分解。目标的展开，即把组织的总目标逐级分解落实到每一个部门、岗位、个人。而该公司在目标的展开过程中却是强行下达计划任务、指标，上级与下级缺乏充分协商，没有共同确定目标。

（3）定责授权。依据目标的大小、难易程度确定相应权限并授权执行，才能保证目标的完成。此外，应根据目标的主要特征预先确定奖惩标准，明确职责和奖罚条件。但该公司不合理的奖惩标准，导致员工盲目追求目标完成甚至超目标完成。

2. 目标实施阶段的失败

目标确定之后，组织的各部门都会进入一个新阶段，即围绕各自的目标因地制宜、因时制宜采取措施，以保证目标的顺利完成。在这一阶段应做好咨询指导、反馈控制、协调平衡等工作。

（1）咨询指导。由于上级对如何实现目标不做硬性规定，管理者不需要对照所谓规则来监督下属的工作。但是这并不等于管理者可以撒手不管，只等结果。管理者应当积极帮助下属，在人力、物力、财力、技术、信息等方面给予支持，尽可能指导下属提高工作效率，尤其是对于缺乏工作经验的下属。虽然该公司邀请咨询师来指导教授目标管理的实施工作，但是没有起到很好的效果。这是由于该公司管理者没有在实施目标的初始阶段就为员工提供咨询指导，帮助其更好地完成实现目标所执行的任务，而是在实施目标管理工作已经出现问题时才邀请咨询师，这就造成员工不能按时完成分目标的任务。

（2）反馈控制。管理者在目标实施的过程中，还应当及时了解工作进度、困难问题等信息，及时掌握整个组织的运行状况，这样既有利于对下属进行指导，也可以针对普遍存在的问题，依靠组织的力量予以解决。而该公司在制定目标后却未能考虑实施目标管理中存在的问题，如绩效评估手段的合理性、销售部与生产部之间的平衡等，因而管理者对组织目标实现进程的了解程度存在偏差。

（3）协调平衡。部门之间与岗位已经存在多种协作关系，而在目标的实施过程中有可能出现为了完成自己的目标而忽视其他部门、岗位目标的“各自为政”现象。这就需要管理者在人、财、物、工作进度等方面进行必要的协调，以平衡各部门、岗位的发展，从而保证组织整体目标的实现。该公司销售部门为了超额完成任务而忽视了生产部门的工作进度和工作量，导致这两个部门之间失去了平衡，组织目标的实施也未能达到预期要求。部门间各行其是、相互指责，而不是总结经验教训，不利于企业整体实现组织目标的良好环境的形成。

（毕东军　王卫珍）

第五节　关键指标法

关键指标法即关键绩效指标（key performance indicator，KPI），作为实施绩效评估的一种实用工具，是对企业的战略目标进行全方位的细化分解，从而精炼出实现企业战略目标的关键成功因素，进一步提炼企业、职能部门和具体岗位的关键绩效指标。它是一种把企业战略目标细化为可实施的长期目标和量化指标的实用工具。

关键绩效指标是以事实为基础，从最高目标向下分解，建立团队和个人的绩效衡量指标体系，以检查计划、执行过程和绩效结果，使绩效向预期方向突出发展，促进目标达成的一项绩效管理工具。

一、关键绩效指标设计的基本方法

1. *方法*

目前常用的关键绩效指标设计方法是鱼骨图分析法和九宫图分析法，这些方法可以帮助我们在实际工作中抓住主要问题，解决主要矛盾。

鱼骨图分析的主要步骤如下。

（1）确定个人/部门业务重点，确定哪些因素与公司业务相互影响。

（2）确定业务标准，定义成功的关键要素，满足业务重点所需的策略手段。

（3）确定关键绩效指标，是判断一项业绩标准是否达到的实际因素。依据公司级的关键绩效指标逐步分解到部门，再由部门分解到各个职位，依次采用层层分解，互为支持的方法，确定各部门、各职位的关键业绩指标，并用定量或定性的指标确定下来。

绩效是具有一定素质的员工围绕职位应负责任，在所达到的阶段性结果及过程中的行为表现。其中职位应负责任的衡量就是通过职位的关键绩效指标体现出来的，这个关键绩效指标体现了员工对部门/公司贡献的大小。

2. 工作量化的灵活处理

有些部门工作量化的确有困难，就从工作要求、时间节点上进行量化。例如，人力资源管理者、行政事务人员、财务人员，其关键绩效指标的量化难度相对大，若硬性地从其自身职责上进行量化，逻辑上也说不通，不对其量化，情理上同样也说不过去。实际处理时，可以从考核其工作任务或工作要求来界定，可以通过时间来界定。从实质上讲，被时间所界定的工作任务或工作目标也是定量指标。

3. PDCA 循环

运用 PDCA 循环逐步完善和落实，其主要流程如下。

（1）关键绩效指标由专业人员设计。

（2）设计稿上报公司领导班子审议。

（3）根据公司领导班子的意见进行修订。

（4）将修订稿交各职能部门进行讨论。

（5）将讨论意见集中再修订。

（6）上报批准下发。

其中（1）~（5）项，实际工作中会有几个来回。

二、确定关键绩效指标的原则

在设计关键绩效指标的时候，必须符合 SMART 原则。

（1）明确性原则（specific）。关键绩效指标必须是明确、具体的，以保证其明确的导向性。

（2）可测性原则（measurable）。关键绩效指标必须是可衡量的，必须是明确的衡量指标。

（3）可达成原则（attainable）。关键绩效指标必须是可以达到的，不能因指标的无法达成而使员工产生挫折感，但这并不否定其应具挑战性。

（4）相关性（relevant）。关键绩效指标必须是相关的，它必须与企业的战略目标密切联系，不然也就谈不上是关键指标。

（5）时限性原则（time-based）。关键绩效指标必须以时间为基础，即必须有明确的时限要求。

三、关键绩效指标的内容

一般来说，完整的关键绩效指标包括指标的编号、名称、定义、设定目的、责任人、数据来源、计算方法、计分方式、考评周期等内容。在企业所有关键绩效指标设计完毕后，可以把企业所有的关键绩效指标汇总在一起，组成关键绩效指标库。

四、关键绩效指标的分解

为了更好地跟踪年度指标的完成情况，保证其顺利完成，有必要在时间的维度上对指标进一步分解。例如，按照考评周期的不同，把年度指标分解为季度指标以作为季度考评的对象与依据，还可以进一步分解到月份、周，甚至工作日的层次，对指标的完成情况进行追踪。当然，为了完成各种关键绩效指标，各层级部门和人员都要制订相应的工作计划。绩效计划就体现了关键绩效指标的目标导向性，即各级绩效计划的完成就意味着关键绩效指标的达成。

五、在制定关键绩效指标时需注意以下几个要点

（1）完整性：要从全面的角度衡量组织的战略。

（2）关键性：找出最关键的指标，便于集中资源。

（3）结果性：绩效管理的本质是结果，只有结果才真正对战略有价值。

（4）可衡量：指标可以是定量的也可以是定性的，但一定要可以衡量。

（5）同一层面：避免在一个层面（部门）出现不同层面（部门/个人）承担的指标。

用以上方法分析得出的关键绩效指标体系可能不是最优的，但管理的要义在于“模糊的准确”，只要是能够导向战略，能够全面的衡量战略，有助于落实战略，就是有效的，就应当去尝试、实践。

六、案例分析

A 医院是一所集医疗、急救、科研、教学、预防为一体的三级甲等综合性医院。目前 A 医院本部共开放床位 1 608 张，在岗人员 3 026 人，年服务门诊人次 210.97 万，服务出院人次 8.51 万。

前几年，面对医疗市场日益激烈的竞争，为提高医院的运行效率，提高医疗质量，保障患者安全，医院开始逐步探索建立基于医院发展战略的关键绩效指标体系，以转变员工的工作积极性，在提高医院运行效率和经济效益的同时，更加注重医院的全面协调发展。

1. 医院关键绩效指标的形成

在构建 A 医院关键绩效指标体系时，医院根据平衡计分卡的基本原则，结合医院精益战略部署（真北战略），对关键绩效指标进行整合，分四个维度，即患者、质量与安全、员工（学习与成长）、财务，根据这四个维度采用头脑风暴法确定医院的关键成功要素。在确定关键绩效指标时，主要结合关键成功要素和医院长远发展战略规划及短期年度工作重点和工作目标，确定每年度的关键绩效指标。关键绩效指标的设定一般以

目标结果为导向原则，按照目标设定的 SMART 方法，综合考虑行业发展趋势，并自加压力确定富有一定挑战性的指标值。在此基础上，通过专家咨询等方法，根据年度重点工作目标要求，再制定绩效考核细则，明确各个维度、各个指标的定义、数据来源、评价方法和权重等，力求指标的评价能客观、真实反映绩效。

指标主要包括三类内容，一是各类数据指标，二是各类工作项目考核指标，三是综合指标。各类数据指标考核，以年度目标责任书中计划数为确定考核评分基数，根据年终实际完成数按照评分标准直接评分（主要有业务收入、门诊量、住院量、均次费用、药品比例、医疗纠纷赔款等项目）。数据指标考核前先要对数据的有效性进行评估，真实性差有效性低的数据不得纳入考核指标。部分数据考核也通过模糊测评获取成绩。各类工作项目考核，以重点工作项目为主，其中也包括如质量月、学习月等专项工作，主要在职能部门使用为主，要求年初确定主要工作内容和预期目标，再根据年终实际完成情况，以书面报告或专项汇报的形式展示工作业绩，并根据完成情况进行评价。综合指标考核，主要为各级部门表扬和荣誉、通报批评等附加减分的指标和一些否决性指标。

2. 部门关键绩效指标的形成

应用目标管理法的原则和方法，结合部门工作职责，对医院层级的关键绩效指标进行分解，并与科室第一负责人签订目标责任书，从而形成各部门的关键绩效指标及其工作目标。

3. 员工关键绩效指标的形成

员工关键绩效指标参照个人的岗位职责和个人所属部门的关键绩效指标来确定。医院对于中层干部、员工设定个人层面的关键绩效指标。

中层干部的绩效（表 9-2）也是根据目标结果导向原则，按照年度计划、个人年度目标以及岗位任职要求制定的，特别强化与个人行政职务相关的管理职责，与所在部门的绩效挂钩。另外也重视干部个人自身素质能力的提升，对干部的管理能力、学习能力通过专科重点工作、科研等方面的关键绩效指标体现。中层干部的综合测评由上级（院领导或直接上级）、平级（相关科室中层干部）、下级（本部门员工）进行 360°测评，测评内容包括管理能力、医德医风、责任心、协调能力、团队建设、学科建设、工作业绩等多项指标。

表 9-2　中层干部的绩效（单位：%）

类别	部门业绩	护理管理情况	个人业绩		综合测评
			个人分管职能	个人素质能力	
科主任	50		10	10	30
副职	30		30	10	30
护士长	20	30	10	10	30

员工个人的绩效（表 9-3），主要根据岗位任职要求，强调德、能、勤、绩四个维

度的平衡，主要为职工岗位业绩履职情况和自身在学习成长方面的综合情况，以工作量、工作质量、岗位技能、服务满意度、学习成长等指标体现。员工个人的绩效指标内容主要由部门评估、职能评估两部分组成。其中，部门评估由科室考核小组评估和同事间模糊评估组成，但也有量化的参考选项，如工作贡献、工作量、工作质量、工作态度、专业技能、劳动纪律、服务满意度、同事满意度、教学带教、执行力等内容。职能评估包括继续教育学分、科研论文、合理化建议等可以量化的成绩。

表 9-3　员工个人的绩效

指标内容	部门评估		职能评估			
	科室考核小组评估	同事间模糊评估	合理化建议	继续教育学分	科研论文	综合指标
权重	50	20	10	10	10	± 10

4. 绩效评级

医院对部门、中层干部、员工个人均根据绩效考核成绩评定相应的等级，主要分为A（优秀）、B（合格）、C（基本合格）、D（不合格）四个等级。

（毕东军　王卫珍）

第六节　平衡计分卡

平衡计分卡是美国哈佛商学院的教授卡普兰与复兴全球战略集团总裁诺顿和在绩效测评方面处于领先地位的 12 家公司于 1996 年经过为期 1 年的项目研究，共同开发的一种绩效测量方法，是根据企业组织的战略要求而精心设计的指标体系。按照卡普兰和诺顿的观点，平衡计分卡是一种绩效管理的工具，它将企业战略目标逐层分解转化为各种具体的相互平衡的绩效考核指标体系，并对这些指标的实现状况进行不同时段的考核，从而为企业战略目标的完成建立起可靠的执行基础。

一、平衡计分卡的优点

（1）克服财务评估方法的短期行为。
（2）使整个组织行动一致，服务于战略目标。
（3）能有效地将组织的战略转化为组织各层的绩效指标和行动。
（4）有助于各级员工对组织目标和战略的沟通和理解。
（5）利于组织和员工的学习成长和核心能力的培养。
（6）实现组织长远发展。
（7）通过实施平衡计分卡，提高组织整体管理水平。

二、平衡计分卡原理流程分析

（1）以组织的共同愿景与战略为内核，运用综合与平衡的哲学思想，依据组织结构，将公司的愿景与战略转化为下属各责任部门在财务、顾客、内部流程、学习与成长等四个方面的系列具体目标（即成功的因素），并设置相应的四张计分卡，其基本框架见图 9-4。

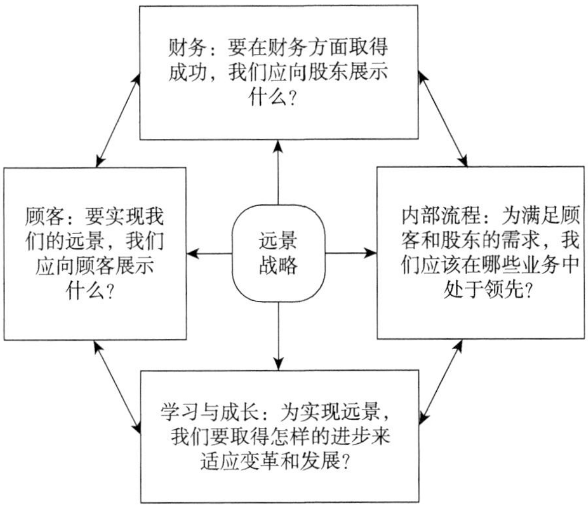

图 9-4　平衡计分卡基本框架

（2）依据各责任部门分别在财务、顾客、内部流程、学习与成长四种计量可具体操作的目标，设置一一对应的绩效评价指标体系，这些指标不仅与公司战略目标高度相关，而且是以先行与滞后两种形式，同时兼顾和平衡公司长期和短期目标、内部与外部利益，综合反映战略管理绩效的财务与非财务信息。

（3）由各主管部门与责任部门共同商定各项指标的具体评分规则。一般是将各项指标的预算值与实际值进行比较，对应不同范围的差异率，设定不同的评分值。以综合评分的形式，定期（通常是一个季度）考核各责任部门在财务、顾客、内部流程、学习与成长等四个方面的目标执行情况，及时反馈，适时调整战略偏差，或修正原定目标和评价指标，确保公司战略得以顺利与正确的实行。平衡计分卡管理循环过程的框架见图 9-5。

三、平衡计分卡的实施

1. 实施原则

建立一个以战略为评估标准的平衡计分卡须遵守三个原则。

（1）因果关系。

（2）成果量度与绩效驱动因素。

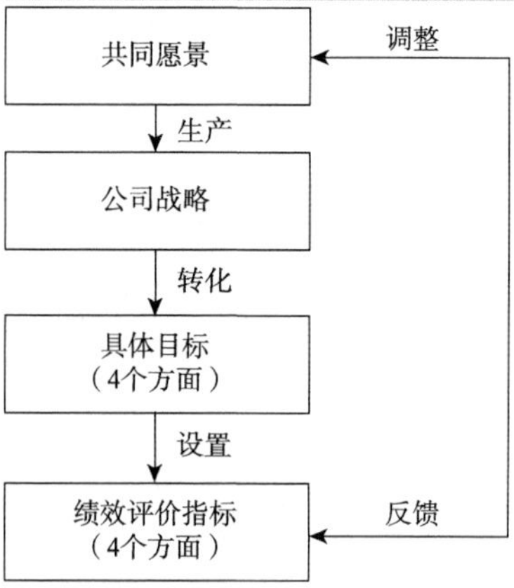

图 9-5 平衡计分卡管理循环过程

（3）与财务联结。

这三个原则将平衡计分卡与企业战略联结，其因果关系链代表目前的流程和决策，会对未来的核心成果造成哪些正面的影响。这些量度的目的是向组织表示新的工作流程规范，并确立战略优先任务、战略成果及绩效驱动因素的逻辑过程，以进行企业流程的改造。

2. 设计与实施步骤

平衡计分卡的设计，须先从澄清及转化组织之愿景及战略展开，列出推行平衡计分卡方案的理由，引导管理程序，最终目的是动员组织迈往新的战略方向。其程序为澄清战略并建立共识、凝聚焦点、发展领导能力、战略沟通及协调、教育组织、设定战略性目标、校准计划和投资、建立回馈制度等。

实施平衡计分卡，一般包括以下步骤。

（1）公司愿景与战略的建立与倡导。公司首先要建立愿景与战略，使每一部门可以采用一些绩效衡量指标去完成公司的愿景与战略；另外，也可以考虑建立部门级战略。同时，成立平衡计分卡小组或委员会去解释公司的愿景和战略，并建立财务、顾客、内部流程、学习与成长四个方面的具体目标。

（2）绩效指标体系的设计与建立。本阶段的主要任务是依据企业的战略目标，结合企业的长短期发展需要，为四类具体的指标找出其最具有意义的绩效衡量指标，并对所设计的指标要自上而下、从内部到外部进行交流，征询各方面的意见，吸收各方面、各层次的建议。这种沟通与协调完成之后，使所设计的指标体系达到平衡，从而能全面反映和代表企业的战略目标。

（3）加强企业内部沟通与教育。利用各种不同沟通渠道，如定期或不定期的刊物、信件、公告栏、标语、会议等让各层管理人员知道公司的愿景、战略、目标与绩效衡量指标。

（4）确定每年、每季、每月的绩效衡量指标的具体数字，并与公司的计划和预算相结合。注意各类指标间的因果关系、驱动关系与连接关系。

（5）绩效指标体系的完善与提高。首先应重点考察平衡计分卡在该阶段指标体系设计的是否科学，是否能真正反映本企业的实际。其次要关注采用平衡计分卡后，对绩效评价中不全面之处所补充的新的测评指标，使平衡计分卡不断完善。最后对于已设计指标中的不合理之处，要坚决取消或改进，只有经过这种反复认真的改进才能使平衡计分卡更好地为企业战略目标服务。

四、实施时的注意事项

（1）要把平衡计分卡作为实施战略目标的工具，而绝不仅仅是评估系统。

（2）确保在建立平衡计分卡之前，企业有清晰的战略。不能一边实施，一边制定战略，这会将平衡计分卡引向歧路。

（3）确保高层管理者的支持和积极参与。

（4）确保平衡计分卡与其他管理制度相衔接，从而融入管理系统之中。

（5）为平衡计分卡的建立确立目标和计划，及时总结实施过程中的经验教训。

（6）在建立平衡计分卡制度之前，必须弄清楚企业建立计分卡的目的到底是什么。

（7）在每个经营单元推行平衡计分卡之前，首先评估可行性，这样可以最大限度地切合实际，避免或减轻阻力。

（8）切勿把平衡计分卡作为控制工具，因为员工可能会不满和反对。

（9）切勿照抄照搬其他企业的模式和经验，平衡计分卡必须量身定做。

（10）切勿忽视对平衡计分卡方法进行培训和沟通。平衡计分卡是一次变革，所带来的观念的变化、行动的改变是巨大的，所以沟通工作至关重要。

（11）切勿在平衡计分卡完美之后再实施。企业可以在实施的过程中逐步改进平衡计分卡制度。

（12）切勿低估平衡计分卡带来的管理工作和实施的成本。

五、平衡计分卡案例分析

三甲医院通过平衡计分卡取得突破性业绩。

（一）背景介绍

北方某著名中西医结合三甲综合性医院是我国重要的中西医结合治疗中心，拥有多名享受国务院津贴的专家，900 多张床位。过去由于管理不善，科室各自为政，对患者的服务质量较差，医疗纠纷不断，缺乏成本控制系统，入不敷出，员工奖金较低，高层次医师流失严重。为扭转困境，上级部门协调更换了医院领导班子，借助创越推行平衡计分卡，建立医院的战略性绩效管理系统，以实现战略性转型与变革。

（二）实施过程

首先进行了有关平衡计分卡的系统管理知识培训，让医院的所有中高层领导都深刻理解平衡计分卡不仅是从财务、顾客、内部流程、学习与成长四个层面量化考核的绩效管理工具，而且是当今最强有力的愿景/使命与战略的实施工具。然后按创越开发的中国平衡计分卡成功实施十步法进行实施。

第一步：理清医院的愿景、使命与发展战略。

在创越咨询顾问的引导下，医院领导层共同讨论了医院的愿景与使命。愿景为成为本地区患者的首选医院与某内科中国乃至亚太地区的领导医院。使命为利用中西医学的最先进诊疗技术为患者提供优质的诊疗服务。为了实现愿景与使命，医院领导层又多次讨论了必须通过什么途径才能达到目标？与其他医院相比，本医院各科的竞争能力如何？各科面对的地区患者状况如何？如何培养各科相对其他医院的竞争优势？哪些科室的诊疗技术最有可能成为北方、中国乃至亚太地区数一数二的科室，这些科室在本地区、全国乃至亚太地区的患者数量如何？因此，医院必须采用差异化战略，即能以技术取胜的科室采用技术领先战略，无法以技术取胜的科室采用服务领先战略。

通过收集资料分析讨论，绘制矩阵图，确定了从科研与技术上优先发展的重点科室，并在服务保证的前提下，重点发展技术，走技术领先战略，争创全国数一的科室。

第二步：确定整个医院的战略主题与各科发展的战略主题。

从整个医院来看，四个层面的战略主题如下。

1. 顾客层面的战略主题

（1）通过高水准诊疗技术与优质服务增加患者总量与重症患者比例。

（2）为关键患者提供终生护理与诊疗服务；提升患者忠诚度。

（3）完成政府指令计划，满足突发事件的社会需求。

（4）与一/二级医院建立战略合作伙伴（双赢）；与企业医院建立合作伙伴（双赢）。

（5）与医保公司建立战略联盟。

2. 财务层面的战略主题

（1）控制患者的医疗成本与医院的运营成本。

（2）增加关键诊疗设备利用率、病床利用率与关键专家的效能。

（3）增加医院总收入与诊疗收入占总收入比例。

3. 内部流程层面的战略主题

（1）强化中西医结合的科研管理流程，创建特色科室，提升诊疗技术水平。

（2）强化科研课题的多项目组合评估与管理流程，确保科研符合业务组合发展的战略重点。

（3）使用循证医学方法，确保医疗安全。

（4）优化以患者为中心的医疗服务流程，以优质服务提升患者满意度，降低患者医疗总成本。

（5）为特殊患者提供个性化的优质服务，提升患者的忠诚度，增加推荐其他患者的比例。

（6）强化以关键专家为核心的诊疗管理流程，提升诊疗水平，减少医疗事故与纠纷。

（7）优化药品/诊疗仪器的采购流程与药品库存管理，降低成本，满足医疗需求。

4. 学习与成长层面的战略主题

（1）建立培育、吸引、保留优秀人才的机制，培育、引进与保留各科学术带头人。

（2）强化战略性技能与职业化培训，提升医院的战略技能与医疗人员的职业素质。

（3）强化信息化建设，提升医院的诊疗核心竞争力。

（4）提升医院各层次管理人员的领导力。

（5）建立并强化跨学科的团队协作。

（6）建立战略绩效导向的医院文化。

第三步：描绘战略地图。

找出四个层面的战略主题后，根据平衡计分卡四个层面之间的因果关系绘制医院战略地图与各科、各职能部门战略地图。医院为实现愿景、使命与战略目标，首先要理清自己的顾客是谁，他们有什么样的需求，如何满足他们的需求，因此，顾客应该放在上面；其次是财务，财务收益也是医院的目标之一；再次是内部流程，医院的各个系统到底应努力到什么程度，即业务流程必须达到什么专长才能满足顾客需求与实现财务目标；最后为了实现流程的专长，如何建立吸引、培育、保留优秀人才的机制？如何进行医院信息化建设？如何培育绩效、能力导向的医院文化？如何强化医院的领导力与跨科室的团队协作？即学习与成长层面要达成的目标。

第四步：优化业务流程，并进行作业成本分析。

要对医院的各关键业务流程进行分析、优化。流程优化的原则：①以顾客（患者）为中心，一切围绕顾客（患者）需求来进行；②辨别流程上哪些环节创造价值，哪些环节不创造价值，取消不创造价值的流程环节；③服务顾客的内容与管理内容在流程上不能有间断点、空白点；④流程优化要考虑科室之间的协作与配合；⑤流程优化的目的是提升服务质量、降低成本与缩短客户的诊疗与等待时间，最终提升顾客的满意度与忠诚度，流程考核的指标有时间、质量、成本与数量。

第五步：确定医院层、科室层与岗位层平衡计分卡的关键绩效指标。

第六步：结合医院预算确定各层级的关键绩效指标值。

第七步：确定各层级实现关键绩效指标值的行动方案。

第八步：确定与医院绩效、科室绩效、个人绩效均挂钩的绩效薪酬方案。

第九步：确定医院平衡计分卡导向的战略管理制度。

第十步：签订绩效合同书，院长领导战略变革。

后期效果：经过半年的实施，医院的精神面貌发生根本改变，大家都积极主动在做事、在学习、在提升自己。医院提供的数据显示：与上年同期数据相比，医院的总收入增加 87%，成本降低 45%，平均每位患者的医疗成本降低 27%，平均每位患者的住院时间减少 32%，病床使用率接近 100%，病床周转次提升约 37%，诊断设备使用率提升 50%，诊疗收入占总收入的比例提升 27%，患者满意度得到大幅度提升。

（毕东军　王卫珍）

第七节　5S 管理法

5S 管理起源于日本，是一种有效管理生产现场中材料、机器、方法、人员、信息等生产要素的活动。1955 年，日本企业提出了“安全始于整理、整顿，终于整理、整顿”的宣传口号，开始推行整理、整顿活动，以确保作业空间和生产安全。为满足生产和品质控制的需要，又逐步开展了清扫、清洁、素养活动。5S 管理因简单实用、效果显著，在日本企业中得到广泛推行，并被许多国家引进。目前，5S 管理方法已被各行各业所认识、接受和广泛推广。

一、5S 的含义

5S 是对日文发音以“s”为首的五个单词的统称，它是用来创造和维护良好工作环境的一种有效技术。

二、5S 管理的目的

（1）减少员工出错的机会，使不良产品的数量下降，品质提升。
（2）提高员工的士气。
（3）避免工作现场不必要的查找和等待，提高工作效率。
（4）合理配置资源和合理使用资源，减少不必要的浪费。
（5）提高整体形象，给顾客留下整洁环境的印象。
（6）各种标识的清楚显眼和各通道的畅通无阻，可以保障人身安全。
（7）5S 活动的开展有利于其他管理活动的顺利开展。

三、5S 管理的精神

（1）改革和问题的意识。不管做任何事都要寻找最佳的解决方案，而且要坚信该方案只适应于这一次问题的解决，要有持续优化工作方法的意识。

（2）标准化意识。标准化可以使大家探讨、钻研、总结科学和生产实践，从而形成生产活动中共同遵从的行为准则。

（3）以人为中心的意识。全面合作、以人为中心，提高员工的主动性和创造性，并得以充分的应用。

（4）全局意识及服务意识。现代化的工作工程定要将全局及整体的需要当做出发点，从而系统化地优化整体。

（5）效率和成本意识。工作中需全局规划，注重细节，降低成本，稳定质量，优化工作效率。

四、5S 管理的内容

5S 管理的内容见图 9-6。

1. 整理

（1）定义：指将工作中的组织制度、场所及物品区分为需要与不需要，并进行处理。

（2）目的：此阶段需突破“留之无用、弃之可惜”的观念，必须挑战“丢了好浪费”“可能以后还有用到”“好不容易才做出来的”的传统观念，把“空间”腾出来活用。

（3）实施要领：对工作场所进行全面检查，制定需要和不需要的标准，将不需要的物品进行清除，并了解平时使用的量及频率，进行分层及定量管理。

2. 整顿

（1）定义：把所需场所及物品进行定位、定置，并标明名称，进行合理科学的布置和摆放，方便大家用最快的速度取得所需之物。

（2）目的：对需要的餐所及物进行标准化。

（3）实施要领：做到三定、三要素。三定即定位、定容、定量，定位指要明确物品具体放置的位置，定容指规定使用容器的大小和材质，定量指规定物品存放的数量。三要素统筹可供放的场所，可以划线定位；将物品规定位置放置妥当；标示所有的物品，做到目视管理。

3. 清扫

（1）定义：在整理、整顿的基础上，将工作场所打扫干净，及时修理异常的设备，将不需要的东西清除掉或移除。

（2）目的：此阶段应明确清扫人员、对象、方法、器具等，保证环境整洁、明亮，物品能正常使用。

（3）实施要领：对自己使用的物品等，自己清扫，不依靠他人；对设备做好点检、保养。

4. 清洁

（1）定义：指根据工作职责内部门及个人应负责清洁的区域、物品，由大范围至小范围以及上层至下层定时、及时、彻底地清洁各区域，保持区域内物品、器械、设备处于清洁状态，保持工作场所的整洁。

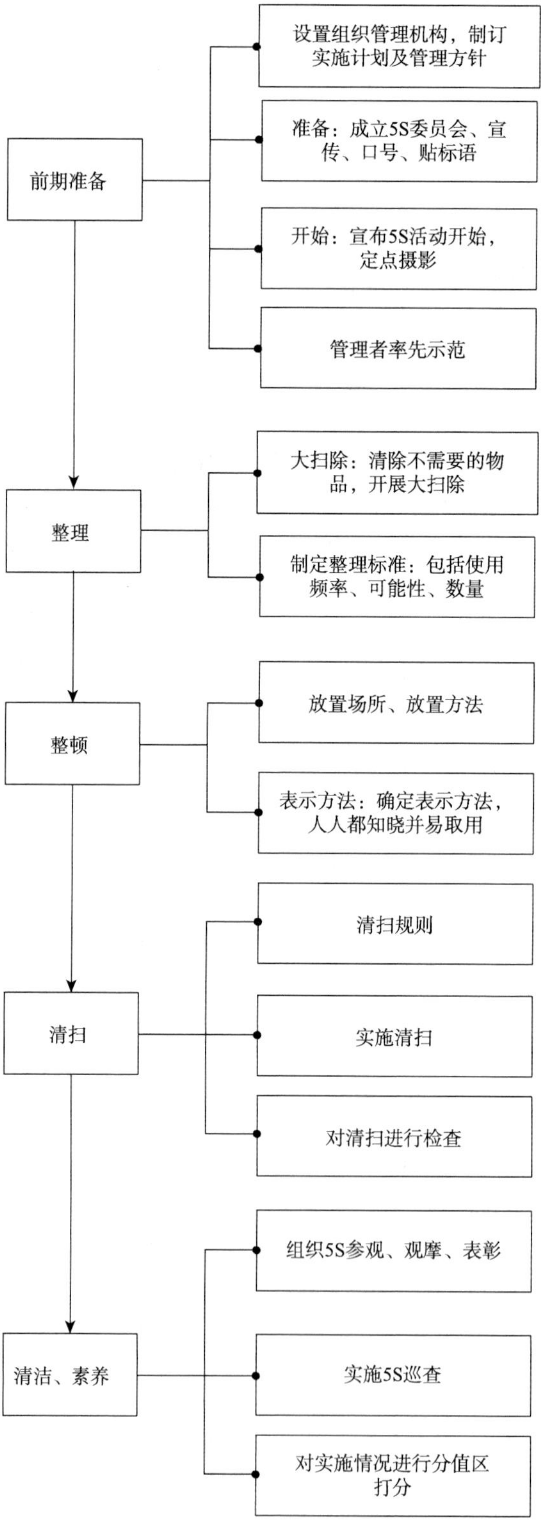
设置组织管理机构，制订实施计划及管理方针
准备：成立5S委员会、宣传、口号、贴标语
前期准备
开始：宣布5S活动开始，定点摄影
管理者率先示范
大扫除：清除不需要的物品，开展大扫除
整理
制定整理标准：包括使用频率、可能性、数量
放置场所、放置方法
整顿
表示方法：确定表示方法，人人都知晓并易取用
清扫规则
清扫
实施清扫
对清扫进行检查
组织5S参观、观摩、表彰
清洁、素养
实施5S巡查
对实施情况进行分值区打分

图 9-6　5S 管理的内容

（2）目的：创造一个良好、愉快的工作环境。该阶段靠标准化、制度化来维持“整理、整顿、清扫”的成效。

（3）实施要领：全面清洁，不遗漏死角，注重器械、设备的清洁与维护，清理破损物品，使之制度化、长效化。

5. 素养

（1）定义：素养即教养，养成严格遵守规章制度的习惯和作风。

（2）目的：通过提高人的素养，使各类活动顺利开展，持续下去。该阶段是 5S 管理的核心阶段，要求人员遵守纪律，养成良好的工作习惯。

（3）实施要领：营造团队精神，提高人员意识，转变观念，形成团队文化。

5S 管理的各步骤都是相辅相成、缺一不可的，整理是整顿的基础，整顿是整理的巩固，清扫是整理和整顿的效果，清洁是清扫的推进，素养是 5S 的最高境界及最终目标。

五、5S 管理技巧

1. 目视管理

利用形象直观、色彩适宜的各种视觉感和信息来组织实施现场生产活动，达到提高劳动生产率目的的一种管理方式。它以视觉信号为基本手段，通过眼睛来判断工作的状况，也被称为“看得见的管理”，是一种最简单、直观的方法。推行目视管理，应做到以下几点。

（1）统一：实行标准化，避免五花八门的杂乱现象。

（2）简约：各种通过视觉呈现的信号都应一目了然、易懂。

（3）鲜明：标识清晰，位置适宜，现场操作人员能看得见、看得清。

（4）实用：摆设不花哨，讲究实效。

（5）严格：严格遵守和执行相关规定，赏罚分明，有错必纠。

2. 红牌作战

红牌作战是用红色标签标记各角落的“问题点”，不管是谁，都可以加以发掘，并加以整理的一种方法。实施时应说明挂红牌的意义，大家要正确对待，积极配合，不能置之不理。挂红牌的理由要充分，事实确凿，并区分严重程度。挂牌频率不能太多，一般一个月一次，也不能随意挂，一定要改进时才挂，并注明整改的期限，如果可以立即改进的，就没必要挂，可以挂黄牌。

3. 看板管理

看板管理是为了让大家明白必需品的管理办法，以便使用时能马上拿到，做到零寻找，通过定位、定品、定量，“三定原则”来实施。看板有若干种，办公室最常见的是去向显示板。

4. 定点摄影

定点摄影是指站在同一地点，朝同一方向、同一高度，用相机将改善前、改善后情况拍摄下来，进行对照。其可以直观地呈现改进效果，便于宣传，激励员工积极改善。

5. 定置管理

定置管理是指根据物流运动的规律性，按照人的生理、心理、效率、安全的需求，科学地确定物品在工作场所的位置，实现人与物的最佳结合的管理方法。

六、5S 管理活动实施步骤

推行 5S 管理，要掌握正确的步骤和方法，首先应成立组织来统一决策、领导、控制、创新，全面推动 5S 现场管理实施，并成立领导小组，制定职责及进行分工，确定组织总体的方针、目标，并制订翔实的工作计划、资料收集，通过宣传和培训提高人员意识。

七、5S 管理现场效果检查评分表

5S 管理现场效果维持检查评分表见表 9-4，5S 环境维护评核项目表见表 9-5。

表 9-4 5S 管理现场效果维持检查评分表

单位名称：____________ 分数：______ 考核日期：___年___月___日

评分重点	评分内容	分值	得分	缺失说明
整理 20%	无堆置不要或用不到物品且位置整齐	5		
	备用、待修或待报废之机具与物品等处置期限明确	5		
	壁饰、字画标语及公布栏定期更新并维护	5		
	桌面无堆放公文与其他杂物	5		
整顿 20%	物品定位放且标示清楚	5		
	废弃物分类标示清楚并固定位置放置	5		
	可移动式仪器或设备（含轮椅）均有适当定位	5		
	标示干净、清晰、无阻碍且可易见	5		
清扫 20%	设施（备）有定期清理且无老旧不堪用情形	5		
	墙壁/天花板无剥落、漏水及发霉情形	5		
	玻璃门窗明亮几净	5		
	空调及电扇出风口没有尘埃或污垢	5		
清洁 20%	办公室（病房/诊间）保持干净舒爽	5		
	桌椅及地板洁净无尘	5		
	计算机及接口设备保持干净	5		
	文件档案柜/其他柜子保持整齐清洁	5		

续表

评分重点	评分内容	分值	得分	缺失说明
素养 20%	张贴标示环境配置图，并详列 5S 责任区域	5		
	人员服务态度良好且佩带识别证	5		
	相互亲切招呼问候并主动协助	5		
	定期进行内部 5S 活动且自评查检纪录完整	5		
加分项目	执行 5S 活动之具体成效	10		
分数总计		110		
备注	1.成绩评定：每一项次最高分如配分，最低不得低于 0 分 2.“缺失说明”栏请详细说明。视缺失项目填写改善计划备查，以作为单位改善依据			

考核人员：　　　　　　　　　　　　单位主管：

表 9-5　5S 环境维护评核项目表

单位：________部（室）________科（组、病房）　日期：____年____月____日

类别	评估项目	评分					
		0	1	2	3	4	5
整理	工作台（办公桌）及地板上无不必要的物品						
	物品堆放在不会影响工作的地方						
	物品依规定放置						
	文具、文件档案数据排列整齐						
整顿	物品未堆放在灭火器或消防栓前						
	物品使用后按规定分类放置						
	器具使用后恢复原来的状态						
	标示清洁无不清现象，也未被挡住不易看见						
	通道标示明显标示						
清洁	办公室（病房）保持干净舒爽						
	垃圾筒周围保持干净						
	电话清洁消毒						
	计算机及接口设备保持干净						
	文件柜保持清洁						
	值班室环境保持干净物品摆设整齐						
清扫	清扫后环境能时时保持清洁的状态						
	用具保持随时能取用且堪用的保管状态						
	通道路口门面未堆放物品						
素养	服务态度良好保持应有礼仪						
	保管和保存的负责人明确规定						
合计		分					
区域负责人（评核人）							

注：（1）应于平时保存，推动组访查时可更明确显现

（2）评分分为六个等级，请在栏内打√（0 分，未执行；1 分，20%执行；2 分，40%执行；3 分，60%执行；4 分，80%执行；5 分，100%执行）

（陈燕燕　陈华蓉）

第八节　品　管　圈

品管圈由日本石川馨博士于 1962 年所创，是指同一工作现场、工作性质相类似的基层人员，自发地进行质量管理活动而组成的团队，通过头脑风暴，按照一定的活动程序，运用各种品管手法，来解决工作现场、管理、文化等方面所发生的问题及课题。同时激发员工潜能，提高员工的自我管理能力，并收获许多无形成果和附加收益。

1. 组圈

根据同一部门、工作性质相关联、同一班次之原则，组成品管圈。民主选出圈长。由圈长主持圈会，并确定一名记录员，担任圈会记录工作。以民主方式决定圈名、圈徽。圈长填写“品管圈活动组圈登记表”，成立品管圈，并向品管圈推动委员会申请注册登记备案。

2. 主题选定

（1）主题选定的步骤见表 9-6。

表 9-6　主题选定的步骤

序号	选题步骤	技巧方法
1	列出工作场所的问题点	头脑风暴+亲和图
2	对问题加以讨论并理解	记名式团体技巧法、查检表
3	问题评价	评价表、记名式团体技巧法、优先次序矩阵
4	选定主题	评价表、记名式团体技巧法、优先次序矩阵
5	主题的定义及衡量指标	文献查阅、国际及国内指南、同城目标
6	选题理由	文献查阅

（2）确定主题类型。主题类型包括问题解决型和课题达成型，大部分的主题都属于工作场所中产生的不良问题，该类主题的质量改善模式为问题解决型。而课题达成型是为了创造新业务及在原有业务基础上打破现状的主题。如何判定主题的类型，可以根据 QC Story 判定表来明确类型，见表 9-7。

表 9-7　QC Story 判定表

问题解决型	相关程度	课题达成型	相关程度
原来已在实施的工作问题		以前未有经验，首次的工作	
维持或提升现状水平		大幅度打破现状	
确保当前品质的水平		挑战魅力性品质的水平	
防止已出现的问题再发生		提前应对可预见的问题	
通过真因探究而消除问题		通过方案探究而达成课题	
判定结果	合计分数	判定结果	合计分数

主题改善实施步骤见图 9-7。

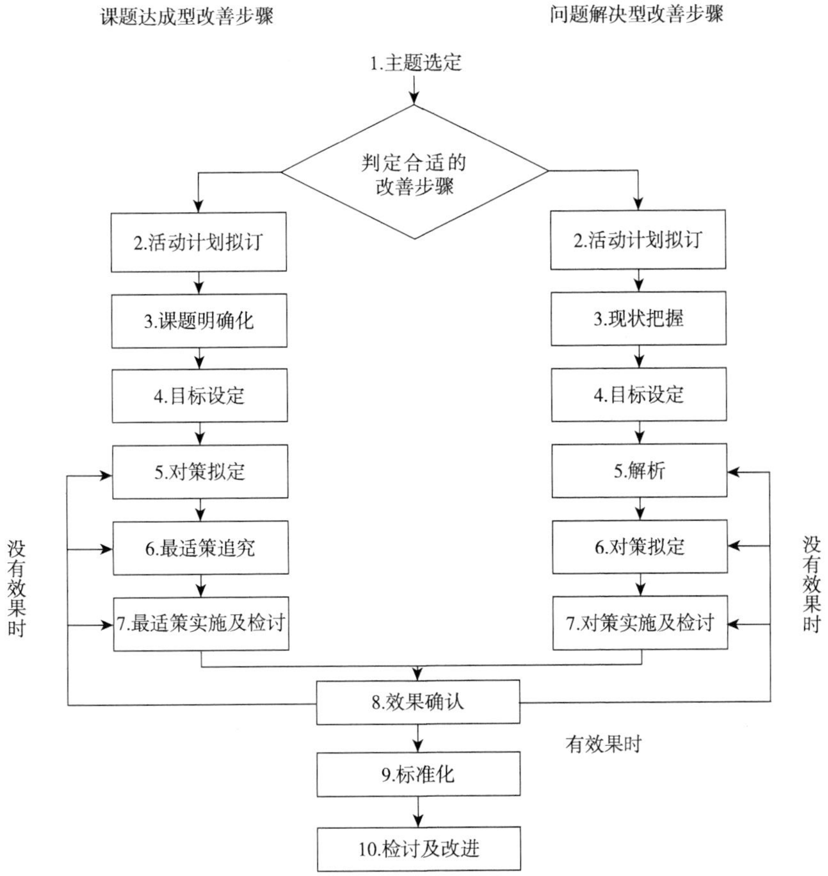

图 9-7　主题改善实施步骤

（3）主题表述。明确的主题应用具体性及可衡量的指标，通常问题解决型主题书写包含三项元素，即动词（正向或负向）+名词（改善的主体）+衡量指标。课题达成型主题名称要求清晰明确，能明确创新内容即可。

（4）选题的理由。选题应充分、直接，能说明问题或创新背景，应强调所选主题对本圈、部门、医院、服务对象、个人等的重要性，表达时力求具体且为事实。

3. 拟定活动计划书

根据项目主题，预估各阶段所需的时间，决定活动日程及圈员的工作分配，制定活动计划书并取得上级核准，最后进行活动进程的管控。活动中通过绘制甘特图来直观地把控进度，通常用实线表示实施线，虚线表示计划线。如果实施线和计划线不相符，应查找原因，及时检讨与改进。在整个 PDCA 循环中，主题选定至对策拟定占活动总时间的 30%，对策实施与检讨占活动总时间的 40%，效果确认及标准化占活动总时间的 20%，检讨与改进占活动总时间的 10%，圈员也可以根据实际情况和经验及能力做适当调整。

4. 现况把握

现况把握分明确工作流程、现况查检、确定改善重点三个阶段，通过流程图来判断工作流程中输入与输出之间的相互关系，以寻求改善流程的机会。制作查检表，通过到现场、看现物、观现实，来找出问题的根源。最后将查检数据通过柏拉图加以整理，以确认改善重点。

5. 目标设定

（1）根据公式制定目标，即目标值=现况值-（现况值×改善重点×圈能力），现况值通过现况调查所得，改善重点是现况把握中需改善的特性的累计影响度，数值可根据柏拉图得到，圈能力由圈员共同打分所得。

（2）参考文献、兄弟单位的标准、国家品鉴指标、国际品鉴指标等。

6. 解析

解析是至关重要的一步，如果没有找到问题背后真正的原因，对策实施后出现“事倍功半”的情形。通过原因分析、要因选定、真因验证三个步骤，使用特性要因图法、系统图、关联图等，来透彻分析，深入追查真正影响问题的原因。

7. 对策拟定

通过解析，找出导致问题发生的要因或真因，接着通过头脑风暴提出改善的对策。圈员们根据效益性、可行性、经济性、预算等各种因素进行评价，最后根据总分的高低来选择最合适的对策，并获得上级的核准加以实施。对策拟定时应考虑对策相互之间的关系，考虑其为永久有效对策，而不是应急临时对策，并根据拟定实施顺序及时间进行圈员的工作分配。

8. 对策实施与检讨

（1）对策实施前对相关人员进行培训、说明，指导正确的做法及让相关人员了解对策方案。

（2）专项负责的圈员要把握对策实施的动态，并指导和控制过程中的正确做法。

（3）实施过程应密切关注，运用 PDCA 循环，对对策实施过程加以记录，出现任何状况都要详细记录，作为检讨用。

（4）实施过程中，若发现效果不佳，应重新调整实施方案，若有反效果或异常时，马上停止该对策，立即改用其他对策。

9. 效果确认

（1）有形成果：直接的、可定量的、经过确认的效果，通常可用改善前后查检表、目标达成率、进步率、柱状图、柏拉图等来展示。

目标达成率=［（改善后数据-改善前数据）/（目标设定值-改善前数据）］×100%。目标达成率在 100%+10%是最佳，高于 150%或低于 80%，都要加以说明。进步率=［（改善前数据-改善后数据）/改善前数据）］×100%。

（2）无形成果：间接的、衍生的、无形的效果，是一种团队能力提升的确认，也是品管圈活动最宝贵的成效，通过绘制雷达图来直观反映活动开展前后圈员们的成长值。

10. 标准化

有效对策，需继续持续改善，加以标准化，并建立标准化作业书，以便在工作中得到执行，确保目标的一致性。标准化后的对策，通过有效监督并执行转化为日常管理项目，以防同类问题再度发生，达到问题解决、质量持续改进的目的。标准化是品管圈活动经验的总结，也是品管圈改善的重要步骤。

11. 检讨与改进

通过对品管圈活动各个步骤的讨论，发掘各环节中的优缺点，明确残留的问题或新发现的问题，进行反省及评价，为下一 PDCA 循环做准备。

（陈燕燕　陈华蓉）

第九节　失效模式与效应分析法

失效模式与效应分析法起源于 20 世纪 60 年代中期美国的航天工业公司，现已广泛用于航空、航天、汽车和医疗设备等工业区域。FMEA 是一种基于团队的、系统的及前瞻性的分析方法，用于识别一个程序或涉及出现故障的方式和原因，并为改善故障提供建议和制定措施，是持续的质量改进过程。FMEA 是早期预防实效及错误发生的最有效的方法之一，能全面找出一切可能的失效模式，给出失效模式的风险评估排序，提供改进的有限控制系统，从而引导解决需要优先解决的问题，它汇集了集体的经验和智慧，有效提高组织的控制能力和水平。“失效模式”是指能被观察到的错误和缺陷现象（安全隐患），可用于医院质量管理中任何可能出现的不良事件；“效应分析”是指通过分析该失效模式对系统的安全和功能的影响程度，提出可以或可能采取的预防改造措施，降低风险事件的发生。

一、实施方法

1. 确定主题

（1）一般选择高危关键流程（导致损伤，反复发生的不良事件，如压疮、感控、跌倒等），会涉及跨部门、跨科室的系统性问题。

（2）选择一个下面没有太多子流程的流程来分析。

（3）不要选择一个大且复杂的流程来做 FMEA，而是选择其中的一个子流程。例如，执行整个医院中的给药管理过程的 FMEA 会是一项太繁杂而无法负荷的工作；而应考虑针对个别的子流程，如处方的流程、发药的流程或是给药的流程来做 FMEA。

2. 组成团队

团队一般 7~9 人，不超过 10 人，参与全过程；团员应精通业务、熟悉该管理组织流程，并接受 FMEA 知识培训。

3. 绘制流程图

（1）画出并验证流程图（这是一个过程与时间顺序图）。

（2）用连续编号定义流程图的每个步骤。

（3）如果流程是复杂的，明确流程的焦点步骤（采取重点关注）。

（4）明确每个流程下的子流程，用连续字母标识 1a、1b 等。

（5）创建一个由子流程组成的流程图。

（6）团队对所有列出的步骤要达成共识，确认这些步骤可以正确地描述整个流程。

4. 进行危害分析

这是最关键的步骤，分解各执行过程可能出现的影响因素，列出潜在失效模式，计算风险优先指数（risk priority number，RPN），排列优先次序。

（1）分析流程的每个步骤，列出每个步骤可能发生的失效模式，也就是说，列出所有可能做错或出问题的情况，然后针对每个列出的失效模式找出所有的可能原因，识别最需关注领域（关键失效模式）。

（2）确定每个失效模式的严重度（severity）、发生可能性（occurrence）、可侦测度（detection），评分 1~10 分。1 表示失效“不太可能引起任何伤害”“非常不可能发生”“非常可能被侦测到”；10 表示“非常可能发生严重伤害或死亡”“非常可能发生”“非常不可能被侦测到”。失效模式严重度评分标准见表 9-8，严重度评判标准分类描述见表 9-9，失效模式发生可能性评分表见表 9-10，失效模式可侦测度评分表见表 9-11。

表 9-8 失效模式严重度评分标准

后果	事件描述	评分
极严重	引起死亡或损伤	8~10
严重	严重的顾客不满意	5~7
中度严重	失效会造成修改流程，但有轻微性能损失，造成绩效退步	2~4
轻度严重	失效不会引起顾客注意及影响服务提供	1

表 9-9 严重度评判标准分类描述

严重度	极严重事件（8~10 分）	严重事件（5~7 分）	中度严重事件（2~4 分）	轻度严重事件（1 分）
病患结果	死亡或永久性功能丧失	永久性功能降低、3 人以上患者照护水平提高	增加住院日或 1~2 人患者	患者无伤害
访客结果	死亡或 3 人以上住院	1~2 人住院	评估和门诊治疗 1~2 人	无须治疗
员工结果	致死或 3 人以上住院	1~2 人住院或 3 人以上暂无法工作	1~2 人需治疗	未影响员工工作
设备设施	损害超过 25 万美元	损害超过 10 万美元	损害在 1 万~10 万美元	损害低于 1 万美元
火灾	严重需撤离	需外部协助处理	初期即已控制	无或不适用

表 9-10　失效模式发生可能性评分表

可能性	事件描述	评分
经常	可能立即或短时间内发生（一年内发生若干次）	10
偶见	可能会发生（1~2 年内多次发生）	7
不常	可能发生（2~5 年内可能发生）	4
罕见	不太可能发生（5~30 年内可能发生）	1

表 9-11　失效模式可侦测度评分表

可侦测度	事件描述	评分
不可能	非常不可能被侦测到	10
偶尔	偶尔被侦查到	7
可能	可能被侦测到	4
经常	非常可能被侦测到	1

（3）计算 RPN，RPN=严重度×发生可能性×可侦测性，最低分数是 1 分（1×1×1），最高分数是 1 000 分（10×10×10）。根据计算出的 RPN 将每一失效模式从高到低排列优先顺序，从 RPN 最高的失效模式开始确定每一失效模式的根本原因（潜在失效原因），RPN 中前 10 名的失效模式，为优先考虑改善的失效模式。计算整个过程的 RPN，将各失效模式 RPN 相加即可。

（4）应用危害评分矩阵（表 9-12）确定每个失效模式的严重度及发生可能性，评分为 1~4 分。1 表示失效“不太可能引起任何伤害”“非常不可能发生”；4 表示“非常可能发生严重伤害或死亡”“非常可能发生”。危害评分=严重度×发生可能性，最低分数是 1 分（1×1），最高分数是 16 分（4×4），危害评分大于/等于 8，为优先进行改善。

表 9-12　危害评分矩阵表（单位：分）

发生可能性	严重度			
	极严重（4）	严重（3）	中度严重（2）	轻度严重（1）
经常（4）	16	12	8	4
偶见（3）	12	9	6	3
不常（2）	8	6	4	2
罕见（1）	4	3	2	1

（5）使用决策树（图 9-8）分析，以确定失效模式是否值得进一步行动。

5. 采取行动和结果测量

（1）应用 RPN 或危急值来计划改善行动以降低失效模式所产生的伤害。

（2）应用 FMEA 来评估改变所可能产生的影响。

（3）用 FMEA 来监测和追踪改善。

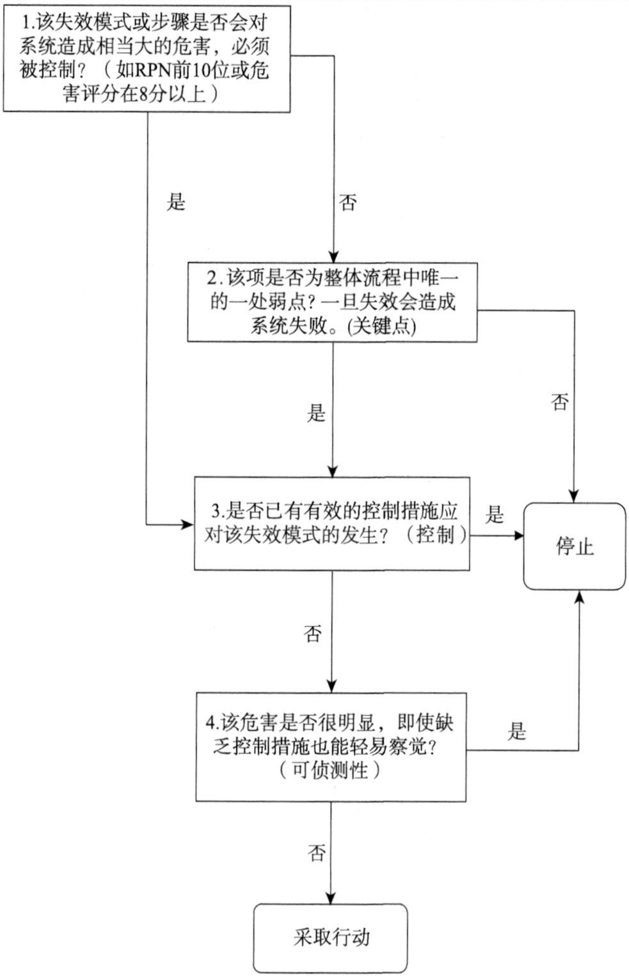

图 9-8　HFMEA 决策树

二、RCA 与 FMEA 比较

RCA 与 FMEA 比较，见表 9-13。

表 9-13　RCA 与 FMEA 比较

项目	RCA	FMEA
方法	非统计性方法	非统计性方法
目的	减少患者伤害	减少患者伤害
结果	找出造成伤害的情况	找出造成伤害的情况
形态	事后反应	前瞻性
焦点	针对已经发生的事件	针对整个流程
偏差	容易有事后分析偏差	相对偏差较少
缺点	护士害怕和排斥	开放性，减少护士压力
主要精神	问：为什么？	问：如果这样，会怎样？

三、案例分析

（1）确定主题：预防住院老年患者跌倒。

（2）组建 HFMEA（health failure mode and effect analysis，即医疗失效模式与效应分析）项目团队：由护理部主任、护士长及护理骨干等共 10 人组成。项目组成员接受 HFMEA 的系统培训，运用 HFMEA 分析步骤，对易导致住院患者跌倒的因素进行风险评估，讨论持续改进方案。

（3）确定并绘制流程图：项目组成员按照流程图的形式逐一展开，通过讨论确定预防跌倒措施的流程定义为 3 个流程步骤及 8 个子流程，并绘制流程表见表 9-14。

表 9-14 预防跌倒措施流程表

流程步骤	入院时	住院期间	出院时
子流程	1.做好入院教育 2.全面评估患者情况 3.筛选出高危人群，上报护理部，做好防护措施 4.向陪护人员交代注意事项 5.待医生开出医嘱后，告知患者药物的不良反应并做好预防措施	6.密切观察病情并采取相应防范措施	7.告知相关注意事项 8.对高危患者或/和家属做好预防指导

（4）跌倒风险因素分析：召集项目小组成员，采用头脑风暴法，针对流程中的每一个步骤列出所有可能的失效模式。针对每个列出的失效模式，找出所有可能出现的失效原因、导致的结果。再由小组成员共同确定跌倒的 RPN，RPN=严重度×发生可能性×可侦测度。RPN 为 1~1 000，数值越大表示该因素对失效的影响也越大，需要对其失效模式优先采取改善行动。医疗行业中，若失效模式的 RPN 值大于 125，一般该模式就有必要采取措施进行改造。例如，跌倒失效模式“护士对患者评估不全面”，潜在风险原因“专业知识缺乏”，其严重度 8、发生可能性 4、可侦测度 9，RPN=8×4×9=288。

（5）根据分析结果制订相应改进方案并实施，应用 PDCA 循环法，定期验证改进措施是否有效，及时修订、调整，并与对照组进行比较，评价效果。

（6）撰写项目报告。

（周红娣）

第十节 根本原因分析法

RCA 是一种回溯性失误分析方法，起源于美国，最早应用在航空安全、核工业等领域，之后广泛应用于各个行业。1997 年美国退伍军人署的患者安全促进机构开始在医疗界推进、发展根本原因分析法，借此手法了解照护系统潜藏的问题与根本原因，并针对系统事件进行改善。该方法适用于对突发的重大事故、长期出现的异常状态进行原因分析。其使用目标是降低解决问题的成本；找出问题的根本原因；找出问题解决办法；制定预防措施。RCA 是指针对严重伤害事件，经由回溯性调查过程，广泛地收集各种主、客观科学证据，区分出近端与远端原因，以了解造成失误的过程和原因，并进行系统性检讨，研拟改善策略以减少失误的发生。简而言之，就是找出造成潜在执行偏差的最基本或有因果关系的程序。RCA 的核心价值是以系统改善为目的，着眼于整个系统及过程面的探究，而非个人执行上的咎责，找出预防措施的工具，避免未来类似事件再发生，最终成果是要产出可行的行动计划，从而营造一种安全文化。

一、实施方法

RCA 的实施过程一般分为四个阶段，即 RCA 团队的组成与相关资料的收集、找出近端原因、确认根本原因、设计及执行改善行动计划。

1. RCA 团队的组成与相关资料的收集

（1）组成 RCA 团队。RCA 工作小组成员通常由 3~4 人组成，最多不超过 10 人。根据事件的不同，RCA 工作小组成员组成也有所不同。若调查事件为严重伤害或死亡事件，RCA 成员应包括事件发生流程中的一线人员。若调查事件为一般或轻微伤害事件，可考虑由科主任、护士长或质量管理人员单人进行。RCA 运作的主要负责人应具有 RCA 完整训练经验，具有与事件相关之专业知识且能主导团队运作。RCA 成员应具有独立调查能力，有优秀的分析技巧，有批判性观点，态度客观。与事件最直接的关系人应审慎考虑是否纳入。

（2）问题描述。问题描述可帮助 RCA 团队在分析问题及制定改善措施时能够清楚地关注重点。问题定义应简单明确，好的定义问题是要呈现“做错了什么事”及“造成的结果”，而不是直接放在“为什么会发生”。

（3）事件调查与资料收集。事件调查主要是为了能给后续分析提供佐证，最好能尽快收集，避免重要细节随着时间而淡忘。资料收集包括访谈人员（当事人及相关人员）、设备调查、书面记录、发生地点和方法流程等内容。

2. 找出近端原因

（1）以更细节具体的方式叙述事情的发生始末（包括人、时、地、如何发生），并确认事件发生的顺序先后。确认问题时，需问“4W1E”，即出现何种问题（what）、在何处发生（where）、在何时发生（when）、如何发生（how）及达到何种程度（extent），并确认事件的先后顺序（记事法、时间序列表）。可通过画出时间线及流程图，来确认事件发生的顺序先后，协助小组成员将焦点放在事件的事实上，而不是一下子就跳到结论。发掘问题的方法有头脑风暴法、书面头脑风暴法、差异分析法和名义团体法等。

（2）列出可能造成事件的患者照顾规范/程序/制度及比对执行过程是否符合规范。医院是否有制定执行与此事件相关技术规范或操作流程，若有需评估：①当时执行的步骤跟规范/制度一样吗？②当时执行的步骤跟平常做的一样吗？以此确认操作程序有无问题。

（3）列出事件的近端原因。近端原因分为人为因子、设备因子、可控制及不可控制的外在环境因子、有无其他因子直接影响结果。可通过鱼骨图、原因树和推移图等工具来找出近端原因。

（4）再收集资料以证实近端原因。可通过资料中的指标了解近端原因的趋势及现况，指标也可作为未来评值改善行动介入后的成效。由数据中找出的指标，需具备以下特点：①稳定性，数据可持续收集，不会中断。②可量测性，测量的单位容易表达，医院容易使用。③可靠性，可精确完整地识别事件。④对过程或结果的测量，测量活动或执行结果是否符合目标。

（5）针对近端原因做即时的针对措施。即使分析过程未完成，若已先找出近端原因，便可针对近端原因快速立即做一些处理及反应，减少事件造成的影响。

3. 确认根本原因

（1）列出与事件相关的组织及系统分类，如人力资源系统、信息管理系统、环境设备管理系统、组织领导及沟通系统、其他。

（2）从系统因子中筛选出根本原因。可通过以下问题辨别是根本原因还是近端原因：①当此原因不存在时，问题还会发生吗？②若此原因被矫正或排除，此问题还会因相同因素而再次发生吗？③原因矫正或排除后还会导致类似事件发生吗？如果答案是"是"，为近端原因，如果答案是"否"，为根本原因。

（3）确认根本原因间的关系。避免只排除其中一个根本原因，而其他原因交互作用反而造成不同类型，但严重度相当的事件发生。

4. 设计及执行改善行动计划

（1）制订方案。确定根本原因后，必须制订具体的、可操作性的改善计划并落实改善措施，防止下一次事件再发生。制订解决方案要尽可能减少对记忆和注意力的依赖，减少疲劳，同时要简单化、标准化。

（2）执行方案。方案执行可结合 PDCA 循环原则进行。

二、案例分析

1. 事件描述

某病区 1 名护士到血库取血浆，将血浆资料登记错误，结果患者输入非同型血浆 3 分钟。

2. 组成 RCA 团队与资料收集

（1）组成 RCA 团队：护士长、病区主任、护理组长、检验科（血库）主任、护理安全管理委员会成员。问题定义为：护士将血浆资料登记错误，致患者输入非同型血浆 3 分钟。

（2）对事件相关资料进行确认，包括各种登记资料、记录及与当事关系人面谈的资料，以了解事情全貌。

（3）完成输错血浆事件描述表。

事件涉及范围：病区（医生办公室、治疗室、床边）、血库。关系人：护士甲、护士乙、护士丙、医生甲、检验科（血库）主任、护士长、病区主任、护理管理委员会。事件关系物：血浆申请单、血浆登记本、血浆治疗单、输液（血浆）巡视卡。

按时间顺序的事件描述内容：①当日医嘱开出血浆申请 4 人份，分别为 O 型 200 毫升两人份，A 型 200 毫升两人份；护士甲带上血浆登记本至血库取血浆。② 护士甲到达血库，血库人员将 2 袋 O 型血 200 毫升，2 袋 A 型血 200 毫升及血库取血浆登记本交护士甲查对，护士甲将血型及容量标记两联分别贴于血库取血浆登记本及自带的血浆登记本。但将 A 型与 O 型患者的标签贴反了，即原 O 型的患者姓名栏贴了 A 型，原 A 型患者姓名栏贴了 O 型。③护士甲回到病区，将血浆登记本交给在医生办公室的医生甲，医生甲对照血浆登记本在电脑上开出 4 例患者的输血浆医嘱。④护士乙在护士站打印出医生开出的输血浆医嘱治疗单及巡视卡，交给治疗室的护士丙。⑤护士乙与护士丙一起核对血浆，并将溶解后的 4 袋血浆进行插管准备。⑥护士丙将 1 袋 A 型血浆送到应为 O 型血的患者床边，并询问患者血型，因患者有口音，护士丙在未进一步确认时给患者输入。通过描述表的表达，从护士接收医嘱后到血库取血浆的过程，取回血浆后的处理环节，查对、输入过程按时间顺序逐一进行描述，呈现事件发生过程与相关事项彼此间的关系。

3. 找出近端原因

绘制流程图。按事件发生步骤进一步还原，包括：步骤 1，医生开出血浆申请，护士甲带上血浆登记本至血库；步骤 2，护士甲到达血库时，还有 3 个病区的护士正在取血浆；步骤 3，血库人员将 2 袋 O 型血 200 毫升，2 袋 A 型血 200 毫升交护士甲；步骤 4，护士独自对血浆进行核对和登记，将 4 袋血浆袋上血型标签“张冠李戴”地贴错；步骤 5，护士甲将血浆带回病区；步骤 6，医生甲根据护士甲带回的登记本开出医嘱；步骤 7，护士乙打印输血浆巡视单交护士丙；步骤 8，护士乙与护士丙一起核对；步骤 9，护士丙将 1 袋 A 型血浆送到应为 O 型血的患者床边，未认真确认即给患者输入；步骤 10，护士丙发现错误，立即停止输入。报告医生及护士长，填报不良事件报告表。

找出与输错血浆事件相关的关键步骤为步骤 4、步骤 6、步骤 8、步骤 9。画出输血浆错误的鱼骨图，导致本例输血浆失效的原因有 4 个，包括：步骤 4，核对血浆无明确的流程遵循；步骤 6，医生未遵守开医嘱规定；步骤 8，输血浆查对流程不明确；步骤 9，护士丙床边核对方式失当。

4. 剖析根本原因

应用流程解构图对事件的相关因子进行分析的根本原因为：①取血浆管理流程不具体；②医生开血浆医嘱规程不清晰；③无明确的输血浆前核对流程；④护士教育训练不足。

5. 拟定和执行改善对策

确定根本原因后，应用改善对策执行管理表见表 9-15，制定改善行动的具体措施，列出每项行动的负责人和开始与完成日期，掌握各项行动的执行情况，加强改善行动的执行力。

表 9-15　输错血浆事件改善对策执行管理表的主要内容

原因	改善行动项目
取血浆管理流程不清晰	建议制定具体的取血浆标准操作流程，包括取血浆时交接、核对内容与方法，并将血型资料标识联号的处理方式纳入标准操作流程 明确由血库人员和取血护士以“读校”方式进行双人核对，并写入流程中
医生开具血浆医嘱指引不具体	与病区主任沟通，建议医生在现行的开医嘱流程中，参考开具输血医嘱的规定，将血浆医嘱开具的细则单列。规定血浆申请单与医嘱必须同时开具，减少中间的错漏环节，并明确开具两人以上输血浆医嘱的核对要求……
病区输血浆前核对流程不明确	制定输血浆查对标准操作流程，可参考输血查对方式进行，包括输血浆核对内容、床边双人核对、应答不良患者的核对等内容
教育训练不足	将输血及血浆安全及流程纳入护士授课 将输血及血浆核对流程进行实操演示，包括应答不良患者的核对方式

（周红娣）

第十一节　追　踪　法

追踪法是通过跟踪患者就医过程或跟踪医院某一系统运行轨迹，感受医院服务品质，评价医院管理系统是否健全、配套、周密以及是否有执行力，是考核医院整体服务能力的医院评价方法。该评价方法的核心是“以患者为中心”，强调患者安全及医疗质量的持续改进。

一、追踪法意义

（1）“以患者为中心”的服务理念，从“患者”实际感受诊疗服务的经历，了解与评价医院整体的服务品质。

（2）是通过追踪个别患者在医院医疗护理系统中的经历与感受，评价医院服务整体的连贯性。

（3）评价患者在接受诊疗的服务过程品质、环境设施，注重患者的安全、权益及隐私的保护，医院感染的控制。

（4）评价医院对医院评审标准与要点的遵从程度，即评价医院对规章、制度、流程、诊疗常规与操作规程的执行力。

二、追踪法分类

1. 个案追踪

（1）评价诊疗服务的内涵质量。

（2）评价对各种诊疗规范、临床路径等的执行力。

（3）通过对患者的追踪，来了解和评价医院职能部门所制定的规章、制度、流程、质量与安全标准有哪些？由谁来执行？执行的依从性怎样？由谁进行监管？监管效果如何？怎样落实效果评价？

2. 系统追踪

（1）评价对各种质量与安全管理制度、流程的执行力。

（2）评价医院服务连贯性。

（3）评价多学科综合的服务能力。例如，高风险的药物管理系统、医院感染监控系统。了解这些系统是如何运行的？由谁来执行？执行的依从性？由谁来监管？如何评价效果？又如，质量安全改进、环境安全是如何运行？谁来执行？执行的依从性？谁来监管？如何效果评价？

三、追踪法步骤

（1）访谈。评价者以面谈以及查阅文件的方式了解医院是否开展和如何做系统性的风险管理。

（2）访查。以患者个体和个案追踪方式，实地访查第一线工作人员以及医院各部门的执行状况，了解各个计划的落实程度。

（3）查疑。在访查过程中，各个评价委员以会议形式讨论和交换评价结果，再深入追查有疑问的部分。

（4）进入 PDCA 循环。

四、个案追踪法

1. 追踪哪些患者

（1）病情比较复杂的患者。

（2）访查当日手术或检查的患者。

（3）访查当日或隔日出院的患者。

（4）接受跨专业治疗的患者。

（5）与感染预防控制及药物管理有关的患者。

（6）需门诊追踪治疗的患者。

2. 追踪访查什么

（1）依患者接受诊疗服务的路径追踪。

（2）观察科室间交接情况。

（3）确认提供哪些重要的诊疗或服务。

（4）评价不同服务之间整合及协调成效。

（5）确认服务过程中潜在问题。

3. 个案追踪检查的主要方法

（1）与负责某患者的相关人员一起检查患者的病历记录。

（2）直接观察对患者的治疗过程。

（3）观察用药过程。

（4）观察感染预防和控制。

（5）观察治疗计划的制订过程。

（6）讨论各单元的数据利用–质量改进活动。

（7）观察环境对安全的影响及员工在降低风险方面的作用。

（8）观察医疗设备的维护，并审核相关人员的资质。

（9）与患者或家属交谈，核实相关问题。

（10）观察急诊管理和患者流程问题，其他辅助科室的流程问题。

（11）可能抽查2~3份现病历和既往病历，进行检查，以核实已发现的问题。在此过程中，会询问相关人员。根据情况可能选择更多病历，主要是类似或相同的诊断或化验、即将出院的患者、诊断相同但科室不同、年龄或性别相同。

（12）住院天数。

（13）与员工面谈。

（14）必要时审核会议纪要和程序。

（15）发现的问题可能会在系统追踪时进一步探索，为其他追踪检查提供了重点方向。

4. 举例

评价人员通过检查病历资料观察一位 68 岁因胸痛被送到急诊室准备次日实施外科冠状动脉搭桥手术的男性患者在医院诊治的全过程。

其追踪检查主要包括以下步骤。

（1）了解该患者在急诊室治疗程序，包括：对患者病情的评估，患者从急诊室转科之前的沟通，急诊药物治疗程序，紧急状况下急诊科值班医生和护士的能力与人力资源的配备，等等。

（2）了解该患者从急诊室转入心导管室的过程，如患者知情同意、用药、病情监护等情况。

（3）了解患者被送到手术室前手术准备与手术中麻醉用药、麻醉方式等的程序步骤。

（4）了解手术情况和手术结束时患者血压、心率、神志恢复情况。

（5）了解患者回到重症监护室进一步的恢复，如呼吸机的操作使用，心肺监护的使用，输液与肠道外营养的支持，等等。

（6）了解患者回外科病房后用药方式与药物调整，伤口愈合的情况及院内感染的预防，患者健康教育，出院后的进一步康复计划情况。

检查者按照事先设计的表格填写记录，对每个环节的衔接与对患者的处理正确与否，最后做出评价。

五、系统追踪法

1. 以个案为基础，集中考察医院的某个具体功能或环节

（1）评价有关环节的表现，特别是相关环节的整合与协调。

（2）评价各专科和部门间的沟通。

（3）发现有关环节中潜在的问题。

系统追踪的信息来源于单个患者追踪，需要和相关人员的讨论流程、改进措施，需要进一步整改的问题、评估、培训等，主要是用药管理、感染预防和控制、质量改进、设备的安全管理等。

2. 举例

（1）抗菌药物的合理应用。选取应用抗菌药物的病例→询问管床医师相关知识→了解有无培训制度及落实情况→医师有无培训→是否考核合格和授权→有无监管记录。

（2）手术患者安全管理。在手术室选取当日手术病例→检查制度的落实，手术风险的填写→主刀医师和麻醉师的资格→术前小结和术前病例讨论记录→知情同意和告知情况→手术医师对术中可能出现的意外和并发症的了解及预案→医院有无相应的制度和培训。

（3）危急值登记与报告。在病例上获取危急值项目→查病区危急值登记报告本→追问值班医师对相关制度的知晓率→检查病历记录中有无相应处理措施→追问报告科室有无相应的记录→查职能部门是否有相应的规定→职能部门有无监管记录。

（4）核心制度落实情况。选取核心制度一项→评价该制度内容的完整性、规范性、合法性与可行性→查相应培训资料→查考核记录→查临床医护人员掌握情况→抽调相应病历资料，检查落实状况→查督查资料→查定期分析反馈资料→查再培训资料。

（5）不良事件登记与上报。从不良事件上报记录中调取一例患者→调阅该患者的住院病历→核实不良事件的处理情况→询问医护人员相关制度的知晓率→追查职能部门的相关登记与上报记录→查职能部门相关制度→查相关知识培训记录→查职能部门的监管记录。

（6）临床路径管理。随机选取纳入路径管理的一例病例→调阅病历，检查路径落实情况→询问相关医护人员对临床路径管理知识的掌握情况→查科室登记本和定期总结分析材料→查职能部门相关规定→查培训资料→查监管记录→查全院临床路径管理领导

组、专家组名单及活动记录→现场调阅该病种前一年出院病例数，统计入径率。

（7）急诊急救流程与绿色通道（夜查）。随机跟随一急诊患者→分诊、挂号→候诊→诊疗接待→急诊检查→急会诊（多学科、时限、资质）→取药或留观或住院等全过程，并询问相关医护人员相关制度的知晓率。

模拟现场：模拟急诊患者就诊，了解医院管理、指挥系统以及多学科合作机制。

（8）重症医学科管理。随机选取一份使用呼吸机患者的病历→检查是否符合转入标准→转运交接记录→联合查房记录→危重程度评分记录→呼吸机使用知识的询问→呼吸机相关性肺炎、多重耐药菌等监控等知识的询问→进行特殊检查时保障患者安全的措施→多学科会诊制度的执行→尊重患者合法权益知识的询问→心肺复苏知识的询问→职能部门对 ICU 的监管记录等。

（倪乐丹）

第十二节　临床护理路径

临床护理路径是一种跨学科的、综合的、深化整体护理的医疗护理工作模式，它可以满足患者在疾病发生、发展、转归过程中的健康需求。它以“具体性、计划性、预见性和有依据性”为特征，以“高品质、低费用”为服务宗旨，可实现护理的标准化和程序化，有效减少护理差错的发生，缩短患者的住院天数，降低医疗费用和成本，是近年来发展起来的一种标准化护理方法，是一种科学高效的护理新模式。

临床护理路径是针对特定的患者群体，以时间为横轴，以入院指导、接诊时诊断、检查、用药、治疗、护理、饮食指导、活动、教育、出院计划等理想护理手段为纵轴，制成一个日程计划表，对何时该做哪项检查、治疗及护理、病情达到何种程度，何时可出院等目标进行详细的描述与记录，使护理工作有计划、有预见性地进行。它具有综合性、时效性、陈列主要治疗与护理活动，以及结果测量的特点，既能体现护理程序，又能体现护理专业的职能任务，是一种有效的质量管理和成本控制工具。通过临床护理路径的实施，护患双方可相互促进，形成主动护理与主动参与结合的护理工作模式。

一、实施方法

1. 寻求医院领导的支持

临床护理路径作为一个新的临床护理服务模式进入医院，必须让大家对临床护理路径有一个充分的了解和认识，并能了解科室的实际困难和需要。

2. 成立临床护理路径的团队或小组，并开展教育培训

临床护理路径作为一种标准化的护理诊疗规范，是综合多学科不同部门协作的过程，包括临床、护理、药学、检验、营养等各学科，还包括医院管理、卫生经济、统计

学和信息等。

3. 制定临床护理路径表

目前国内外临床护理路径的表现多采用图表框架的形式。临床护理路径表是护士在实施临床护理路径过程中根据医护共同制定的程序，具体实施服务计划的路径表格。在表格的设计上一般包括疾病名称、患者信息、入院时间、预计住院天数、路径实施计划天数、实际住院天数、主要诊疗工作、重点医嘱、主要护理工作、责任护士签名、主治医生签名、变异项目等项目。

4. 试行临床护理路径

临床护理路径是一种全新的医疗服务模式，就中国目前情况而言，全面推行临床护理路径的基本条件尚不足，在现有国情情况下，只能通过实践来验证，从中总结经验，查找不足后及时制订解决方案，再去验证，周而复始，以达到临床护理路径的持续改进。

5. 实施临床护理路径

临床护理路径计划正式应用于临床的实施初期，要严格按照护理路径表执行和记录，采取专人监控和智能监控相结合。在实施过程中，要注意产生的变异，及时查明路径、护理人员、患者三者的原因。

6. 评估与评价

确定和分析实施临床护理路径的效果和指标，如住院天数、医疗费用、临床结果、患者满意度、工作人员满意度、资源有效利用率、患者并发症发生率、患者再住院率。

7. 临床护理路径的持续改进

临床护理路径的宗旨是为患者提供最佳的照顾，因此每一次每一种疾病临床护理路径实施以后都应该根据其评价结果及时加以修改和补充。可以执行 PDCA 循环评价，通过循环评价改进，使新的临床护理路径不断完善，更加符合临床实际。

8. 追踪与评价

除了对临床护理路径的预期结果，需要不断监测和评价外，临床护理路经应随着医学与社会的发展，不断地发展，因此对某一病种与其临床护理路径也需要进行不断地追踪与评价。

9. 注意事项

（1）决定合理的最短住院天数。对于临床护理路径的设计，适当的住院天数是必须被定义的，可利用病历检查及参考文献研究结果，再辅以关键路径法的方式，决定合理的最短住院天数。

（2）选择临床护理路径的对象时，考虑到临床护理路径在我国尚不成熟，应以治疗护理工作有一定的模式可循、变异较少、病源充足、治疗结果和住院天数较明确的疾病或手术的患者为首选。

（3）确立每日应执行的诊疗护理活动。由临床推动小组的成员，邀请特定的临床医生、护士、药师、营养师、康复师、检验师等人员，通过流程分析与病历审查的方式，确立每日应执行的医疗照护活动。

（4）实施临床护理路径必须制定变异记录单。该记录单主要记录在诊疗护理过程中，患者未执行临床护理路径所规定的项目与原因，须注意分析路径本身、护理人员以及患者三者原因。

（5）制定患者教育手册或患者版临床护理路径表，可以提早让病患了解在整个住院期间每一天所有可能发生或即将发生的事情，使病患认知其医疗过程，降低焦虑，增加与医疗人员间的合作程度。

（6）在执行临床护理路径过程中，一旦发生偏差，应尽快纠正偏差，使其回到路径中来，偏差大的，临床护理路径设计小组应与主管医生、主任等共同探讨，必要时推出临床护理路径。

（7）出现以下情况时，患者应退出临床护理路径表：①在实施临床护理路径过程中，患者出现严重的并发症，需要转入其他科室继续治疗的。②在实施临床护理路径过程中，患者要求出院、转院或改变医疗方式而退出临床护理路径的。③发现患者误诊进入临床护理路径的。④患者出现严重的医疗相关感染等情况不适于完成临床护理路径的。其他原因或特殊检查推迟手术的，应选择延迟进行而不是退出临床护理路径。

二、临床护理路径案例

临床护理路径案例见表 9-16。

表 9-16　临床护理路径案例

患者姓名：刘某某　　性别：男　　年龄：69 岁　　住院号：15273634

住院日期：2017 年 1 月 14 日　　出院日期：2017 年 1 月 20 日

标准化住院日：7 天　　疾病名称：冠心病

时间	项目	护理内容
入院当天	评估	1.一般评估：生命体征、皮肤、神志等 2.专科评估 （1）观察有无出现劳力性呼吸困难或夜间阵发性呼吸困难、心率增加、乏力、头晕、失眠、烦躁、尿少等症状，及时发现有无急性左心衰发作 （2）注意尿量、双下肢水肿、气促、体重、大小便等情况 （3）评估心功能的情况
	治疗	1.根据病情吸氧、吸痰、建立静脉通道、上各种监护仪 2.补液者严格控制滴速，必要时用输液泵控制滴速 3.准确测量血压，记录出入量，每日床边测量体重
	检查	1.做相关的检查：如心电图、床边胸片、心脏彩超、血液检查等 2.告诉患者检查内容及相关注意事项，指导患者留取各项标本
入院当天	药物	正确使用药物，注意用药后的观察，如静脉使用静脉扩张剂（注意严密观察患者血压情况）、应用洋地黄药物（注意观察有无洋地黄中毒情况）等
	活动	嘱患者绝对卧床休息

续表

时间	项目	护理内容
入院当天	饮食	1.根据辨证指导饮食 2.宜低盐低脂清淡饮食，钠盐＜2 克/天，必要时限水
	护理	1.准备好床位，及时安置患者 2.做好入院介绍：主管护士自我介绍、环境及各种制度介绍、发连心卡 3.测患者心率、心律、脉搏、呼吸、血压的变化，以及尿量、双下肢水肿情况 4.基础护理：皮肤护理、口腔护理、管道护理 5.气道护理、血糖护理、安全护理、心理护理等 6.备齐各种急救物品，做好抢救准备 7.根据病情给予半坐卧位 8.保持大小便通畅，大便时勿用力过猛
	健康宣教	1.讲解疾病相关知识、各项检查的知识，服药须知等 2.安全知识：防坠床，防烫伤，防跌倒 3.做好家属的沟通工作
	护士签名	
第 2 天	评估	一般评估：生命体征、神志 专科评估：尿量、体重、双下肢水肿情况、气促缓解情况等
	检查	根据病情决定
	治疗	按医嘱执行治疗
	药物	同前
	活动	嘱患者卧床休息，视病情床边小坐
	饮食	宜低盐低脂清淡饮食，钠盐 5 克/天
	护理	1.基础护理：皮肤护理，口腔护理，管道护理 2.保持气道通畅，必要时吸痰 3.做好情志护理 4.安全护理
	健康宣教	1.指导避免危险因素，避免诱因 2.讲解检查的注意事项
	病情变异记录	□无　□有，原因： 1. 2.
	护士签名	
第 3 天	活动	逐渐下床活动
	护理	1.基础护理：皮肤护理、口腔护理、管道护理 2.严密观察病情，如生命体征神志、水肿消退等情况
	健康宣教	1.疾病进展教育 2.选择性讲解有关高血压、高血脂、风湿性心脏病、心肌病等的相关知识
	其余同前	
	病情变异记录	□无　□有，原因： 1. 2.
	护士签名	
第 4～5 天	评估	心功能情况
	检查	协助患者完成必要时需复查的项目
	伙食、活动	1.低盐饮食，根据患者心功能好转情况，可适当增加总入量及钠盐的摄入量，钠盐 5 克/天 2.每日步行数次，每日 3~5 分钟
	健康宣教	指导患者运动

续表

时间	项目	护理内容
第 4~5 天	病情变异记录	□无　　□有，原因： 1. 2.
	护士签字	
第 6 天	评估	心功能情况
	活动	适当户外运动
	检查	协助患者完成应复查的项目
	健康宣教	根据检查的结果，从饮食、活动、起居等几方面进行健康宣教
	其余同前	
	病情变异记录	□无　　□有，原因： 1. 2.
	护士签字	
出院前一天（出院指导）	活动	根据心功能情况制定出院后活动情况：心功能Ⅰ级患者可继续日常工作，但避免过累；心功能Ⅱ级患者可做轻微的活动；心功能Ⅲ级以上患者要限制活动，增加卧床休息；心功能Ⅰ~Ⅲ级恢复期的患者可适当进行活动，以增强体质
	饮食	出院后饮食宜清淡，低盐低脂、易消化为主，轻症患者钠盐限制在 5 克/天，重症（心功能Ⅲ级以上）患者钠盐限制在 3 克/天以下，少食多餐，多食含粗纤维丰富的食物
	健康宣教	1.用药指导，疾病预防，避风寒，慎起居，节饮食，调情绪 2.保持大小便通畅，大便时勿用力过猛，必要时给予缓泻剂 3.注意安全，防跌倒，防烫伤 4.外出带齐病历，急救药物
出院随访	一周内随访第一次，三个月内随访第二次，六个月内随访第三次，一年随访一次	

（朱　聪）

参 考 文 献

蔡新中. 2008. 最新伤口护理学. 北京：人民军医出版社.

曹伟新，李乐之. 2006. 外科护理学. 第 4 版. 北京：人民卫生出版社.

曹小平. 2014. 急诊医学. 北京：科学出版社.

陈娟. 2011. 国外压疮愈合评价量表的研究与展望. 护理学报，18（17）：38-40.

陈丽，李妍，肖红，等. 2014. PDCA 循环法对降低会阴切口感染的探讨. 护士进修杂志，29（10）：893-895.

陈伟，蒋朱明，张咏梅，等. 2005. 欧洲营养不良风险调查方法在中国住院患者的临床可行性研究. 中国临床营养杂志，13（3）：137-141.

戴霞，邓婉萍，董亚秀，等. 2009. 中国糖尿病护理及教育指南. 北京：人民卫生出版社.

邓小明，姚尚龙，于布为. 2014. 现代麻醉学. 北京：人民卫生出版社.

丁勇，叶大炜，袁方. 2015. 根本原因分析法（RCA）在医疗不良事件分析中的应用. 中国医院，19（5）：41-43.

方鹏骞. 2016. 护理管理理论与方法新进展. 北京：人民卫生出版社.

黄子通. 2014. 急诊医学. 第 2 版. 北京：人民卫生出版社.

贾建平，陈生弟. 2013. 神经病学. 第 7 版. 北京：人民卫生出版社.

蒋谷芬，彭丽丽. 2011. 应用医疗失效模式与效应分析预防住院老年患者跌倒. 中华护理杂志，46（3）：273-274.

蒋琪霞. 2015. 压疮护理学. 北京：人民卫生出版社.

李继平. 2012. 护理管理学. 北京：人民卫生出版社.

李乐之，路潜. 2012. 外科护理学. 第 5 版. 北京：人民卫生出版社.

李庆功. 1998. 功能性健康型态：整体护理从理念到临床实践的一个阶梯. 山西护理杂志，12（4）：141-142.

梁工谦. 2014. 质量管理学. 第 2 版. 北京：中国人民大学出版社.

刘娟. 2009. 三种压疮危险评估量表对急诊患者压疮预测能力的比较研究. 中国医科大学硕士学位论文.

吕探云. 2008. 健康评估. 第 2 版. 北京：人民卫生出版社.

吕探云，孙玉梅. 2014. 健康评估. 第 3 版. 北京：人民卫生出版社.

阮满真，黄海燕，万佳. 2015. 现代麻醉恢复室手册. 北京：人民军医出版社.

石汉平，凌文华，李薇. 2012. 肿瘤营养学. 北京：人民卫生出版社.

王秀问. 1995. 老年人糖尿病足. 北京：人民出版社.

吴建瑜. 2013. 对 1 起输错血浆事件的根本原因分析. 中华护理杂志，48（10）：917-919.

吴欣娟. 2015. 护理管理工具与方法实用手册. 北京：人民卫生出版社.

吴欣娟，张俊华. 2013. 护士长必读. 北京：人民卫生出版社.

许樟荣. 2005. 于世界糖尿病日重谈糖尿病足的诊治与预防. 中华内分泌代谢杂志，21（6）：491-493.

闫甜甜. 2015. 中文版压疮愈合状态评价及分类量表 DESIGN-R 的信效度研究. 青岛大学硕士学位论文.

尹志勤，王瑞莉. 2016. 健康评估. 第 2 版. 北京：人民卫生出版社.

尤建新，周文泳，武小军，等. 2014. 质量管理学. 北京：科学出版社.

尤黎明. 2008. 内科护理学. 第 4 版. 北京：人民卫生出版社.

张波. 2013. 急危重症护理学. 第 3 版. 北京：人民卫生出版社.

张幸国，王临润，刘勇. 2012. 医院品管圈辅导手册. 北京：人民卫生出版社.

中华人民共和国国家卫生和计划生育委员会. 2013. 护理分级. 北京：中国标准出版社.

中华人民共和国国家卫生和计划生育委员会. 2013. 静脉治疗护理技术操作规范. 北京：中国标准出版社.

中华人民共和国卫生部疾病控制司. 2006. 中国成人超重和肥胖症预防控制指南. 北京：人民卫生出版社.

中华医学会糖尿病学分会. 2014. 中国 2 型糖尿病防治指南（2013 年版）. 北京：北京大学医学出版社.

周春兰，王惠珍. 2015. 外科常见疾病评估技能. 北京：人民卫生出版社.

朱伟燕. 2010. 糖尿病患者知识量表的汉化及在杭州市区三甲医院糖尿病人群中的调查. 浙江大学硕士学位论文.

邹恂. 2004. 现代护理诊断手册. 北京：北京大学医学出版社.

Detsky A S，McLaughli J R，Baker J P，et al. 1987. What is subjective global assessment of nutritional status. Journal of Parenteral and Enteral Nutrition，11（1）：8-13.

Gordon M. 2009. Manual of Nursing Diagnosis.12th ed. London：Jones and Bartlett Publishers International.

Jiang Z M，ChenW，Zhan W H，et al. 2007. Parenteral and enteral nutrition application in west，middle and east China：a multicenter investigation for 15098 patients in 13 metropolitansu sing nutritional risks creening 2002 tool（abstract）. Clinical Nutrition，2（1）：45，133-134.

Kondmp J，Allison S P，Elia M，et al. 2003. ESPEN guide lines fornutrition screening 2002. Clinical Nutrition，22（4）：415-421.

Kruizenga H M，Wierdsma N J，van Bokhorst M A M，et al. 2003. Screening of nutritional status in the Netherlands. Clinical Nutrition，22（2）：147-152.

Lochs H，Allison S P，Meier R，et al. 2006. Introductor to the ESPEN guiderlines in enterral nutrition：terminology，definitions and gener-altopics. Clinical Nutrition，25（2）：180-186.

McCarthy H，Dixon M，Crabtree I，et al. 2012. The development and evaluation of the Screening Tool for the Assessment of Malnutrition in Paediatrics（STAMP）for use by healthcare staff. The Official Journal of the British Dietetic Association，25（4）：311-318.

Murphy M C，Brooks C N，New S A，et al. 2000. The use of mininutritional assessment（MNA）tool in elderly orthopaedic patients. European Journal of Clinical Nutrition，54（7）：555-562.

Myers E. 2010. 护理师笔记：护理人员临床随身手册. 第 2 版. 李莉君译. 台北：合记图书出版社.

Rasmussen H H，Kondrup J，Staun M，et al. 2004. Prevalence of patients at nutritional risk in Danish hospitals. Clinical Nutrition，23（5）：1009-1015.

Stratton R J，Hackston A，Longmore D，et al. 2004. Malnutrition in hospital outpatients and inpatients：

prevalence，concurrent validity and ease of use of the malnutrition universal screening tool（MUST）for adults. The British Journal of Nutrition，92（5）：799-808.

Subbe C P，Kruger M，Rutherford P，et al. 2001. Validation of modified early warning score in medical admissions. Monthly Journal of the Association of Physicians，94（10）：521-526.